医学电镜技术及应用

第 2 版

汪克建　范京川　主编

科　学　出　版　社

北　京

内 容 简 介

本书在第 1 版的基础上，根据设备和技术进展，对相关内容进行了全面更新。全书分为 3 篇：第一篇，电镜及电镜技术，介绍了常用电镜的类型、基本构造及原理，常用电镜样品制备技术等内容；第二篇，细胞超微结构与超微病理，对质膜、细胞核、线粒体、内质网、高尔基复合体、溶酶体、微体、细胞骨架等的超微结构与超微病理变化进行了介绍；第三篇，组织超微结构与超微病理，对血液系统、心血管系统、消化系统（肝、胃、肠、胰）、呼吸系统、肾、内分泌系统和神经系统等系统或器官的常见超微结构与超微病理进行了介绍。

本书适合医学病理工作者、临床医生及其他相关科研或技术人员参考。

图书在版编目（CIP）数据

医学电镜技术及应用 / 汪克建，范京川主编. -- 2 版. -- 北京：科学出版社，2024. 6. -- ISBN 978-7-03-078674-6

Ⅰ. TN16

中国国家版本馆 CIP 数据核字第 2024Z1G102 号

责任编辑：沈红芬 董 婕 / 责任校对：张小霞
责任印制：肖 兴 / 封面设计：黄华斌

科 学 出 版 社 出版

北京东黄城根北街 16 号
邮政编码：100717
http://www.sciencep.com

河北鑫玉鸿程印刷有限公司印刷
科学出版社发行 各地新华书店经销

*

2013 年 8 月第 一 版 开本：787×1092 1/16
2024 年 6 月第 二 版 印张：13
2024 年 6 月第二次印刷 字数：300 000

定价：88.00 元

（如有印装质量问题，我社负责调换）

编 写 人 员

主　编　汪克建　范京川

副主编　李　巍　董志芳　唐秀英　牟　君　黄增益

编　者　（按姓氏汉语拼音排序）

　　　　陈　玲　程基焱　董志芳　范京川　黄　鹏

　　　　黄海霞　黄增益　蒋玲芳　李　巍　李　英

　　　　牟　君　欧阳小清　綦英强　宋艾珈　唐秀英

　　　　汪克建　许　舸　张　蕾　赵德璋

第 2 版前言

《医学电镜技术及应用》一书自 2013 年 8 月首次出版以来，在医学研究和教学领域获得了广泛的关注和好评。本书以其系统、全面、深入的内容，成为众多使用电镜技术的生命科学和医学研究人员的重要参考书。我们收到了许多读者的反馈，他们一致认为本书对电镜技术在医学研究和临床应用中的指导作用显著，且内容翔实、易于理解，对提高相关领域的研究水平和技术应用能力有很大的帮助。

在本书出版后的十余年间，随着科学技术日新月异的发展，医学电镜无论是在仪器设备方面还是在技术应用方面都取得了长足的进步。电镜技术不断优化升级，新型仪器设备层出不穷，使得电镜观察更加精细入微，分析更加精准高效。与此同时，医学研究和临床应用中对电镜技术的需求也日益增长，其在疾病诊断、病理机制研究、药物研发等多个方面发挥着越来越重要的作用。

在本书第 1 版的使用过程中，我们发现存在一些问题和不足之处。同时，我们收到了读者反馈的一些意见和建议。对于上述问题和建议，我们高度重视，多次组织讨论研究。经过慎重考虑，我们认为有必要对本书第 1 版进行全面修订，以更好地满足读者的需求，进一步推动医学电镜技术的发展和应用。历经一年多的努力，第 2 版终于得以面世。

在第 2 版编写过程中，我们根据读者的建议和编者的自查结果，对第 1 版中的不足之处进行了修订，以确保内容的准确性和权威性。同时，我们还根据电镜设备和技术更新的实际情况，对书中相关的技术内容进行了全面更新，从而使读者能够获得最新的技术和研究进展。此外，我们还对细胞和组织超微病理学相关的进展与新发现、新用途进行了格式或内容的调整和修改，使其更加符合读者的阅读习惯。我们相信，经过更新，第 2 版将更好地服务于读者，为读者提供更加全面、深入和实用的参考信息。

本书不仅适于医学相关工作研究者参考，也适合电镜相关技术工作者、临床医务工作者、病理工作者，以及其他从事生物、医药学研究的工作者参考。本书的编写人员主要来自重庆医科大学和西南医科大学，他们的专业知识和丰富经验为本书的编写提供了有力保障。

本书的再版得到了科学出版社、重庆医科大学基础医学院、生命科学研究院和相关职能部门的大力支持，在此我们表示衷心的感谢。同时，我们也要感谢广大读者的支持和厚爱。我们将继续努力，为读者提供更多更好的作品。

汪克建　范京川

2024 年 4 月

第 1 版前言

本书编委主要为重庆医科大学生命科学研究院电镜组（原基础医学院电镜室）成员。20 世纪 80 年代，在李维信教授的领导下，我们为研究生开设了"电镜技术与细胞超微结构和超微病理学基础"课程，后来又增加了组织超微结构和超微病理学内容。该课程的讲义在 20 世纪 90 年代和 21 世纪初进行了多次修订。

在对研究生教学和对生物医学科研工作者服务过程中，明显感觉到相关科研人员和研究生对微观世界的认识有着非常浓厚的兴趣，特别是与生物医学有关的细胞超微结构、组织超微结构及相关超微病理变化，以及结构和功能之间关系等方面。考虑到相关科研人员的需求和本团队多年的积累，我们在原有的讲义基础上，对内容进行了大量的补充和修改，最终形成了这本专著，为生物医学相关科研人员提供参考。

在本专著编写过程中，编者注重生物医学相关研究，特别是医学相关研究的内容，去掉了大量有关仪器复杂的原理和技术方面的介绍，从而使本书对医学相关研究者而言，具有更强的实用性。本专著的内容主要分为 3 篇：第一篇，电镜及电镜技术，介绍了常用电镜的类型、简单的成像原理和观察方法，以及常用的电镜样本制备技术等内容。第二篇，细胞超微结构和超微病理，对细胞膜、细胞核、线粒体、内质网、高尔基复合体、溶酶体、微体、细胞骨架等的超微结构和超微病理变化进行了介绍。第三篇，组织的超微结构和超微病理，对造血系统、心血管系统、消化系统、呼吸系统、肾、内分泌系统和神经系统等常见的超微结构和超微病理进行了介绍。在本书编写过程中，全体编委总结了本实验室多年电镜技术服务过程中所获得的经验，也学习了国内外的多种先进技术和理念，期望能够为相关科研人员提供相关的信息。

本书的编写得到了重庆医科大学生命科学研究院、基础医学院和其他相关管理部门的大力支持，特别是李维信教授给予了大量指导和提供了宝贵建议，在此表示衷心感谢。

本专著可供生物医学，特别是医学相关研究者参考使用，也可供临床医务工作者和病理工作者参考阅读。由于编写组成员的视野和能力有限，书中难免有不妥之处，望读者能够给予指正，以便再版时进一步完善。

汪克建
2013 年 6 月

目　　录

1

第一篇

电镜及电镜技术

第一章　绪　　论

电子显微镜（electron microscope，EM，简称电镜）是研究细胞和组织超微结构及其功能的一种重要工具，在生物医学领域有广泛的应用。超微结构一般是指在光学显微镜（简称光镜）下不能分辨的组织、细胞细微形态结构（亚显微结构）和一些生物大分子的结构。对于解剖学、组织学、胚胎学、细胞学、病理学、法医学、病原生物学等基础医学形态学学科，电镜是常使用的形态学研究工具。机能学科如分子生物学、生理学、生物化学、病理生理学、药理学等，也可利用电镜这种形态学工具来探讨结构和功能之间的关系。

人类是从宏观到微观不断深入和完善对机体的认识的。人眼的分辨能力大约是 0.2mm，如果两点太靠近，成像在视网膜上就连成一个点而无法分辨。因此，人眼分辨不出只有几个微米大小的细胞。光镜的发明，让人类认识了细胞并分辨和推测出部分细胞器，但受光的波动性限制，光镜的分辨率为 0.2μm。细胞学说是 19 世纪最重大的自然科学发现之一。

电镜的发明，突破了光镜受光波的衍射效应所限制的分辨极限，使许多在光镜下争论不休的问题得到了明确的回答，更使人们对微观结构的认识发生了一次新的飞跃。目前透射电镜的分辨率已经达到 1.5～2Å，几乎能分辨所有的原子。在常规电镜的基础上，科研人员研究出各种各样的方法，对细胞及其内部结构的形态和功能不断进行探索。尽管科学技术手段和研究方法在不断进步，但电镜高分辨率、直观的特点是其他手段和方法所不能替代的，因此电镜仍将是现代科学研究不可缺少的工具。

一、电镜技术发展简史

1932 年，德国人 Knoll 和 Ruska 在电子光学理论发展的基础上，发明了世界上第一台透射电子显微镜（transmission electron microscope，TEM，简称透射电镜），虽然其放大倍数仅 12 倍，却证明了以电子束和电子透镜组成的电子光学系统可以像光镜一样将物体放大成像。1934 年，他们把电镜的分辨率提高到 50nm，放大倍数达到了 1 万倍。这就是电镜的初型设计阶段。1939 年，德国西门子公司生产了世界上第一批作为商品的透射电镜，其分辨率优于 10nm，放大倍数可达 10 万倍。此后，透射电镜逐渐改进设计，使分辨率不断得到提高。

20 世纪 60 年代，透射电镜的分辨率达到了 0.5nm。70 年代末电镜的分辨率已优于 0.3nm，晶格条纹分辨率达到了 0.14nm，实现了人们早就向往的对原子像和晶格像的观察。20 世纪 80 年代，电镜已经发展成一种综合分析仪器，在高分辨率透射电镜的主体上，可以安装景深长、便于制备样品、分辨率优于 5nm 的扫描透射型附件，还可以安装配有计算机系统的能量分析谱仪，从而对样品进行元素的成分分析，使透射电镜既能观察样品的形态，又能分析样品的成分。

1942 年，剑桥大学的 D. M. Mullan 在 C. Wcatly 的指导下，首次制成世界上第一台扫描电子显微镜（scanning electron microscope，SEM，简称扫描电镜）。由于当时电子技术落后，这台电镜分辨率只能达到 1μm，比光镜还要低，拍摄一幅图像需要的曝光时间长达几小时。因此，第一台扫描电镜未引起普遍重视，致使扫描电镜的发展受到了极大影响，直至 1965 年扫描电镜才基本定型。由于扫描电镜具有使用范围广、分辨率高、图像立体感强、放大倍率选择范围广、样品制备方便等优点，使其后期发展速度比透射电镜要快得多。目前，扫描电镜还可装 X 光谱仪、电视及用微机控制的图像处理仪附件。

我国电镜的研制在 1958 年以前还是空白。1959 年，中国科学院光学精密机械研究所、上海精密医疗器械厂、中国科学院电子学研究所等单位共同研制了我国第一台透射电镜，型号为 DX-100，但其分辨率、放大倍数都比较低。经过多年的努力，1977 年中国科学院北京科仪厂设计制造出了高分辨率的透射电镜，点分辨率可达到 0.3nm，晶格条纹分辨率可达到 2nm，放大倍数可达到 80 万倍。

20 世纪 60 年代初，我国就有一些大学、研究所进行了扫描电镜的理论研究和仪器试制工作。经过努力，中国科学院北京科仪厂试制成功了我国第一台 DX-3 型扫描电镜。目前我国已能够生产高分辨率、多功能的扫描电镜。

二、电镜与光镜的比较

为了便于读者理解电镜的构成和成像过程，现将电镜与光镜做一比较：电镜的总体结构、成像原理、操作方式等均与光镜有着本质上的区别，但它们的显微放大过程基本相似，都是由光学系统、成像系统和放大系统完成（表 1-1）。

表 1-1　电镜与光镜的比较

项目	电镜	光镜
光源	电子束	光束
波长	0.859nm（20kV）	750nm（可见光）
	0.37nm（100kV）	200nm（紫外光）
介质	真空	空气
透镜	电磁透镜	玻璃透镜
聚焦	电聚焦	机械聚集
反差	散射、吸收、衍射、相位	吸收、反射
显像方式	荧光屏	直接观察

光镜一般采用可见光作为光源，采用玻璃透镜作为成像、放大透镜。其成像过程：可见光通过空气和玻璃透镜这两种不同的物质界面时，光的运动速度发生改变，从而运动方向发生改变，使之汇聚于一点（焦点），然后再发散，这样就可以把物体的细节加以放大成像，使人们观察到物体的结构。

电镜采用电子束作为光源，采用电磁透镜作为成像、放大透镜，其基本成像过程：电子束通过电磁透镜时，由于电磁场的作用，电子改变其运动方向而汇聚在一点（焦点），然后发散，从而把物体的微细结构放大成像。不过此时的成像，人眼不能直接观察到，还须通过一个荧光屏才能看到。此外，电磁透镜有一个基本的不同于光学玻璃透镜的特点，即电子束离开它原来运动轨迹发生弯曲或者折射是由于外力对电子的作用，在磁场中始终有一个分力作用在电子上，所以折射是连续的，并且在折射介质（磁场）和浸入介质（真空）之间没有明显的界面，而光镜对光线的折射是产生在透镜和它的浸入介质之间的分界面上。

三、分辨率与形态研究的关系

人类总是希望能更加深入地了解周围世界的物体，特别是细节，随着放大镜的使用，人类可以将物体进行放大，观察物体的细节。例如，用 10 倍的放大镜可以将两点间的距离放大 10 倍，肉眼就可以分辨 0.02mm 之间的两点，因此可以将物体看得更清晰，但单个放大镜的倍数毕竟有限，不能达到更高的分辨率。

随着社会的发展，人类学会了将多个放大镜组合使用，这就形成了光镜。光镜的光学部件主要包括物镜和目镜，其放大倍数为物镜放大倍数和目镜放大倍数的乘积。光镜的发明和使用，推动了组织学、细胞学、病理学等相关学科的发展，也促使人类对自然界的认识由宏观世界进入了微观世界。

光镜的问世，对生物学、医学的发展有很大的推进作用。遗憾的是，由于光波特性的限制，光镜的分辨率也有一定的限制，光镜只能观察到 0.2μm 的结构，对细胞内和细胞间许多细微结构的观察则无能为力。

分辨率或称分辨能力，代表能将邻近两点清晰区分辨认的能力，用能被辨认的邻近两点的距离表示。能被辨认的两点距离越小，表示分辨能力越大。人眼的分辨能力与观察物体时的环境照明有关，也与物体和背景间黑白对比度有关，这就引入另一重要概念"反差"。反差高时，容易从背景上辨认物体；反差低时，就不易把物体从背景上分辨出来。物体在人眼视网膜上成像的大小和物体与人眼之间距离的关系：物体与眼睛的距离缩小，视网膜上的物像就增大，眼睛的分辨率就提高。但由于眼屈光能力的限制，物体移近眼睛的距离是有限度的，一般将眼睛正常的工作距离定为 25cm 并称为"明视距离"。当物体离眼睛 25cm 时，眼睛可分辨出相距 0.2mm 的两个点，因此将 0.2mm 定为人眼的分辨率。

为提高人眼的分辨能力，可设法将物体放大。光镜放大物体时，由于可见光波的平均波长为 400nm，当物体两点间距离小于光波的半个波长（200nm）时，光波发生衍射现象，使两点不能被辨认。因此，光镜可以辨认的两点间最小距离是 200nm。这就是光镜的极限分辨率，比人眼分辨率（0.2mm）提高了 1000 倍。为了进一步提高分辨率，人们选择了波长较短的电子射线作"光源"，制造了电镜。电子射线的波长可随加速电压的增加而进一步变短。但由于电镜存在球差，限制了其分辨率不能真正达到电子射线波长之半的程度。目前较好的电镜的分辨率为 0.2nm 左右，比一般光镜的极限分辨率（200nm）提高了 1000 倍，比人眼分辨率（0.2mm）高 100 万倍。

电镜本身的分辨率虽可达 0.2nm 左右，但观察物体时的实际分辨率还受到诸多因素如切片厚度等的影响。切片较薄时，电镜分辨率为 1~2.5nm；切片较厚时，实际分辨率为 5~10nm。在生物科学和医学研究中，采用肉眼、光镜和电镜观察时，它们的分辨率不同，适用范围也不同。小于 0.1mm、大于 1μm 的结构，如细胞、细胞核和其他一些大的细胞器，主要在光镜下观察；小于 1μm、大于数纳米的结构，如亚细胞成分、细菌、病毒和大分子等，主要用电镜观察。

目前，我们将介于细胞水平和大分子水平之间的结构称为亚显微镜结构（submicroscopic structure），简称亚微结构或亚细胞结构（subcellular structure），也称细微结构（fine structure）。超微结构（ultrastructure），严格地讲是指分子水平的结构。但目前一般所称的亚微结构、亚细胞结构、细微结构和超微结构并无严格的界限，通常将普通光镜分辨界限以下的结构统称为超微结构。

四、细胞超微结构研究展望

随着观察方法和手段的不断提高，人类对超微结构的研究和认识也在不断地发展，主要体现在以下几个方面。

1. 从二维结构向三维结构发展　从研究平面结构向研究立体结构方向发展，其中包括超高压电镜及倾斜标本台的应用；连续超薄切片的制备及三维重建技术的应用；冷冻蚀刻技术和扫描电镜技术的应用等。这使细胞核和染色体结构的研究、细胞内管道系统的立体研究、细胞膜（包括细胞内膜）表面结构的研究和细胞邻界面上连接结构的研究等获得了很多新的进展。

2. 从单纯形态观察深入到对其功能、代谢、化学组成、分子结构及元素分布的研究　包括冷冻超薄切片、电镜免疫标记、电镜酶细胞化学、电镜放射自显影、电子探针 X 线显微分析及扫描隧道-原子力显微术等技术的应用。

3. 从定性描述向定量测定的方向发展　自动计数装置和电子计算机技术的应用，使电镜形态测量技术（electron microscopy morphometry measurement technology）和电子探针 X 线显微分析技术也都获得了相应的发展，使研究结果能够被量化，并且更为精确。

4. 从观察经过化学固定的结构向直接观察活细胞整体方向发展　超高压电镜、超真空技术进一步发展，特殊样品室设计和改进，扫描隧道显微术的应用等，为在显微镜下直接观察处于生理条件下的样品创造了可能。

5. 仪器设备向小型化、计算机控制的数字化方向发展

五、电镜技术在生物医学中的应用

电镜的问世为人类探索微观世界的奥秘开辟了新纪元。半个多世纪以来，电镜技术的飞速发展、制样技术的不断创新，使其应用范围越来越广泛，涉及工业、国防、航空、地质、农业、医学生物学等多个领域。

1. 基础研究　电镜技术在病毒学、细胞生物学、组织学、病理学、分子生物学及分子病理学等领域均做出了卓有成效的贡献，如核糖体超微结构的研究、核糖体与 mRNA 关系的阐明、核小体的发现、DNA 复制及 RNA 转录的分子形态观察、线粒体内膜 ATP 合成酶颗粒的发现等。迄今为止，电镜仍是直接观察病毒的唯一工具。

2. 临床医学 近 40 年来，内镜的应用和穿刺技术的发展，使临床上获得如心脏、肝、肾、胃等器官样品变得较容易，电镜在医学上的应用已从基础医学理论性研究逐渐扩大到临床医学的实际应用方面，在病情判断、病因确定，肿瘤、血液病及肾病等的分型诊断上都取得了显著成效。

电镜是一种先进的科学仪器，其主要特点是分辨率高，能观察细微结构。但正是由于其高放大倍数，使得观察范围较小，容易出现以点带面的结果，且制样程序复杂。光镜则有制样简单、观察面大，能动态观察活细胞等优点。因此，电镜不能取代光镜，二者应配合使用，取长补短。

在科学研究中，电镜所起的作用可体现为：

（1）探查作用：细胞或细胞器早期的改变或功能活动的变化，用光镜通常看不见，通过电镜观察可以提示某些改变。对病毒学、病因学、免疫损伤等病因的探讨，电镜亦有很大帮助。

（2）依据作用：表现为"眼见为实"的重要性，电镜观察的结果从形态学上证实了许多理论假说。

（3）辅助作用：电镜结果的判断尚需注意与光镜结果的关系、与宏观的关系，因其本身有较大的局限性，如取材少、观察范围小，在病理诊断上应与其他方法结合。

六、电镜观察要领及人工损伤的识别

使用电镜观察样品时，要根据需要采用适当的观察方式。一般来说，具体的实验和诊断观察时，首先要做好文献资料的准备，在具体取材和样品制备、观察过程中，要和电镜专业人员密切配合和协作。

1. 电镜观察要领

（1）正确判断和应用放大倍率：原则上应从低倍到高倍，以利于判断细胞组织的种类和对细胞全貌的观察，医学生物学研究多用 1 万～2 万倍，多数问题在 5 万倍以下即能解决。

"电子放大"、"光学放大"和"总放大"是电镜观察中常用的几个关于放大倍数的概念，电镜下的放大即为电子放大，冲印照片时的放大为光学放大，总放大应为电子放大和光学放大的乘积。

（2）全局的观点：应重视宏观提示，特别是光镜和其他检查结果，防止片面性；电镜观察时要注意连续追踪，一定要有严格的正常对照，提倡两人以上同时进行观察。

（3）及时做好拍片记录和观察小结。

（4）重视基础理论指导：良好的认识水平来自坚实的专业理论知识和丰富的实践经验。电镜观察如果缺少必要的知识，其结果是视而不见或见而不知其义。因此，必须做好文献准备和科研设计，只有具有一定的超微结构理论知识，才能解释图像，提高观察分析水平。

（5）电镜的结果应和光镜观察结果相结合：目前对组织细胞结构的认识和判断，特别是诊断标准，大部分是建立在光镜观察基础上，电镜观察的视野有限，因此，电镜观察的结果和光镜观察结果相互弥补、相互完善，才能取得更为可靠和完美的结果。

（6）电镜观察要和临床相结合。

2. 人工损伤的识别　人工损伤又称人工假象，可接受的人工假象是能够重复出现的并在长期实践中被人们所认可的，在技术上要不断追求和改进，以求更完善，如电子染色、喷镀等。常见的人工假象有固定不佳、刀痕、震颤、铅污染、过染等。

不可接受的人工假象是不恒定、不能够重复出现的，是由于技术上的失误所造成的，应尽量避免。不可接受的假象（人工损伤）可在制样的全过程中出现，尤以固定损伤为重，此种损伤改变与病理学上的改变不易区别。由于在样品制备和切片过程中所产生的问题通常不是肉眼所能察觉的，只有在电镜观察时才会发现，有学者称生物样品处理过程为"时间、精力和心血"的堆积。只有自始至终做到"精细"，制备出高质量的样品，才能获得良好的、正确的观察结果。

特殊情况下，对有诊断价值的病理组织，尽管已知有人工损伤，但仍可考虑再处理后进行电镜观察，以明确诊断，如标本石蜡包埋后转制作成电镜样品观察。

（汪克建　范京川）

第二章 电镜的类型、基本构造及原理

一、电镜的类型

目前电镜可大致分为三大类，即透射电镜、扫描电镜和分析电镜。透射电镜可细分为超高压电镜、高压电镜、高分辨电镜、普及型电镜、简易型电镜五类（表 2-1）。

表 2-1 透射电镜的分类及其基本参数

类型	基本参数		
	加速电压（kV）	分辨率	放大率（万倍）
超高压电镜	≥500	晶格优于 0.343nm	>30
高压电镜	≥200	晶格优于 0.343nm 点优于 0.450nm	>30
高分辨电镜	≥100	晶格优于 0.204nm 点优于 0.450nm	>30
普及型电镜	≥75	晶格优于 0.699nm 点优于 1nm	>10
简易型电镜	≥50	点优于 5nm	>2

1. 透射电镜 是以波长极短的电子束作为照明源，用电磁透镜聚焦成像的一种高分辨率、高放大倍数的电子光学仪器。简单地讲，就是用聚得很细的电子束照射在样品上，接收透过样品并带有样品内部信息的电子，经过物镜聚焦放大成像。这种接收透射电子成像的显微镜称为透射电镜（图 2-1）。

透射电镜是使用最广泛的一类电镜，也是最早在医学领域中应用的一种电镜。

2. 扫描电镜 是继透射电镜之后发展起来的另一种用于研究样品表面形貌的工具。

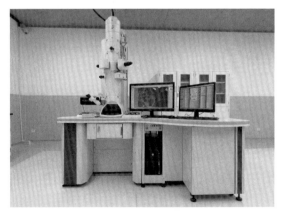

图 2-1 透射电镜

扫描电镜利用极细的电子束在样品表面扫描，将产生的二次电子用特制的探测器收集，形成电信号传送到显像管，在荧光屏上显示物体表面的立体构象，也可摄制成照片（图 2-2）。

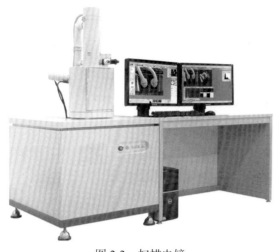

图 2-2　扫描电镜

扫描电镜与透射电镜相比较，主要有以下特点：

（1）观察样品的表面形貌：透射电镜利用穿透样品的电子进行成像，扫描电镜则利用电子束冲击样品，再利用从样品表面发射的二次电子成像，这样所观察到的就不是样品的内部结构，而是表面特征。

（2）景深长、立体感强："景深"不是一种固定的数值，而是与放大倍数和分辨率有关的，用以表达纵深方向层次的细节程度的度量方式。扫描电镜景深大，图像立体感强。扫描电镜的景深比光学显微镜高几百倍，比透射电镜高 10 倍左右。

（3）放大范围广、分辨率高：扫描电镜的放大倍数可从数十倍至 10 万倍，其有效放大范围广，使用方便。例如，扫描电镜既可在低倍时观察一只蚊子的全貌，又能经过逐步放大后观察其局部的细微结构，分辨率可达几纳米。

（4）可观察较大样品：扫描电镜是收集样品的二次电子进行成像，样品放在物镜强磁场以外，因此有足够的空间放置大块样品，样品体积一般可为 0.5～10mm³。

（5）制样简单：样品制备中无须包埋、切片，有些样品含水分较少，干燥过程不易变形时，可不经任何处理或简单喷镀金属后即可放于扫描电镜下进行观察。

（6）可结合元素分析：扫描电镜结合能谱仪或波谱仪可进行 X 线显微分析，这样可在观察样品形貌的同时逐点进行细胞结构的元素分析，便于进行综合研究。

3. 超高压电镜　由于电镜的分辨率与电子束的波长有关，波长越短，分辨率越高；而产生电子束的电子枪电压越高，所得电子束的波长越短。为了满足人们观察更为细小物体的要求，提高电镜的加速电压就能够不断提高其对物体的分辨率，于是人们设计出了超高压电镜（ultrahigh voltage electron microscope，UTEM）。1962 年，法国首先制成了加速电压突破 1000kV 的超高压电镜。1970 年，法国和日本分别研制了 3000kV 的超高压电镜。人们投入大量的人力物力研制超高压电镜，是因为提高加速电压能获得更多可观察的信息。一般的 TEM 加速电压为 20～120kV，加速电压在几百千伏的称为高压电镜，而超高压电镜的加速电压可达到上千千伏（图 2-3）。

超高压电镜与常规透射电镜相比较，具有以下几方面的优点：

（1）观察厚切片：提高加速电压，也就增加了电子的穿透能力，在观察厚样品时也可以达到较高的分辨率。在使用常规电镜时，一般要求超薄切片厚度为 50～80nm。有时为了获得立体信息，不得不把样品制成连续薄切片，分别在电镜中观察、照相，然后找出对应区，

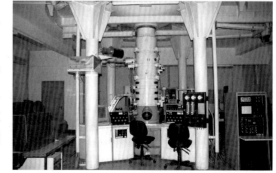

图 2-3　超高压电镜

重建三维像。这样不仅效率低，而且过程复杂。而使用超高压电镜观察厚度为 0.5~3μm 的厚切片并拍摄一组立体照片，就能得到容易理解的三维信息。

（2）提高分辨率：根据电子波长公式可知，加速电压越高，电子的波长越短；又根据电镜分辨率公式可知，波长越短，可分辨的两点间的距离越小，即分辨率越高。因此，提高加速电压可增加电镜分辨率。用 500kV 的超高压电镜拍摄得到铜酞菁蓝染料分子结构照片，已能识别其中的铜、氯、氮原子。这些原子的直径约为 0.19nm（1.9Å），原子与原子间的距离为 0.15~0.19nm（1.5~1.9Å）。

（3）提高图像的质量：根据球差公式可知，减小孔径角 α 可减少球差；但根据衍射对分辨率的影响公式可知，减小孔径角会使衍射的影响增大，从而分辨率降低。超高压电镜中电子束的波长相对较短，因此可以在衍射半径不变的情况下减小 α 值，进而减少球差，提高图像质量。

（4）减少辐射损伤范围：超高电压下的电子束的散射截面较小，这可以减少样品与电子束间的相互作用，从而降低了辐射电离损伤的范围，但这种减少损伤的程度很有限，电压从 100kV 提高到 1000kV 时，辐射损伤只有原来的 30%左右。

超高压电镜的不足：常规电镜样品的制备要经过固定、脱水、包埋等步骤，再将样品切成超薄切片进行观察，这实际上是一种损伤性的观察方法，观察到的形态结果可能与实际的生命形态有所不同，而超高压电镜有很强的电子穿透力，观察超薄切片已绰绰有余。因此，人们设想将新鲜的含水生物样品放在一个密闭的易透电子的小室里，再拿到超高压电镜下观察，希望以此解决普通电镜只能观察"死"样品的问题。但高能电子束的辐射剂量较大，新鲜组织经照射后，即使不致命，也已发生严重的结构变化，故超高压电镜在生命科学研究领域的前途似乎并不乐观。

4. 分析电镜　是将 X 线显微分析仪与透射电镜或扫描显微镜相组合，目前常用的 X 线显微分析仪有波谱仪和能谱仪。

5. 扫描探针显微镜（scanning probe microscope，SPM）　是一大类仪器的总称，其中最主要的是原子力显微镜（atomic force microscope，AFM）和扫描隧道显微镜（scanning tunneling microscope，STM）。其他 SPM 还有磁力显微镜（magnetic force microscope，MFM）、电力显微镜（electric force microscope，EFM）和侧向力显微镜（lateral force microscope，LFM）等。

1986 年的诺贝尔物理学奖的一半授予了设计第一台电镜的 Ernst Ruska，另一半授予了德国的 Gerd Binnig 和瑞士的 Heinrich Rohrer，以表彰他们设计出了 STM。

各类扫描探针显微镜名称虽然不同，用途也不相同，但都有一个共同的特点：它们是一类观察测量物体表面性状的工具。事实上，SPM 最先仅用于对物体表面几何形貌进行测量，至今这仍然是 SPM 最基本的用途。SPM 还可以观测物体表面多种多样的性状。目前，在 100μm 以下直至原子间距这样一个范围内，对物体表面形貌的观测，SPM 依然是最有用的研究工具。

此外，仪器的构造和工作过程也有共同之处：各类 SPM 工作时，都有一个尖端十分锐利的探针紧紧贴近待测样品的表面（在 AFM 下探针可直接触及样品表面，在 STM 下探针与样品表面保持一个微小的间距）并沿表面做扫描运动。由此 SPM 可将成像焦点汇聚在接近单个原子直径大小的纵深范围以内。因此，SPM 能做到仅对样品表面最上面一层原子的排列进行观测，其空间分辨率极高。

二、电镜的基本构造及原理

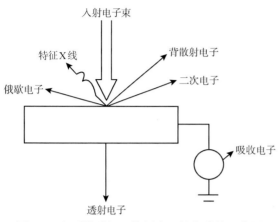

图 2-4　电子样品相互作用产生的各种物理信号

1. 电子束的特点　电镜和光镜采用的光源不同，电镜采用的光源是电子束，电子束具有以下特点：①由电子组成，真空中直线前进，具有波动特性，即所谓的"波粒二象性"；②电子束受电力和磁力作用；③电子束照射样品时，能透过极薄样品，得到透射电子或产生二次电子、特征 X 线、背散射电子等，再通过相关的设备接收产生的物理信号，从而获得样品的结构信息（图 2-4）。

1924 年，法国科学家德布罗意证明了任何一种快速运动离子都具有波动性；1926 年，德国科学家布许发现，高速运动的电子在电场或磁场的作用下会发生折射，并且能被聚焦，就如普通的可见光通过光学透镜被折射聚焦一样。高速运动的电子流具有波动性和可折射性，这是电子显微镜的理论基础。

2. 透射电镜的基本构造　透射电镜主要由电子光学系统、真空系统、电子学系统、冷却系统四部分构成。它们的构成如图 2-5 和图 2-6 所示。

透射电镜的基本结构和功能简单介绍如下（图 2-6）。

（1）电子枪：发射电子，用来作为电镜的照明光源。电子枪由阴极、栅极和阳极组成，目前电镜中常用的阴极是发叉形钨丝。钨丝有高熔点、蒸气压低及机械强度高等优点。当电流通过灯丝时，灯丝温度升高，发射出热电子，形成电子束。

除了常用的钨丝阴极外，目前在电镜中还采用几种新颖的阴极：六硼化镧阴极和场发射钨单晶阴极。六硼化镧阴极的亮度比发叉形钨丝阴极高一个数量级，寿命也长好几倍，其缺点是制造工艺复杂，价格较高。场发射钨单晶阴极的亮度比六硼化镧更高，但是场发射钨单晶阴极对真空要求很高。目前除了特别高级的电镜外，一般还是使用发叉形钨丝阴极。

（2）聚光镜系统：电子显微镜的照明系统一般包括电子枪和聚光镜系统两部分。电子枪发射电子，形成一个交叉点，聚光镜的作用是以这个交叉点作为初光源，将它进一步汇聚到样品上，并且通过聚光镜光阑来调节样品上照明束斑的大小和改变照明亮度。

（3）成像系统：电子束穿过样品之后就进入成像系统。成像系统是使电镜具有高分辨率、高放大倍数的关键部分。大型电镜的成像系统一般由 4 个透镜组成（有的甚至更多）：物镜、第一中间镜、第二中间镜和投影镜。成像系统的总放大倍数是 4 个透镜放大倍数的乘积。

$$M_{总放大倍数} = M_{物镜倍数} \times M_{第一中间镜倍数} \times M_{第二中间镜倍数} \times M_{投影镜倍数}$$

成像系统借助改变各个透镜的工作电流，以获得不同的放大倍数。

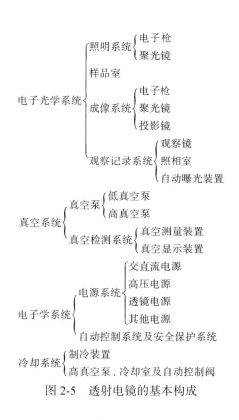

图 2-5 透射电镜的基本构成

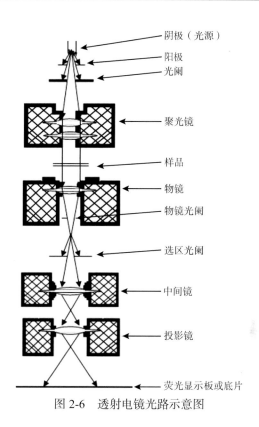

图 2-6 透射电镜光路示意图

物镜是成像系统的第一级成像透镜。它是所有成像系统中最主要的透镜。一台电镜成像质量的优劣很大程度上取决于物镜的质量。

物镜有自身的固有像散，一般物镜的固有像散为 0.5～1μm。在物镜中装有消像散器，用来矫正物镜的像散。消像散器实质上是一组线圈，这组线圈能产生不对称的磁场，用这个不对称来抵消原来物镜中的不对称，最后产生一个对称的磁场。

物镜中还备有可动光阑，其孔径常有 20μm、30μm、50μm、70μm 等规格，一般来说物镜光阑孔径小，图像对比良好。要获得高分辨率时以孔径 50μm 左右为宜。

物镜光阑早期都用铂制成，近年来都采用很薄的钼片，其优点为不易污染，容易清洗。

（4）观察和记录系统：投影镜下面是观察室，观察室中有一个荧光屏以显示图像。使用者通过荧光屏选择图像区域，在照相前进行聚焦。目前，几乎所有电镜都会在观察窗前附加一个大口径的光学放大镜。放大镜的放大倍数一般采用 7～10 倍，这样观察者可以进一步观察到荧光屏上图像的细节。

为了对图像做永久性的保存，建议的方法是进行摄影。荧光屏的颗粒较粗，限制了图像的分辨率，因此对荧光屏上的图像进行摄影并不可取。之前，大部分电镜都采用将电子图像直接投影到照相底片上的办法，同光线一样，电子打在底片上也能使底片感光。对感光速度差别很大的胶片，对电子来说，其感光速度都差不多。目前已经能将图像信息通过电荷耦合器件（charge coupled device，CCD）自动摄影，由电脑自动保存图像，信息量大，使用方便，极大地提高了电镜的使用效率。

3. 透射电镜使用要点 不同透射电镜的使用方法稍有不同，应在专业人员指导下使用电镜，必要时应详细阅读说明书，但不管对于什么型号的透射电镜，以下几个方面都是其使用过程中的要点。

（1）加速电压的选择：加速电压对电镜的性能有以下影响。①电压越高，电子穿透能力越强；②对于某些生物样品，电压越高，图像反差越小；③电压升高，电子枪亮度增加，荧光屏亮度也增加；④电压升高对提高分辨率有利。

因此，使用透射电镜的一般原则是在分辨率要求特别高及样品比较厚时，采用 100kV 的电压。样品比较薄，要求反差高，或者电镜 X 线泄漏量较大时，选用 40～60kV 电压比较合适。对于一般生物样品来说，60～80kV 是最常用的加速电压。

（2）聚光镜光阑和物镜光阑的选择：当样品比较厚、荧光屏上很暗时可选用较大的聚光镜光阑。对于极薄的样品，可选用小一点的聚光镜光阑。200～300μm 直径的光阑最为常用。物镜光阑是电子束通路上孔径最小的参量，一般电镜提供 20～70μm 直径的可动物镜光阑，可供使用者任意选择。物镜光阑小，图像反差好，但光阑很容易被污染，使像散增加，影响分辨率，同时荧光屏也较暗。物镜光阑大时，情况则正好相反。

（3）放大倍数的选择：现在的商品电镜放大倍数的范围十分宽，从几百倍到几十万倍不等。为了尽快找到感兴趣的部分，使用者会先在几百倍时粗看一下样品的全貌，然后把样品中感兴趣的部位移到荧光屏的中心进一步放大。考虑到电镜底片在放成照片时可以再光学放大 2～10 倍，使用者要避免使用过高的放大倍数。

选择放大倍数的两个主要原则：①使感兴趣的区域充满整个照相视野。②使感兴趣的区域细节特征容易观测到。对特别有价值的视野可采用低倍拍全貌，高倍拍特写的办法，做全面的记录。建议一般病毒负染样品使用 20 000～100 000 的放大倍数；超薄切片采用 3000～30 000 倍的放大倍数；对特别完整的样品，为了观察全貌，可采用 3000 倍以下的倍率。

4. 扫描电镜的基本结构和二次电子成像原理 扫描电镜一般可分为 4 个重要的组成部分：①形成电子探针的电子光学系统；②探针的电子束打击样品表面形成信息信号；③检测系统；④电子偏转系统。阴极钨丝加热后可产生电子束，经过栅极和阳极得以加速和汇聚，再经过几组电磁透镜，将电子束缩小至直径约为 10nm 的电子探针。缩小的电子束冲击样品表面激发出二次电子。与此同时，电子束冲击样品表面还产生背散射电子、吸收电子、X 线光子、俄歇电子等，而在生物医学中研究物体表面形貌经常观察的还是由二次电子所形成的图像。二次电子进入检波器时，首先被集电器吸引并冲击至闪烁体上而发光，光信号经光导管传至光电倍增管，再经视频放大器放大后送至阴极射线管，在某一点上成像。在电子束行进的途中加入一组电子偏转系统，使电子探针在样品表面按一定顺序扫描，并且使这一扫描过程与阴极射线管的电子束在荧光屏上的移动同步，当探针沿着样品表面一点挨着一点移动时，样品表面各点发射的二次电子所带的信息量加在阴极射线管的电子束上，这样在荧光屏上就扫描出一幅可以反映样品表面形态的图像，再通过照相把图像拍摄下来（图 2-7）。

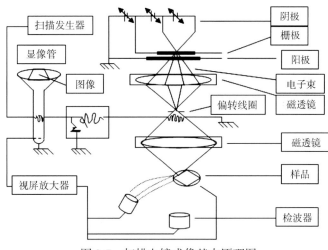

图 2-7　扫描电镜成像基本原理图

扫描电镜荧光屏上以不同亮度来反映物体表面的形貌：一般来说越是亮的地方，表面越是突出；越是暗的地方，表面越是凹陷。这是电子束打击样品表面产生的二次电子成像的结果。因为样品表面高低参差、凹凸不平，而电子束中各个电子则以几乎平行的方向打击样品表面，这样在样品表面不同点上受电子作用力的角度不同，因此激发出的二次电子量亦不同。另外，二次电子是由固定位置的集电器所收集的，由于电子束至样品表面各点的入射角度不同，引起二次电子向空间散射的角度也不同，致使进入集电器中二次电子的数量也有不同。因此，进入集电器的二次电子数量是样品表面特征和入射角的函数，图像上的亮度也受上述两因素影响。在样品突出的部位，以及面向集电器的方向，所成图像较亮，反之则较暗。

三、冷冻电镜技术

冷冻电镜是生物医学领域的研究者对冷冻电子显微镜的一种简称。冷冻电镜技术首先需要对生物大分子进行快速冷冻，在低温的环境下使用透射电镜观察生物大分子的结构并拍照成像。这些关键性的工作完成之后，还要经过精细的图像处理和缜密的重构计算以使研究者对实验观测所得到的图像有更清晰、深入的了解，最终得到生物大分子的空间结构。冷冻电镜可以分为冷冻透射电镜、冷冻扫描电镜、冷冻蚀刻电镜三种类型。

1. 冷冻透射电镜技术　是在透射电镜上加装样品冷冻装置，用液氮降至合适的温度，再对蛋白质、生物切片进行观测的技术。其原理是通过对样品的冷冻，降低电子束对样品的损伤，从而得到更真实的样品形貌。冷冻透射电镜具有加速电压高、电子光学性能好、样品台稳定、全自动等优点。

2. 冷冻扫描电镜技术　一般是在普通扫描电镜上加装低温冷冻传输系统和冷冻样品台装置。使用冷冻扫描电镜可以直接观察液体、半液体样品，可以对样品进行干燥处理，从而最大限度减少常规干燥过程对高度含水样品的影响。其基本原理是使水在低温状态下呈玻璃态，从而减少冰晶的产生，以获得合适的样品，再通过传输系统将样品送到冷冻样品台上进行观察。冷冻扫描电镜具有防止样品水分丢失、制样快、样品可以重复使用等优点。

3. 冷冻蚀刻电镜技术 是一种将断裂和复型相结合的制备透射电镜样品技术，可以显示细胞、组织微细结构的立体构象，其工作原理是将样品置于干冰或液氮中进行冰冻，用冷刀劈开后，在真空中将温度回升至−100℃，使断裂面的冰升华，暴露出断面结构，最终得到可以观察的复型膜。冷冻蚀刻电镜具有使微细结构接近活体状态、能够观察到不同劈裂面的微细结构、能使样品具有很强的立体感且能耐受电子束轰击和长期保存等优点。

自冷冻电镜技术作为研究微观的一项新技术出现后，研究者一直在不断寻找提高其分辨率的方法，目前冷冻电镜分辨率已经达到或接近"原子级"。

冷冻电镜技术在结构生物学、生物医学、药物筛选等研究工作中已经取得了大量的进展。

2017 年的诺贝尔化学奖授予了 Jacques Dubochet（瑞士）、Joachim Frank（美国）和 Richard Henderson（英国），以表彰其"研发冷冻电子显微镜，用于测定溶液中生物大分子高分辨率结构"。

四、分析电镜与 X 线微区分析

电镜 X 线显微分析术（electron microscopic X-ray microanalysis）是一种用电镜进行分析的技术。当高速细电子束轰击固体样品表面的微小区域，使该区域所含的元素发射 X 线时，研究者通过检测发射的 X 线的波长和强度，便可了解该微小区域所含元素的种类及含量，因此电镜 X 线显微分析术又称电子探针 X 线显微分析术（electron probe X-ray microanalysis）或简称 X 线微区分析（X-rayMA）。1949 年，Castaing 和 Guinier 首先将 X 线分析技术与电子光学技术结合起来，用于探测不同结构内的元素分布，这在冶金学、物理学和地质学等领域获得了广泛应用。随着生物样品制备技术的发展，电镜 X 线显微分析术在生物医学领域的应用也得到了很好的发展。这种分析方法的优点：①分析过程不破坏样品的结构，可在保持各元素原有分布的情况下对生物细胞内多种元素同时进行分析；②结合拍摄透射或扫描图像，可在观察形态的同时对结构内的元素进行测量，从而获知超微结构的变化与其组成元素变化的关系；③较为灵敏，可辨别 $<1\mu m^3$ 区域内质量 $<10^{-14}g$ 的元素。随着电子光学技术的发展，电子束光斑还可进一步缩小，测定的区域还将进一步缩小，灵敏度还可提高。因此，X 线显微分析术对生物学和医学研究来说是一种极其有用的微量分析技术。

X 线的收集和检测：电子束轰击样品所发射的 X 线，利用 X 线检测器接收并分辨特征波长和强度，借以确定样品所含元素的性质和数量，从而分辨不同元素。目前检测特征 X 线的方法有两种：波谱分析法和能谱分析法，波谱分析法又称波长分散型 X 线显微分析法（wavelength dispersive X-ray microanalysis method，WDX/LDX），能谱分析法又称能量分散型 X 线显微分析法（energy dispersive X-ray microanalysis method）。

五、电镜的辐射

电镜的工作原理是用高能电子束照射样品并收集信号从而产生图像，这期间会产生大量 X 线。因此，电镜肯定是有辐射的。但是，随着技术的提高，电镜厂商都会采取良好的屏蔽措施，以防止腔室内部的 X 线泄露。最终穿透屏蔽的辐射剂量少之又少，是在安全范围之内的。

（唐秀英　牟　君）

第三章　常规透射电镜样品制备技术

光镜组织学样品制备是一系列复杂的过程，由于亚显微结构比显微结构更精细，电镜样品的制备过程技术性更强、要求更高。不同生物材料、不同观察方法、不同研究目的、不同电镜类型，样品制备的方法也不相同。生物医学样品制备技术的发展和电镜技术自身的发展，是医学超微结构研究的两个关键条件。

20 世纪 30 年代末期，商品电镜已经问世，但是电子穿透能力弱，难以穿透一般的细胞、组织切片，电镜下获得清晰图像非常困难，因此电镜在生物医学研究领域的应用难以开展。直至 20 世纪 40 年代末，电镜才实际应用于生物医学领域。电镜的实际应用延迟了近 20 年，主要是因为电镜样品制备技术碰到许多未能解决的难题，直至 1957 年，英国的 Huxley 成功设计了超薄切片机，显著地推动了电镜技术在生物医学领域的广泛应用，使电镜的实际应用进入了新的阶段。近几十年来，由于新型电镜的研制及电镜样品制备技术的显著提高，电镜技术得到了迅速的发展。

电镜样品制备技术是电镜技术中一个很重要的组成部分，也是电镜工作中最繁重的工作。学习细胞超微结构知识，以及应用电镜技术进行研究，必须首先了解电镜样品的制备技术，特别是了解应用最广泛的超薄切片技术。

透射电镜的电子束穿透能力较弱，大多数样品无法直接在透射电镜下进行观察，必须切成厚度为 10～100nm 的薄片。这种电镜观察的切片比光镜观察的切片要薄，厚度为其 1/100 左右，故称为超薄切片。

良好的超薄切片要求厚薄均匀、无刀痕、无震颤、无皱褶，染色无污染，组织细胞超微结构保存良好，没有人为假象，反差恰当。超薄切片质量的优劣，除了对仪器的质量有要求外，很大程度上还取决于操作人员的技术水平和实际经验。

超薄切片样品制备过程包括取材、固定、脱水、半渗透、渗透、包埋、聚合、修块、定位、切片、染色等步骤。

一、取　　材

取材正确与否直接关系到制备的样品能不能符合观察的要求。取材的要点如下所述。

1. 快　正确取材的关键是操作必须快速，以尽量保持材料新鲜，实验动物应在麻醉后 1～2 分钟内取材完毕，临床活检也要求力争在 1 分钟内将组织投入盛有新鲜固定液的小瓶内。在后续透射电镜样品制备过程中，样品会有一定的耗损，因此取材时，同一部位（同一观察目标）需要放 3～5 块样品到同一个样品瓶中，以保证最后至少有一块样品能上电镜观察。

2. 小　所取的组织块应小，不要贪大。一般要求将组织切成 1mm³ 大小，这是因为固定液渗透速度缓慢，组织块过大则中心部位得不到良好固定。

3. 利　切割组织所用的剪刀、双面刀片等都必须锋利，操作时应避免揉割、牵拉和挤压组织，防止组织受到机械损伤。

4. 净　取材用的器皿都必须先清洗后泡酸，然后再清洗，用蒸馏水洗 3 次，超纯水洗 3 次，烘干后备用，切割组织用的剪刀、双面刀片等也要干净（要求用新的刀片，使用前擦净油脂）。

5. 冷　取材可在常温下进行，但如果有条件，建议在 4℃低温条件下操作，以抑制溶酶体酶的活性，从而尽可能减少组织自溶，所用器械、容器及固定液都应预冷，修块也应在滴有冷固定液的蜡板或玻片上进行（图 3-1），样品在 4℃固定液中可以保存 3～6 个月。

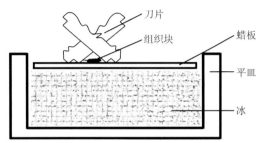

图 3-1　常规透射电镜样品取材示意图

6. 做好标记　进行电镜观察的目的是科学研究和病理诊断，组织块投入固定液小瓶时，应注意做好标记，瓶签上用铅笔（后续不会被液体溶解）注明组别、编号等关键信息，在取材以后的处理过程中也要注意这个问题。

7. 部位准确　由于电镜观察的范围很小，而同一器官的不同部位在组织结构上可有很大的差别，在实验设计时必须考虑到取材部位应准确和基本一致。

取材失败的常见原因多是组织块过大或者未注意低温操作。

对于某些需要定位研究的组织，如具有方向性的组织、分层的组织，以及血管、消化道、呼吸道、子宫等空腔器官，首先应注意取材部位准确，然后将组织块修成某一特殊的形状，一般修成长 3～5mm、宽 1～2mm、厚 1mm 的长条状做定向包埋（如不是自己进行样品制备，则需要向样品制备人员说明），再在修块的同时观察半薄切片配合进行。

二、固　　定

固定是电镜样品制备的关键步骤之一。固定的目的是使被研究的材料尽量保持活体状态下的组织结构。为了取得比较好的固定效果，首先要在取材方法正确的前提下，选择有较强渗透能力和较快渗透速度的且能对所有的组织细胞成分有较好的固定效果的固定剂。遗憾的是，目前还没有一种能对所有组织细胞成分进行完美固定的试剂。在实际工作中，应根据不同固定剂的特点，选择合适的固定剂。

1. 几种常用的固定剂　固定的目的是利用物理或化学的方法，使组织尽可能保存接近生命状态的结构，固定细胞内的各种成分，避免细胞死后自身酶分解出现自溶或外界微生物侵入繁殖导致细胞的超微结构受到破坏。能够固定细胞、组织结构的化学试剂称为固定剂。

理想的固定剂应具备以下条件：①穿透力强，能够迅速而均匀地渗透到细胞组织结构内，又不引起细胞的明显收缩和膨胀，不产生变形；②能够稳定细胞的结构和化学成分，使其保存在原位，保持细胞器的空间位置关系；③将细胞内的成分（蛋白质、脂类、糖类、核酸等）变为不溶状态，避免这些成分溶解和流失；④使细胞内酶的活性和其他大分子物质的活性功能基团得以保存，以供电镜细胞化学测定；⑤能够增强图像的反差。但是固定过程中，不可能不对细胞、组织结构和成分的酶与大分子物质活性产生影响，不同种类的固定剂有不同的作用特点，目前尚未找到非常理想的固定剂。

电镜常用的固定剂目前主要有 4 种，即四氧化锇、戊二醛、高锰酸钾、甲醛，各种固定剂作用特点不同，单独使用弊端较多，根据不同固定剂的特点，配合应用可互相取长补短，达到较好的固定效果。现将 4 种固定剂的主要特性介绍如下。

（1）四氧化锇（osmium tetroxide，OsO_4）：又称锇酸，剧毒，熔点 40～41℃，沸点 131℃，溶于水、乙醇、乙醚和氯仿等，呈浅黄色结晶状，价格较高，易挥发，其蒸气对眼、鼻、咽喉黏膜有强烈刺激性，操作时应注意安全。一般四氧化锇被密封在玻璃安瓿内，配制操作时应在通风罩内进行。四氧化锇为强氧化剂，能与蛋白质形成交联，从而稳定蛋白质的各种结构成分而不产生沉淀。四氧化锇对脂类也有良好的保存作用，是唯一能固定脂类的固定剂。另外，高密度的金属锇与被固定的组织成分结合，在电子束轰击时能散射大量电子，使图像反差增大，起到"电子染色"的作用。四氧化锇固定还可避免组织块收缩或膨胀，使组织软硬适度，利于进行超薄切片。四氧化锇的主要缺点是由于分子大，渗入组织的速度很慢，不能保存糖原，不能固定核酸，对碳水化合物类固定效果也不好，会使酶活性丧失较多，不宜用于细胞化学研究。

常用 0.1mol/L 磷酸缓冲液（pH 值 7.2～7.4）配制的 1%～2%四氧化锇，固定时间一般为 1～4 小时（4℃）。

（2）戊二醛（glutaraldehyde，$C_5H_8O_2$）：沸点为 73～75℃，吸收光谱为 280nm。市售戊二醛为 25%或 50%水溶液，使用时须将其配制成 1%～6%的不同浓度。长期保存的戊二醛因聚合或含有杂质使 pH 值下降，吸收光谱在 235nm 左右，固定作用很弱，因此使用前应予以纯化。提纯的戊二醛应保存在 4℃环境中。

戊二醛渗入组织的速度比四氧化锇快，其所固定的组织可大至数毫米，并且所固定的组织置于缓冲液后可在冰箱内保存数月，因此适于远离实验室的现场取材固定。戊二醛对糖原、核蛋白、微管、内质网等膜系统和细胞基质均有较好的固定作用，适宜用作超微细胞化学工作的固定剂。戊二醛缺点是对脂质不起固定作用，没有"电子染色"作用，不适宜单独作为电镜标品的固定剂。戊二醛与四氧化锇的双重固定能相互弥补缺点，从而取得良好的固定效果。常用磷酸缓冲液配制的 2%～3%戊二醛做前固定，时间可为 30 分钟至数天（4℃）。

（3）高锰酸钾：对磷脂蛋白固定作用良好，因此对固定细胞的膜性结构很有用，特别是能很好地保存神经髓鞘结构和叶绿体，具有"电子染色"作用，但是不能固定细胞的其他成分，目前临床已较少使用。

（4）甲醛（formaldehyde，HCHO）：可用多聚甲醛（paraformaldehyde）粉或 40%中性甲醛溶液配制。甲醛的优点是渗透力强、固定迅速、价格低廉，它对细胞基质的保存效果不如戊二醛，但对酶的活性保存较好，可与戊二醛混合或单独用于组织化学灌注固定或作为前固定。一般不单独使用，仅作为戊二醛或四氧化锇的前固定液。固定时间为 30 分钟至

2小时。电镜细胞化学样品的固定常用多聚甲醛。

2. 固定液固定效果的几个影响因素　配制固定液应选用穿透力强、作用快的固定剂，同时还应注意固定液的渗透压、pH值和电解质浓度等。

（1）pH值：需要用缓冲液配制固定液，以便控制pH值。固定液与细胞成分发生反应时，会释放出氢离子、羟基离子等，缓冲体系可以消除这些离子的不良影响。常用的缓冲液为磷酸盐缓冲液、二甲砷酸盐缓冲液、乙酸-巴比妥缓冲液等。配制固定液前应先配制适当的缓冲液。选择缓冲液的原则是它的成分不会与固定剂发生化学反应。固定液的最佳pH值应通过实验来确定。在电镜酶细胞化学实验的固定过程中，应特别注意固定液的pH值是最大限度地保持细胞酶活性最重要的因素。

（2）渗透压：当固定液进入细胞时，蛋白质凝固，此时细胞与固定液之间的渗透压必须保持平衡，否则将造成微细结构尤其是样品表面的损伤。

（3）固定时间：原则是取得充分的固定效果而时间尽可能短，以防止组织成分被抽提。固定时间取决于组织类型、大小、固定液的浓度和穿透能力等多种因素。

（4）固定温度：固定应在0～4℃完成，在此条件下，可减少死亡后变化及细胞酶活性丢失。较高的温度虽可缩短固定时间，但会加快细胞自溶，因而不被采用。

（5）固定液的浓度：固定液的浓度过低，可能会引起细胞成分扩散、抽提和细胞器损伤；固定液浓度过高，可能使细胞的酶活性丧失。一般四氧化锇的常用浓度为1%，醛类固定液浓度可在1%～4%。

（6）固定液的用量：原则是既能达到良好的固定效果，又能节省试剂。一般固定剂的用量应10～20倍于组织块的体积，亦有主张40倍。

3. 常用固定液的配制

（1）缓冲液的配制：在配制固定液之前，应先配制缓冲液（表3-1）。

表3-1　0.2mol/L磷酸缓冲液配制计算表

总量（ml）	氯化镁（mg）	磷酸二氢钠（g）	磷酸氢二钠（g）	超纯水
500	142.5	2.6	29	加至500ml
1000	285.0	5.2	58	加至1000ml
5000	1425	26	290	加至5000ml

（2）1%四氧化锇固定液

第一步，2%四氧化锇水溶液的配制。四氧化锇极易与有机物质和金属物质发生反应，使溶液变黑，降低固定效果，故其配制过程要求极其严格，先将装有四氧化锇的安瓿置于棕色磨口瓶内一并泡酸洗净，用自来水及蒸馏水先后反复清洗，取出安瓿，用钻石刀沿其中部划一圈刀痕，用超纯水冲洗后放入棕色大瓶内，盖好瓶塞，用力振摇，待安瓿破碎后立即加入适量蒸馏水（1g四氧化锇加50ml超纯水），使四氧化锇逐步溶解，密封瓶口，置冰箱内避光保存备用。由于四氧化锇的溶解度小，需要等待数日后才能使用。

第二步，4%、1%、2.5%戊二醛固定液配制计算表见表3-2～表3-4。

表 3-2　4%戊二醛固定液配制计算表　　　　　　　　　　　　　（单位：ml）

总量	25%戊二醛	0.2mol/L 磷酸缓冲液	超纯水
10	1.6	5	3.4
50	7.0	25	18.0
100	16.0	50	35.0
500	75.0	250	175.0

表 3-3　1%戊二醛固定液配制计算表　　　　　　　　　　　　　（单位：ml）

总量	25%戊二醛	0.2mol/L 磷酸缓冲液	超纯水
10	0.4	4.6	5
100	4	46	50
1000	40	460	500

表 3-4　2.5%戊二醛固定液配制计算表　　　　　　　　　　　　（单位：ml）

总量	25%戊二醛	0.2mol/L 磷酸缓冲液	超纯水
10	1	5	4
100	10	50	40
500	50	250	200

4. 固定方法

（1）浸泡固定法：即戊二醛-四氧化锇双固定，该种方法适用于大多数情况。步骤：先用 2.5%戊二醛在 4℃固定样品 2 小时，再将样品经缓冲液多次清洗后，用 1%四氧化锇在4℃后固定 2 小时，后固定一般在电镜室完成。不同的样品使用四氧化锇固定的时间不一样，如培养细胞可相对缩短，皮肤、细菌可相对延长。

（2）体内原位固定法：动物麻醉后暴露需要取样的组织或器官，将预冷的固定液立即不断地滴到组织上，直至外层组织适度变硬，再切取需要变硬的组织进行常规的双固定，这样既可保证器官的血液供应，又避免了缺血造成的超微结构损伤。

（3）灌注固定法：通过血液循环将固定液灌注需要固定的组织，组织适度硬化后，再切取所需组织，按照浸泡固定法固定。灌注固定法适用于取材困难的柔软组织或浸透、死亡后变化较快的组织，如中枢神经系统、视网膜和肾等。灌注固定迅速而均匀，4℃样品可以保存 3～6 个月。可以根据需要对灌注液做调整，在保存组织超微结构的同时保存酶的活性。

（4）白膜下固定法：睾丸组织专用，用空针刺破睾丸白膜数针，再将固定液缓慢注入睾丸，直至固定液从之前穿刺的针孔中流出，待睾丸组织变硬后，再对睾丸进行常规取材，然后按照浸泡固定法固定，4℃保存，尽快送电镜室或者电镜中心。

三、脱　水

固定后的组织块含有游离水，不能与包埋剂混合，必须用中间介质（脱水剂）去除水分，以利于包埋剂浸透渗入。常用脱水剂为乙醇或丙酮。市售无水乙醇和丙酮通常含有少量水分而纯度不够，可事先加入无水硫酸钠或硫酸铜等干燥剂吸去水分。脱水的时间可根据样品的不同而适当延长或缩短，一般脱水步骤如下：

50%乙醇	10～15 分钟
70%乙醇（饱和乙酸铀溶液）	置冰箱过夜
90%乙醇	10～15 分钟
90%乙醇+90%丙酮	10～15 分钟
100%丙酮	3 次，每次 10～15 分钟

注：70%乙醇的饱和乙酸铀溶液中进行组织块的整块染色，又称铀染色的块染。

四、浸透和包埋

（一）包埋剂

光镜观察的切片一般是使用石蜡包埋后再用普通的石蜡切片机切片，或者是不经石蜡包埋直接将组织制成冷冻切片。电镜观察所用的超薄切片要比上述光镜用切片薄很多，要求理想的包埋介质条件更高，理论上应满足如下条件：①聚合前的单体呈低黏度液体，能较快渗入组织；②聚合均匀充分，体积变化小，组织无变形，微细结构保存良好；③软硬度适中并易于调整；④具有足够的支持作用，能耐受电子束的轰击；⑤透明度好，不产生背景反差。

目前常用包埋剂：甲基丙烯酸酯、环氧树脂及聚酯树脂等，其中最常用的是环氧树脂。环氧树脂是经加热后能变硬的合成树脂，呈浅黄色的黏稠半液体，当加入适当的固化剂并加热后，能够聚合成不可逆的固体，生物材料包埋于其中，便于制成超薄切片。

国外常用的环氧树脂是环氧树脂 812。1965 年我国开始使用国产环氧树脂 618，由于材料易得，操作较简便，切片效果也较好，现已在国内被广泛采用。

1. 环氧树脂 812　为性能良好的包埋剂，黏度较低（25℃时<200cP），国外较常用，常温下为微黄色液体，聚合后成为具有稳定三维空间结构的固体。其特点是渗入组织快，对细胞结构保存好。缺点是包埋块易受潮回软，而使切片易皱，易出现颤痕。配制时对湿度要求严格。实际应用时加入硬化剂十二烷基琥珀酸酐（dodeceny succinicanhydride，DDSA）和甲基内次甲基二甲酸酐（methyl nadic anhydride，MNA），调节二者比例使组织块达到一定硬度，DDSA/MNA 越少组织块越硬，反之组织块越软。也可通过添加加速剂[如 DMP-30, 2, 4, 6-三（二甲氨基甲基）苯酚]来控制硬化时间，进而调控包埋块的软硬程度。

2. 环氧树脂 618　是国产树脂，为淡琥珀色黏稠液体，黏度 40℃时<2500cP，是目前国内使用较多的一种树脂，能够较好地保存细胞的超微结构。缺点是黏度较大，不易渗入组织。环氧树脂 618 质量上与环氧树脂 812 类似，对湿度的要求也不十分严格，其黏度较大，对组织块的浸透时间较长，故配制时可先在 60℃烘箱中加温使黏度下降，用量杯量取，依次加入固化剂、增塑剂邻苯二甲酸二正丁酯（dibutyl phthalate，DBP）、加速剂，边加边搅拌直至液体至呈乳白色，置于 37℃温箱中让气泡溢出。其配制配方如下：

环氧树脂 618	60%
DDSA（固化剂）	40%
DBP（增塑剂）	5%
DMP-30（加速剂）	1%

此配方在南方地区冬夏温差较大、湿度大的气候下，也可不在干燥箱中操作，对实验结果的影响较小。

3. 其他包埋剂　除上述两种常用的包埋剂外，近年来国内有些单位还采用了国产的环氧树脂 600、低黏度包埋剂，也取得了良好的效果；近年来由于技术的进步，还有其他一些新的包埋剂出现，如低温包埋剂等。

（二）浸透

组织块脱水后须进行浸透，即通过脱水剂稀释包埋剂，最终让包埋剂逐渐取代脱水剂进入组织细胞。浸透的时间与包埋剂种类、温度、组织块的性质及大小有关。一般使用丙酮与包埋剂按 1：1 比例在室温半浸透 3 小时，再用纯包埋剂在 37℃浸透 2 小时后，再进入包埋（以环氧树脂 618 为例）。

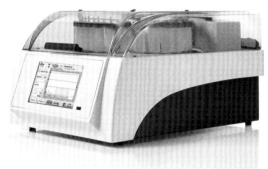

图 3-2　自动组织处理机

从固定开始到半浸透，原来一般采用人工操作，时间有限制，过程也烦琐。目前，市面上有成熟的自动组织处理机（图 3-2），可以自动完成从固定到半浸透的过程。

（三）包埋具体步骤

电镜样品包埋常用胶囊法。选用 1 号或 2 号胶囊，擦拭干净，插入有孔塑料底座上。先将胶囊放入 40～50℃烤箱内 1 小时，除去水分及挥发性物质，再用小镊将带有标号的纸（以硫酸纸为宜）卷成环状置入胶囊上部，用牙签将样品挑至胶囊底部中心，然后再倒入包埋液，放入烤箱聚合（图 3-3）。

需要做定向包埋的组织，如消化道黏膜、呼吸道黏膜和皮

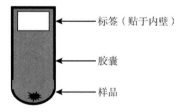

图 3-3　包埋模式图

肤等，取材时应按需要将组织切成长条或切成可以识别方向的特殊形状，经固定、脱水、浸透后，采用特制的塑料包埋板进行包埋，将需要切片的一端对准塑料包埋板尖端进行包埋，同时也应放好标签，聚合后再进行纵切或横切。

样品包埋后进入烤箱进行聚合，经过 37℃（16 小时）、45℃（12 小时）、60℃（14 小时）聚合变硬后，用温水将胶囊壳去除，擦净包埋块，可备切片使用。包埋的时间和温度并不是一成不变的，可根据具体的情况做出适当的调节。

（四）快速脱水包埋法

随着电镜病理诊断的普及和在许多情况下需要进行治疗前诊断，常规的超薄切片样品

的制备全过程（一般需要 3～4 天）已经不能适应现代医疗技术水平的发展，缩短时间以适应实际工作需要，是电镜用于临床诊断的一个重要的技术问题。近几年来在快速制备临床外科诊断用的超薄切片上，已出现了一些改进方法，主要是在固定、脱水及包埋步骤上缩短时间。例如，将微波技术引入电镜制样，2 小时内可制备出环氧树脂包埋的样品，而且图像质量好，精细度高。此外，国外已开始应用低温超薄切片技术，生物材料经过固定及其他简单的化学处理或不用任何化学处理，迅速冷冻后直接切片。

五、超薄切片技术

超薄切片技术是应用超薄切片机制备出供透射电镜观察的超薄切片的专业技术，要切出可供透射电镜观察的超薄切片是很不容易的，超薄切片效果取决于浸透包埋的成功与否、切片机的质量优劣和刀具能否正确选用，以及操作者的经验等多种因素。

1. 超薄切片机及玻璃刀　超薄切片机（ultramicrotome）是一种贵重精密仪器，具有高度的稳定性和重复性。超薄切片机的进刀方式有热膨胀式及机械推进式两种，切片的厚度由通过的电流大小决定。超薄切片机同时也具有用手动操作的机械推进系统，能切出较厚的供光镜观察的半薄切片（0.5～0.2μm）和供电镜观察用的超薄切片（10～60nm）。

超薄切片使用的刀有钻石刀及玻璃刀两种。钻石刀坚硬锋利，能切出厚度 10～20nm、分辨率极高的切片，并且能较长时间保持刀刃锋利，可切割坚硬的材料，如某些金属、骨或牙齿等，但价格高昂，现在已经普及推广。玻璃刀是当今广泛使用的一种超薄切片刀。超薄切片技术发展中的两个重要突破：一是发现破断玻璃的断裂边缘是良好的刀刃；二是利用切片能漂浮于水面的特点，使切片能脱离刀口并被收集起来（图 3-4）。

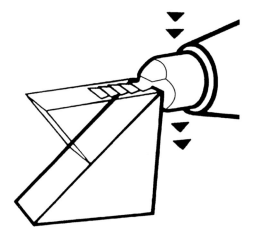

图 3-4　超薄切片漂浮于玻璃刀水槽中的水面上

2. 修块　在进行超薄切片以前，需要先进行样品块的修整，包埋块修整好坏与超薄切片质量关系密切。修块过程先将组织周围的包埋介质及无关的部分去除并将要观察的部分修成顶部规整的四棱锥形，以便于切片。修块后可先切出半薄切片做光镜检查定位。定位后再将组织的无关部分修去，留下感兴趣的部分。修整后的组织块应呈底面宽、坡度平缓的梯形体，否则切片时易受振动（图 3-5）。

3. 半薄切片及染色　超薄切片的面积不能过大，须先切半薄切片进行定位，以减少盲目性，提高电镜观察的效果。先将包埋块粗修成 1～2mm² 的平面，再用玻璃刀切 0.5～1μm 厚的切片，转移至滴有蒸馏水的载玻片上，于 60～80℃ 的恒温板上干燥，使切片平展并紧贴于玻片上。目前半薄切片的染色方法较多，常用甲苯胺蓝染色法（0.1mol/L 磷酸缓冲液配制的 0.5%甲苯胺蓝染液，边加热边染色，3～5 分钟后用蒸馏水清洗），染色后在显微镜下观察半薄切片，找出感兴趣的部位，再在体视显微镜下进一步精修包埋块，同样精修后的包埋块应是底面宽、坡度平缓的梯形体，宽度应低于 0.2mm（图 3-5）。

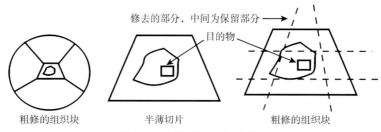

图 3-5 半薄切片定位示意图

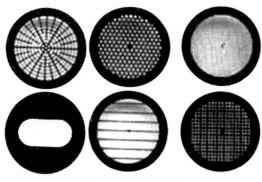

图 3-6 常见的载网

4. 载网支持膜的制备 将超薄切片放在载网上进行染色及观察。常规切片载网用铜网，组织化学中使用不锈钢或镍、铂、金、尼龙载网，以免发生化学反应。铜网直径有 2mm 或 3mm 两种，厚度 20～50μm，其网孔为圆形或方形，孔径差别很大，常用载网规格是 200～300 目（图 3-6）。新铜网用乙醇清洗、干燥后即可使用，用过的旧铜网经酸碱或超声波清洗后可反复使用。

在高分辨率工作场景，为增强载网的支撑度，常在铜网上覆盖一层支持膜，厚约 20nm，透明、无结构，能承受电镜观察时电子束的轰击。常用聚乙烯醇缩甲醛（formvar）膜和火棉胶支持膜。聚乙烯醇缩甲醛膜的机械性能及透明度均优。

5. 超薄切片制备 在完成上述各项准备工作后可进行切片，在切片机上安装好包埋块，选好玻璃刀，调节刀的高度和角度、刀槽内的液面、组织块与刀的距离，选择切割的速度及进刀厚度，切下的薄片漂浮于玻璃刀上水槽内蒸馏水液面（图 3-4）。

利用超薄切片机上的显微镜观察，切下的薄片厚度一般可利用切片表面的反射光和从切片下面的反射光发生干涉所产生的干涉色为依据进行判断，镜下切片的颜色和厚度之间关系如下：灰色 400～500Å，银色 500～700Å，金色 700～900Å，紫色 900Å 以上。

紫色切片过厚，实际上不能用于电镜观察；金色切片也偏厚，分辨率很差；一般是用银色切片，厚度约 600Å，分辨率约 2.5Å，能够满足绝大多数生物医学工作电镜观察的需要。

切片的捞取是用眉毛做成的"拨针"，在体视显微镜下仔细选取切片，用镊子夹持金属载网直接在水面上贴取切片，使切片覆于载网上。

6. 超薄切片的染色 电镜样品的染色是利用重金属离子对不同细胞结构的结合能力不同，使各细胞结构对电子产生不同程度的散射，以增强明暗之比（反差）而显示出各种超微结构，故电镜样品的染色又称为"电子染色"。由于生物组织和细胞的结构成分主要是轻元素，如碳、氢、氧、氮、硫、磷，它们的原子序数都小，对电子束的电子排斥能力低，因而对电子散射的能力小，在电镜的荧光屏上呈较明亮的一片，看不清楚微细结构。

电子染色的染料是某些重金属盐，如铅、铀、钨，这些染料可与组织和细胞不同结构成分呈不同程度的结合，从而使这些结构散射电子的程度不同。散射电子多的结构在荧光屏上的图像深暗，即电子密度高；散射电子少的结构，在荧光屏上图像浅亮，即电子密度低，从而增强了图像的反差，起到染色的作用。

超薄切片一般要经过一次以上的染色才能获得满意的反差。固定所用的四氧化锇兼有电子染色作用，但不能满足增强反差的要求，还需要用其他重金属盐染色。常用的染色剂是乙酸铀、铅盐（枸橼酸铅、氢氧化铅、乙酸铅）、高锰酸钾等。

（1）乙酸铀：又称醋酸双氧铀，是电镜超薄切片的常规染色剂，具有放射性，使用时应注意防护。铀主要提高核酸、核蛋白和结缔组织纤维成分的反差，对糖原、分泌颗粒和溶酶体等也能染色，但对膜结构染色效果较差。一般使用 50%或 70%的乙醇配制的 2%～3%溶液，在脱水前用乙酸铀处理组织块，时长为 1～2 小时或过夜，不仅能增强反差，还有减少某些细胞物质丧失、稳定细胞结构的作用，并且能够较好地保存细胞成分特别是细胞核的染色质和细胞的膜性成分，但较长时间的块染也会引起糖原抽提和变形。亦可对超薄切片进行片染，染色 30 分钟左右即可。

（2）枸橼酸铅：铅盐也是常规的染色剂，由于铅盐具有很高的电子密度，对组织和细胞的各种结构都有亲和性，目前被认为是应用最广泛的全能染色剂。对经过四氧化锇处理的样品，用铅盐染色能显著增强反差，也能提高细胞的膜系统及其脂类的反差，同时还对不能被四氧化锇固定剂染色的糖原有染色作用。铅染液在空气里易形成不溶性的碳酸铅而造成切片的污染，这是超薄切片染色技术中的"大敌"，操作时应在培养皿周围放些结晶的氢氧化钠，以吸收空气中的 CO_2，同时减少切片在空气中的暴露时间。由于枸橼酸铅很容易被 CO_2 污染，人工操作时还须暂时屏住呼吸。目前已有自动化的超薄切片自动染色机，能够自动完成染色过程（图 3-7）。此外，铅可经皮肤吸收而对身体有害，染色操作时应注意避免铅染液接触皮肤。通常进行铅盐的片染，时间为 10～20 分钟。

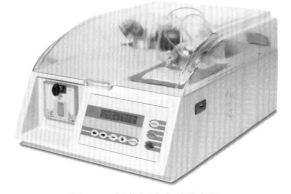

图 3-7　超薄切片自动染色机

枸橼酸铅（lead citrate）染液的配制方法：

硝酸铅[$Pb(NO_3)_2$]	1.33g
枸橼酸钠[$Na_3(C_6H_5O_7)\cdot2H_2O$]	1.76g
超纯水	30ml

混合后振荡 30 分钟呈乳白色，加入 0.1mol/L 新配制的 NaOH 8ml

超纯水　　　　　　　　　加至 50ml　　　调 pH 值至 12

超薄切片一般多用双重染色，即先用乙酸铀染色（块染或片染），再用枸橼酸铅片染。染色主要步骤是在干净的培养皿内放置蜡板，将乙酸铀染液滴于蜡板上，将捞有切片的载网覆于染液滴上，染 20～30 分钟，然后夹出载网经水洗、吸干。再将载网覆于另一培养皿内滴有枸橼酸铅染液滴的表面，染色 5～10 分钟或 20～30 分钟，夹出载网，用超纯水洗去多余的铅染液，用滤纸吸干。切片染色后烘干即可在电镜下观察。完整的常规透射电镜制样过程见下图（图3-8）。

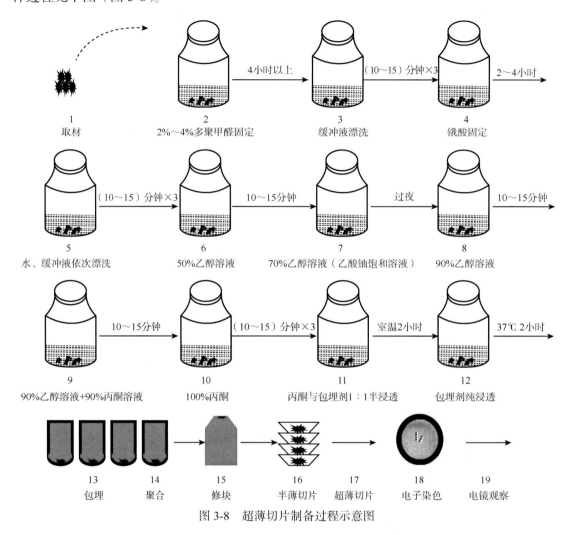

图 3-8 超薄切片制备过程示意图

电镜在细胞、亚细胞结构的研究中已得到广泛的应用，当前超微结构已由细胞水平发展到分子水平。电镜已成为分子生物学、基因分子遗传学非常重要的研究工具之一。此外，在医学领域电子显微学还在向普及应用的方向发展，其中最引人注目的是病理诊断电子显微学，这已成为一些疾病（如某些肿瘤及病毒）诊断的必要工具。临床医生或者其他专业的医学科研人员，应懂得电镜超薄切片技术的基本操作原理及步骤，特别是正确的取材和固定方法，因为这常需要送检者自己操作。

（李　巍　黄增益）

第四章　特殊透射电镜样品制备技术

透射电镜样品制备是进行电镜观察的关键性技术，材料不同、观察目的不同、电镜的型号不同，样品制备方法也不同。超薄切片是最常用的透射电镜样品制备方法，除此以外，透射电镜样品制备还有一些较为常用的方法，现将几种医学研究中使用较多的特殊透射电镜样品制备方法介绍如下。

一、负染色技术

负染色也称阴性染色，是用高密度的重金属盐在样品外周形成电子不能穿透的包围层，而样品本身相对能通过较多的电子，在电镜下颜色浅淡，与周围的深暗背景形成反差，因此成像（图 4-1）。

负染色技术主要用于颗粒悬滴样品，如病毒、噬菌体、细菌、分离细胞器及某些大分子材料等密度较低样品的超微结构观察。在病毒、细菌表面结构的缝隙凹陷处有重金属盐充填，故能在电镜下显示出细微结构。

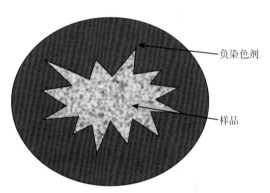

图 4-1　负染色示意图

该方法简便易行，反差好，分辨率高。在病毒学领域中，负染色更是不可缺少的实验技术。

（一）负染色剂

能用于进行负染色的物质应具备以下条件：①密度大，散射电子能力强，能够产生足够的反差。原则上如果任何物质被比其密度大两倍以上的物质所包绕或浸没，在电镜下这个被包绕的物质反差就得到明显加强。②溶解度大，不易析出结晶沉淀。③熔点高，经电子束轰击不易挥发。④在电镜下本身不呈现可见的结构。⑤分子细小，易于透入样品周围各个细微角落，并且与样品不发生化学反应等。

目前常用的负染色剂是磷钨酸（PTA）、磷钨酸钾（KPT）、乙酸铀等。

最常用的是 1%～3% 磷钨酸盐水溶液（使用时用 1mol/L 氢氧化钠将 pH 值调至 6.4～7.0）和 0.1%～1% 乙酸铀水溶液（使用时将 pH 值调至 5.5）。使用前配制效果最好，溶解 30 分钟后置冰箱冷藏室稳定数小时。

（二）样品染色前制备

负染色样品应处于悬浮状态，如细菌、病毒、匀浆制备的细胞器。样品可来自细胞培养、血清、粪便、尿液、疱疹液、脑脊液、痰液、组织刮取物、动物组织病毒培养等。染色前，应将所需要研究的材料制备成悬液。首先，这种悬液应尽可能除去杂质，以提高样品的纯度；其次，悬液样品浓度要适中；最后，样品悬液的 pH 值接近负染液的 pH 值，pH 值改变将影响染色的效果。

（三）染色方法

最常用的染色方法是悬滴法。先用专用镊夹取铜网放置在载玻片上，有膜面向上。用毛细滴管吸取少量样品悬液滴在铜网上，滴的时候要在铜网上形成拱起的小液珠。根据样品的浓度，静置数秒钟至数分钟，用滤纸沿铜网边缘吸去多余的液体，尽快滴上负染液。染色时间视负染色液浓度而定，1%磷钨酸染色 50～70 秒钟即可。用滤纸沿铜网外沿吸去多余的染液，待干后电镜观察。

对于电子密度较高的某些样品，利用负染色技术观察时，可以直接采用悬滴法，不需要用染色剂进行染色即可进行电镜观察，如一些金属的纳米管材料，可以用毛细滴管吸取少量样品悬液滴在铜网上，滴的时候要在铜网上形成拱起的小液珠。根据样品的浓度，静置数秒钟至数分钟，用滤纸沿铜网边缘吸去多余的液体，干燥后立即观察。

除了悬滴法外，其他还有较少用的喷雾法、漂浮法等。

（四）影响染色效果的主要因素

影响负染色技术效果的因素较多，主要有以下几种：

1. 样品纯度　负染色样品虽然不需要纯度很高，但杂质太多，如大量的细胞碎片、培养基残渣、糖类及各种盐类结晶存在时，均会干扰染色效果及电镜观察的效果。因此，在染色前可将样品离心以除去杂质适当纯化。

2. 样品浓度　样品悬液的浓度应适中，浓度太低会造成电镜下寻找样品困难，浓度太高又会因样品的堆积而影响观察。

3. 样品悬液的均匀分散度　电镜下常会见到样品与染色剂共同形成的颗粒团块，但由于电子束无法穿透团块而导致无法观察到样品的内部结构，这是负染色失败的最常见原因。解决该问题最有效的办法是使用分散剂。常用的分散剂有牛血清蛋白（BSA），适用于高度纯化的颗粒性悬液，如提纯的病毒（图4-2）。方法是将牛血清蛋白配制成0.005%～0.050%浓度后滴加到样品悬液内，所加量无严格规定，一般可在 0.5ml 样品内滴加 3～4 滴，试染后经电镜观察不见效可再滴加，也

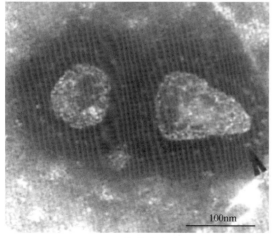

100nm

图 4-2　冠状病毒负染照片

可以用30～40μg/ml 的杆菌肽水溶液。

4. 染色时机　对染色成败也起着重要作用。铜网上的样品悬液不可吸得太干，又不可留有肉眼可见的液滴。残留较多液体或完全干燥后染色效果均不理想。

虽然负染色技术简单易行，但该方法的影响因素较多且较为复杂，所以要想获得良好的染色效果和重复实验具有一定的困难，在实验过程中应多次重复实验，排除相应的假象，取得最佳的实验结果。

二、电镜细胞化学技术

电镜细胞化学（electron microscopic cytochemistry）又称超微结构细胞化学，是指借助细胞内的化学反应，研究细胞内各种成分在超微结构水平上的分布情况及这些成分在细胞活动过程中的动态变化，阐明细胞的化学和生化功能的一门学科。广义上说，电镜细胞化学技术包括电镜酶细胞化学技术、电镜免疫细胞化学技术、电镜放射自显影技术、超微示踪技术等。常用的是电镜酶细胞化学技术和电镜免疫细胞化学技术。

（一）电镜酶细胞化学技术

细胞中有很多酶，其分布都有特定的超微结构位置，在电镜下不能直接观察到细胞内的酶，只能通过酶的细胞化学反应间接地显示酶的存在及其在细胞内的定位。细胞化学反应的最终结果是在酶的原位形成沉淀。此种沉淀颗粒既要很细小，又不能被电子束穿透，才能在电镜下被观察到，并且沉淀形成后，不能受后续处理步骤的影响。

在生物化学中，按照催化反应的性质将酶分为水解酶、氧化还原酶、转移酶、裂解酶、连接酶和异构酶六大类。目前电镜细胞化学技术可以显示的酶多数属于水解酶和氧化还原酶，而显示其他酶类的细胞化学方法较少。

1. 电镜酶细胞化学技术的基本原理和方法　电镜酶细胞化学技术的主要步骤包括两步，即酶的细胞化学反应和捕捉反应。

（1）酶的细胞化学反应：指在一定的条件下，使细胞内的酶作用于酶的底物，再将酶反应的产物作为反应物质，在原位进行捕捉反应，结果形成沉淀，使其得以在电镜下观察。这种在酶作用下生成反应产物，经捕捉反应来间接证明酶定位的反应称为酶的细胞化学反应。其反应过程如下：

$$底物 \xrightarrow[\text{（酶反应）}]{\text{酶+适宜条件}} 初级反应产物 \xrightarrow[\text{（捕捉反应）}]{\text{捕捉剂}} 最终产物$$
$$\quad\quad\quad\quad\quad\quad\quad\quad\quad\quad\quad\quad（可溶性）\quad\quad\quad\quad\quad\quad\quad\quad\quad\quad（不溶性）$$

由此可见，电镜细胞化学反应包括两步：第一步是酶作用于底物的反应，称酶反应，形成的产物为初级反应产物，多属可溶性物质；第二步是捕捉剂与初级反应产物的作用，称捕捉反应，形成不溶性的最终产物。捕捉剂是细胞化学反应的必要成分，缺少捕捉反应难以形成不溶性最终产物。常用的捕捉剂为重金属盐，如铅盐、铜盐、钡盐、铈盐等。

（2）捕捉反应：电镜酶细胞化学中的捕捉反应方法很多，其中最常用的是金属盐沉淀法和嗜锇性物质生成法两种。

1）金属盐沉淀法：这种方法的原理是酶反应的初级产物被金属离子捕捉形成电子致密的最终产物。常用的金属离子有铅离子、铜离子、钡离子、铈离子等。例如，磷酸酶是一类水解酶，能催化磷酸酯水解，在磷酸酶细胞化学反应中，酶作用于底物后，初级产物为磷酸，再以铅离子作为捕捉剂，后者与磷酸作用生成高电子密度的磷酸铅沉淀。

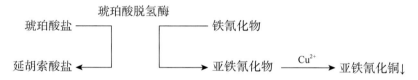

$$R-O-\overset{\overset{O}{\|}}{\underset{\underset{OH}{\displaystyle|}}{P}}-OH + H_2O \xrightarrow{\text{磷酸酶}} ROH + H_3PO_4 \xrightarrow{Pb^{2+}} Pb_3(PO_4)_2\downarrow$$

琥珀酸脱氢酶是一种氧化还原酶，包括氧化酶和脱氢酶两类。在氧化还原酶细胞化学方法中，包含两个既分开又紧密联系的底物。在细胞化学反应中一个底物被还原，另一个底物被氧化。两个底物中，有一个是酶的生理底物，另一个是专门选择在氧化或还原时会引起重要化学变化的某种物质。后一种底物在很多方面可看作捕捉剂的等效物，称捕捉底物。显示琥珀酸脱氢酶的方法有多种，其中一种以铁氰化物为捕捉底物，在反应中铁氰化物被还原成亚铁氰化物，在铜离子存在下进一步形成高度不溶性的亚铁氰化铜，其细胞化学反应表示如下：

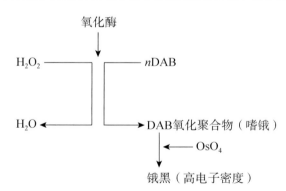

2）嗜锇性物质生成法：这种方法的原理是使酶反应生成嗜锇性中间产物，再与四氧化锇作用形成高电子密度的锇黑。现以氧化酶为例说明如下。

在氧化酶的细胞化学反应中，生理底物是氧或过氧化氢，催化的过程基本上是把一个氧原子转移到捕捉底物上，捕捉底物被氧化并生成一种不溶性化合物。目前最常用的捕捉底物是二氨基联苯胺（DAB）。DAB 很容易氧化聚合，经一系列化学变化，生成一种嗜锇性很强的物质，经四氧化锇处理后转变为电子致密的复合物，成为锇黑。其反应式如下：

从以上介绍中可以了解，虽然各种酶底物、反应条件、捕捉剂、反应产物各不相同，但其共同点是酶与相应底物作用后，经捕捉反应，在反应部位生成致密的沉淀，从而使研究者能够在电镜下观察到酶的所在。

2. 电镜酶细胞化学技术的实验方法　电镜酶细胞化学步骤与单纯电镜形态学步骤颇

为相似，不同点是加入了预切片和孵育步骤。

（1）固定

1）固定剂的选择：固定剂选择原则上优先考虑保存酶的活性，一般采用醛类固定剂。电镜酶细胞化学反应样品所用的固定液，一般是由纯净的多聚甲醛加缓冲液配制而成。由于多聚甲醛对酶活性的保存优于戊二醛，但对超微结构的保存能力较戊二醛差，可将多聚甲醛和戊二醛联合使用，取长补短，既保存足够检出的酶活性，又保存较好的超微结构。常用戊二醛浓度为 0.5%～2%，多聚甲醛浓度为 4%。由于各种酶对戊二醛敏感度不同，必须通过实验确定每一种酶的最佳固定剂浓度。市售的戊二醛水溶液常含有戊二酸、丙烯酸等杂质，还含有戊二醛的聚合体（如二聚体、三聚体等），这些成分会影响酶活性，使用前必须提纯。

在电镜酶细胞化学中，常用缓冲液配制固定液，一般采用 0.05～0.10mol/L 二甲砷酸钠缓冲液（pH 值 7.2～7.4）或磷酸盐缓冲液。固定液中的渗透压应比被固定组织的渗透压稍高些，可通过调整加入蔗糖的量来调整渗透压。

2）固定的温度和时间：固定液的使用温度一般是 0～4℃，固定时间和固定方式与样品性质有关。一般灌流固定时间为 15 分钟左右。浸泡固定时样品不宜过大，时间一般控制在 30 分钟左右。样品固定后要用缓冲液充分漂洗，以除去固定液，如果漂洗不彻底，残留的固定液将影响酶活性。

3）固定方式：对酶细胞化学的效果影响也很大。常用的固定方式有浸泡固定和灌流固定两种，其中灌流固定的效果比浸泡固定好。浸泡固定的主要缺点是固定剂穿透慢而导致组织深部固定不好，如果固定时间长又会使酶活性丧失。灌流固定速度快，固定均匀，而且固定时间也容易控制，因此在保存酶活性和超微结构两方面都较浸泡固定优越。

缓冲液：通常用缓冲液配制固定液、漂洗液和孵育液。缓冲液的 pH 值要接近酶蛋白的等电点，多数动物细胞的平均 pH 值为 7.4，偏离 pH 值会引起酶活性改变。孵育液的 pH 值，根据酶的最适 pH 值而定。常用的缓冲液有磷酸盐缓冲液，三羟甲基氨基甲烷（tris）-盐酸缓冲液、二甲砷酸盐缓冲液等。电镜酶细胞化学对缓冲液的要求较高，应避免使用对酶活性有影响的离子。以含铅的盐为捕捉剂显示磷酸酶时，不能使用磷酸盐缓冲液，这是因为磷酸根可与捕捉剂铅离子生成磷酸铅沉淀。

（2）漂洗组织：用缓冲液（如 0.1mol/L pH 值 7.4 的二甲砷酸钠缓冲液）在 4℃下漂洗组织，洗去固定液，漂洗时间一般在 2 小时以上，有些酶可以过夜。

（3）制备薄切片：为了使孵育液充分渗透到组织细胞中，需要将组织切为 25～75μm 的薄片。将组织切成薄片的方法有很多种，用振动切片机切新鲜组织制备薄片的效果好，也可用冰冻切片机，但组织块冰冻后切片，而且切片后要解冻，容易产生冰晶而破坏超微结构。如果没有切片机，也可用手切法，即用锋利刀片手工将组织切成薄片，但是在做超薄切片时必须注意只使用组织的表面部分（距离表面厚度为 20～40μm），这是因为手工切的组织片太厚，孵育液渗透不到组织深部，细胞化学反应只在组织表层进行。

（4）置换缓冲液：将组织片换入配制孵育液用的缓冲液中，换液 2～3 次，每次 5～10 分钟，使组织内部建立细胞化学反应所需的 pH 值条件，注意缓冲液需要保持在 4℃左右。必要时可将此步骤改为预先孵育步骤，就是把组织片放在没有底物的孵育液中浸透 30

分钟左右，使酶和底物相遇之前在组织内建立起正确的 pH 值条件和足够的捕捉剂浓度。

（5）孵育：是细胞化学的核心步骤。

孵育液的组成：孵育液在组成和浓度比例上都相当严格，其中应含有浓度充分的酶作用底物、捕捉剂和酶激活剂，对照实验应加抑制剂，并且应有良好的缓冲系统。

孵育液配制的要求：配制孵育液的要求比较严格，主要有以下几点，即所用的器皿应非常干净，试剂必须纯度足够高，至少是分析纯，对底物的要求更为严格，超纯水也必须新鲜洁净；用前新配制；孵育液中底物和捕捉剂的浓度、pH 值和缓冲液的缓冲能力等都必须配合适当。一般按配方依次加入试剂；孵育液配制后要调整至酶作用的最适 pH 值。

孵育的时间与温度：确定孵育时间的原则应该是以取得最满意的效果所需要的最短孵育时间为准，它取决于组织的厚度与酶的种类。对大多数酶来说，孵育时间在 30～60 分钟，延长孵育时间虽可增加反应强度，但可能造成反应产物的扩散和非特异性反应的增加。孵育的温度对不同的酶细胞化学反应是不一样的，大多数酶反应最适温度为 37℃，少数酶最适反应温度在 20℃或高于 37℃。为了获得良好的孵育结果，可边孵育边振动孵育液，以促进试剂充分进入细胞，一般使用振荡式恒温水浴箱。

（6）孵育后漂洗：首先用配制孵育液的缓冲液漂洗组织，换液 2～3 次，每次 5 分钟，所用缓冲液保持在 4℃左右，漂洗的目的是除去组织中残留的各种孵育液试剂，特别是铅离子。

（7）后固定：用 1%四氧化锇做后固定，由于组织较薄，在 4℃的固定时间通常不超过 1 小时，时间太长，有些反应产物会被溶解。四氧化锇不仅起固定作用，对一些细胞化学反应产物也具有锇化作用。后固定后还应充分漂洗组织。

（8）脱水包埋：按常规方法进行脱水和包埋，脱水时间可比常规方法短些，尤其是在低浓度乙醇或丙酮溶液中，停留时间要短些，以免反应产物被溶解。

（9）超薄切片与染色：超薄切片不宜太薄，以 700～900Å（金黄色）为宜。一般不做电子染色，切片后即可直接在电镜下观察，这样可以清楚分辨高电子密度的反应产物，如果要染色则须慎重，因为电子染色会模糊细胞化学反应的细节，染液也可能与细胞化学反应产物起作用，因此必须首先观察未经染色的切片，只有确证染色对细胞化学反应产物没有干扰的情况下，才能做常规超薄切片染色。

（10）对照实验：对照实验的选择在不同的实验中有所差异，应根据不同的实验进行选择。

用酶活性专一性抑制剂做对照：这种专一性抑制剂通常加在孵育液中，但要注意，抑制剂本身不一定有 100%的抑制效果，所以有时仍呈弱阳性反应。

用去底物的孵育液进行处理：这是常规对照实验。配制无底物孵育液时要注意测定 pH 值。一般这类对照实验反应结果应为阴性。但如果样品内有内源性底物存在，即使孵育液内无底物，也能在某种程度上观察到反应产物。

高温灭活酶活性进行对照：有些酶可用加热（60℃下 60 分钟）灭活酶活性作为对照，但要注意有些酶能耐受相当高的温度。

用酶的专一性激动剂做对照：使用专一性酶激动剂，观察反应产物是否加强。

总之，电镜酶细胞化学技术的实验方法应根据不同实验需要选择实验的步骤和实验中的各种配方，具体操作时应参照文献。

3. 应用　酶细胞化学技术主要用于：①酶在超微结构上的定位；②标记和鉴定某些细胞和细胞器（图 4-3）；③通过显示过氧化物酶定位示踪 HRP；④利用免疫酶技术，电镜下显示特异性标记物的定位。

目前应用电镜技术显示各种细胞器的标志酶如表 4-1 所示。

（二）电镜免疫细胞化学技术

电镜免疫细胞化学技术简称免疫电镜（immune electron microscope）技术，是利用

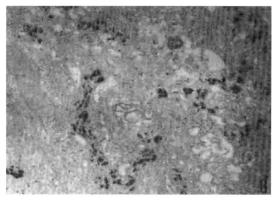

图 4-3　电镜酶细胞化学技术
焦磷酸硫胺素酶（TPPase）示大鼠前列腺主细胞高尔基复合体反面膜囊，×25 000

抗原抗体特异性结合的免疫学原理，在细胞超微结构水平上显示抗原大分子的方法。细胞内多肽、蛋白质及膜表面抗原和受体等细胞大分子物质都具有抗原性，因此可以利用其与相应抗体特异性结合反应，在超微结构水平定性和定位。为了能在电镜下观察到该特异性免疫反应及其定位，必须对抗体加以标记，制成标记抗体。标记抗体技术、免疫细胞化学技术与电镜技术共同构成了电镜免疫细胞化学技术。

表 4-1　各种细胞器的标志酶

细胞器	标志酶
内质网	核苷二磷酸酶、葡萄糖-6-磷酸酶
高尔基体	焦磷酸硫胺素酶（反面膜囊）、烟酰胺腺嘌呤二核苷磷酸酶（中间膜囊）
溶酶体	酸性磷酸酶
微体	过氧化氢酶
线粒体	细胞色素氧化酶、琥珀酸脱氢酶
细胞膜	核糖核苷磷酸酶（如 ATP 酶）、碱性磷酸酶

20 世纪 60 年代，Nakane 建立了酶标记抗体技术；20 世纪 70 年代，Sternberger 在此基础上改良并建立了非标记过氧化物酶-抗过氧化物酶（PAP）技术；20 世纪 80 年代 Hsu 建立了抗生物素-生物素（ABC）法之后，胶体金标记技术、免疫金银染色和亲和免疫细胞化学技术等相继问世，使免疫细胞化学技术成为当今生物医学中形态、功能、代谢综合研究的一项有力工具。目前免疫细胞化学正在向定量和分子水平发展。

1. 免疫细胞化学技术原理　从被免疫动物的血清中提取抗体，再以荧光素、酶、铁蛋白或胶体金标记抗体，用这种标记抗体处理组织切片或细胞，标记抗体即与细胞的相应蛋白质（抗体）发生特异性结合。常用的荧光素是异硫氰酸荧光素和罗丹明，在荧光显微镜下可观察荧光抗原抗体复合物。常用的酶是辣根过氧化物酶（HRP），它的底物是 DAB 和 H_2O_2，HRP 使 DAB 氧化成棕黄色产物，可在光镜和电镜下观察，铁蛋白和胶体金标记抗体与抗原结合，也可在光镜和电镜下观察。

标记抗体与被检抗原的结合方式有两种（图 4-4）。一种是直接法，即用标记抗体与样品中的抗原直接结合。这种方法操作简单，特异性强，特别适用于对表面抗原的定位，但是敏感度不高。另一种是间接法，是将分离的抗体（第一抗体，简称一抗）再作为抗原免疫另一种动物，制备该抗体（抗原）的抗体（第二抗体，简称二抗），再以标记物标记二抗。先后以一抗和标记二抗处理样品，最终形成抗原-一抗-标记二抗复合物。间接法中的一个抗原分子可通过一抗与多个标记二抗结合，因此敏感度较高。目前国内外均有多种标记二抗商品供应，使用方便。

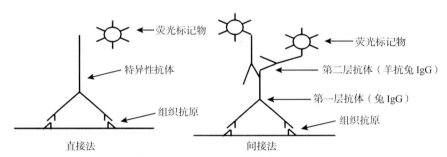

图 4-4　免疫细胞化学技术示意图

2. 免疫电镜技术概述

（1）固定和取材：免疫电镜在固定和取材方面的要求是既要保持组织的抗原性，又要保存良好的超微结构，因此选用的固定剂不宜过强。常用的免疫电镜固定剂有多聚甲醛-戊二醛混合液（2%多聚甲醛加0.5%戊二醛）、过碘酸-赖氨酸-多聚甲醛液、4%多聚甲醛等。

（2）免疫染色：根据免疫反应操作的步骤，免疫电镜的方法可以分为包埋前染色和包埋后染色两种方式，二者各有优缺点，具体操作应在查阅相关文献后，先进行预实验，不断摸索各种条件后再确定具体实验方案。

1）包埋前染色：指在未经包埋的预切薄片上先进行免疫染色，然后再进行脱水包埋超薄切片。为了使抗体等分子进入细胞内与抗原特异性结合，必须使用去垢剂。包埋前染色所用的去垢剂是一种特殊的水溶性两性分子，对生物组织的效应主要是在细胞膜上引起部分膜溶解，增加膜的通透性，它能使一定分子量的抗体和标记物穿过细胞膜进入需要标记的部位。常用的去垢剂有聚乙二醇辛基苯基醚（Triton X-100）、皂苷、毛地黄皂苷等。

进行免疫染色后，操作者在体视显微镜下将免疫反应阳性部分取出，修成小块，按常规电镜方法处理，经四氧化锇后固定、脱水、包埋。如果特异性免疫反应的范围太小，为了准确定位，须做二次包埋。即第一次包埋时将组织置于两层塑料细胞培养片之间，中间加环氧树脂（又称三明治或夹心面包式），进行高温聚合，然后在体视显微镜下取出需要的部位做第二次包埋。

在制作超薄切片之前，可先制作半薄切片，在显微镜下观察免疫反应阳性部位，据此定位制作超薄切片，这样可以提高检出率。

包埋前染色法的优点：①切片在免疫染色前不经过四氧化锇后固定、脱水及树脂包埋的过程，抗原未被破坏，易于获得良好的免疫反应；②可在免疫反应阳性部位定位做超薄切片，提高电镜下的检出率，特别适用于含抗原量较少的组织。但这种方法由于样品经过了一系列的免疫染色步骤，常出现一定程度的超微结构损伤。

2）包埋后染色：组织样品经固定及树脂包埋，做成超薄切片后，再进行免疫组化染色。由于这种方法是对贴在网上的超薄切片进行免疫染色，故又称载网染色。操作中必须注意几点：①一般不用四氧化锇做后固定或尽量缩短样品在四氧化锇中的停留时间。这是因为应用四氧化锇可使抗原性明显降低。②在免疫染色过程中，铜网可与化学物质发生反应，故须选用镍网或金网。③在免疫组织化学处理的全过程中，应注意保持网面湿润，网面干燥会影响抗体活性。

包埋后染色的优点是超微结构保存较好，方法简便，阳性结果有高度的可重复性，而且能在同一张切片上进行多重免疫染色。但抗原活性在电镜生物样品处理过程中可能减弱或丧失。同时，环氧树脂中的环氧基在聚合过程中可能与组织成分发生反应而改变抗原性质。包埋在环氧树脂中的组织不宜进行免疫反应，可先以 H_2O_2 液蚀刻数分钟，以增加树脂的穿透性，再进行免疫染色。

（3）包埋：对于某些抗原来说，经过常规脱水、包埋、聚合后，抗原性会遭受很大的损失，甚至不能显示。为了减少对样品抗原性的破坏，国外不少实验室采用了水溶性包埋剂 Lowicryl K4M、K11M、HM20、HM23，LR White，LR Gold，用冷冻超薄切片法也能获得较好的抗原保存和形态学效果。

（4）对照实验：为确定实验方法的特异性，排除非特异性，可以同时进行对照实验，常用的对照实验有以下三种。

1）吸收实验：用过量的特异性抗原吸收相应的第一抗体，然后用吸收后的血清做第一抗体孵育切片，结果应为阴性。

2）置换实验：用正常动物血清（动物种属与第一抗体一致）代替特异性第一抗体血清进行孵育，也可用 PBS 代替，结果应为阴性。

3）阻断实验（又称封闭实验）：用大量未标记的抗体孵育切片，使其预先与组织中特异性抗原决定簇结合。此时加入已标记的特异性血清，由于抗原决定簇已被结合而不会再显示免疫反应，结果应为阴性。

（5）免疫胶体金电镜染色法：简称金标法，是免疫电镜常用的方法之一，该法用胶体金标记的抗体或抗抗体与超薄切片上的抗体结合，然后在电镜下观察。

以下为免疫电镜技术包埋前和包埋后染色的基本步骤，在具体使用过程中可以参考。

1）包埋后染色（超薄切片的金标记法；注意：在样品制备过程中，不使用四氧化锇）

A. 超薄切片厚 50～70nm，载于 200～300 目网孔的镍网上。

B. 滴 1%的 H_2O_2 液 1 滴于蜡板上，将镍网的载片面轻浮于液滴上 10 分钟至 1 小时。

C. 超纯水洗 3 次，每次 10 分钟。第 1、2 次洗法如上述"B"，浮于液面上，第 3 次以盛超纯水的注射器沿镍网面冲洗，水流应有适当压力，但不易过强。随后用滤纸在网缘将水吸干。

D. 浮于正常羊血清[1:（50～100）]滴上，室温 30～60 分钟，以饱和固定剂中的游离醛基和占据非特异性结合部位。

E. PBS 洗 3 分钟（洗 1 次，也有学者主张不洗）。

F. 用滤纸吸干，孵育于第一抗体血清滴上，先置于室温 1 小时，再置于 4℃ 24～36 小时。

G. PBS 洗 3 分钟，3 次。

H. 置网于 PBS（含 1%牛血清白蛋白，pH 值 8.2）中 5 分钟。此步骤为与胶体金结合做准备。

I. 置网于胶体金标记抗体液[1∶（30～100）]，淡红色为适宜稀释度，置于室温下 1 小时。

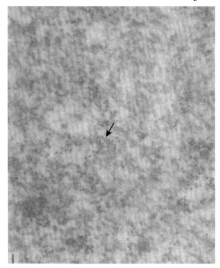

图 4-5 染色质内金颗粒分布情况
包埋后胶体金染色，箭头所示为金颗粒，×80 000

J. 超纯水洗 3 次，每次 3 分钟。注意如做双重染色，则应将镍网翻过来，在另一面，用另一类抗体血清，重复上述步骤。

K. 5%乙酸铀溶液（超纯水配制）染色 5 分钟，用超纯水洗净。

L. 枸橼酸铅染色 5 分钟，用超纯水洗净。

M. 电镜观察（图 4-5）。

2）包埋前染色

A. 组织经过适当固定，为增强细胞穿透性，可在固定液中加入皂角素，使其浓度为 0.01%，经含皂角液的固定剂处理 5～8 分钟后，用 0.01mol/L PBS（pH 值 7.4）冲洗 12 小时左右，中间换洗 3～4 次。

B. 组织切片贴于明胶涂抹的玻片上，细胞可制成混悬液，用离心法操作或制成涂片。

C. 用 0.05mol/L TBS（pH 值 7.4）洗 3 分钟。

D. 以 1∶5 正常羊血清处理切片 30 分钟，置于室温下，以阻断非特异性吸附。

E. 一抗 4℃孵育 20 小时后置于室温 2 小时或过夜。

F. 0.05mol/L TBS（pH 值 7.4）洗 3 分钟，3 次。

G. 0.02mol/L TBS（pH 值 8.2）洗 3 分钟，3 次，此步骤为与胶体金结合做准备。

H. 再次阻断非特异性吸附，同步骤 D。

I. 以金标记的二抗（工作浓度为 1∶40 左右）在室温下孵育 1 小时。

J. 0.02 mol/L TBS（pH 值 8.2）洗 3 分钟。

K. 0.05mol/L TBS（pH 值 7.4）洗 3 分钟，3 次。

L. 置于 1%四氧化锇（0.1mol/L PBS）1 小时。

M. 超纯水洗 15 分钟。

N. 常规脱水包埋，超薄切片。

O. 枸橼酸铅对照染色。

三、冷冻蚀刻技术

冷冻蚀刻技术（freeze-etching technology）也称冷冻复型（freeze etching replica），是冷冻断裂与复型相结合的制样技术，主要用于生物膜内部的研究。该技术采用冷冻固定，使生物样品更接近活体状态。经冷冻固定后的样品，无须脱水、包埋、切片及染色，只要经过断裂、蚀刻、复型等过程，即可将复型膜直接在透射电镜下观察。

冷冻蚀刻技术的主要步骤及有关原理如下所述。

（一）快速冷冻固定样品

冷冻固定技术的主要问题是冰晶对细胞结构的损伤。一般来说，当水冷却至0℃以下，就会结冰形成冰晶。

为了获得较高的冷冻速率，减少冰晶形成，须选择理想的制冷剂。常用的制冷剂有液氮、氟利昂、液体丙烷等，它们的表面制冷温度分别可达–196℃、–160℃、–190℃。样品可直接放入制冷剂中冷冻。虽然液氮表面冷却温度可达–196℃，但因其沸点极低，若将组织直接放入液氮中，会立即引起液氮沸腾，致使样品周围形成隔热的气泡层，从而降低样品的冷冻速率。因此，人们常将液氮与氟利昂两种制冷剂联合使用，可避免样品直接放入液氮的缺陷。

防止或减少样品冰晶形成的另一个措施是使用防冻剂。防冻剂可增加细胞内的溶质质量，提高细胞质的浓度，降低细胞质的含水量，从而减少或防止冰晶的形成。常用的防冻剂有甘油、二乙醇和二甲基亚砜等，一般在冷冻前会用防冻剂对生物样品进行预处理。

（二）断裂

在冷冻蚀刻装置中，优于 3×10^{-5} Torr（1Torr=133.3Pa）的真空内，将样品逐渐升温至–120～–110℃后进行断裂。断裂一般用无缺口的不锈钢刀，刀刃应清洁，以免污染断裂表面。断裂时刀的温度应低于样品温度（一般为–160℃），以防切割时断裂面的温度升高。在低温下，样品质地十分脆，当刀口受外力作用于样品时，样品被劈成两半，这是一种脆性断裂，暴露在断裂面上的是一系列粗糙的凹凸不平的细胞或细胞器的立体结构，真正被刀划过的部位则出现刀痕。断裂总是沿着冷冻样品内部阻力最小的地方发生，断裂面的形成是不受人为因素控制的，就生物膜而言，样品会沿着结构最脆弱的地方——脂质双分子层的疏水层发生劈裂。

（三）蚀刻

样品在断裂后，升温至–100℃，使断裂面的冰升华，显示出断裂面细胞的结构，就像浮雕一样暴露出来。这一步仍须在优于 3×10^{-5} Torr 的真空中进行。

（四）复型

把样品断裂面上暴露的微细结构用一金属膜复制下来的过程称为复型。复型应在蚀刻后立即进行。一般先用铂与样品断裂面成45°角喷镀。由于断裂面凹凸不平，会在斜向喷镀时形成的复型膜上造成反差，可显出立体形象。铂金复型膜的厚度为3nm左右。由于这层膜厚而不均，不够牢固，通常会在喷铂后，再在与样品垂直的方向喷镀碳，以增加复型膜的厚度，以起到加固作用。喷镀须在真空中进行。

（五）复型膜的分离

用腐蚀剂腐蚀掉生物组织，可以得到复型膜。腐蚀剂可用次氯酸钠漂白粉或硫酸制备，应根据不同的生物材料选择适合的腐蚀剂。对于酯类较多的组织或软骨组织等，一般腐蚀剂处理困难时，可用相应的酶处理或增加腐蚀剂的浓度，有的甚至还须对样品加热处理，才能将膜分离下来。腐蚀的时间一定要充分，否则，稍有组织残留，就会遮盖细胞结构。生物组织完全溶解后，用蒸馏水洗涤 3 次。

（六）捞膜

捞膜可用铂金环，也可用 400 目载网直接捞取，载网上可有支持膜，也可不加支持膜。膜捞起后，用滤纸吸干载网上的水分，即可在透射电镜下直接观察。有复型膜的载网可长期保存。

四、真空镀膜技术

真空镀膜是为了增强样品的反差，显示样品的立体感。真空镀膜技术（vacuum coating technology）主要用于观察病毒、噬菌体、大分子的形状。此外，在制备碳膜及物体表面的复型膜时都需使用这一技术。在高真空状态下，金属加热至一定温度后，将会以细颗粒形式向四周发射，这样就会在样品表面形成一薄膜，当样品与金属源呈一定角度（11°～45°）放置时，样品面向金属源的部分会有较多的金属物质沉积，背向金属源的部分则没有金属物质沉积，因此，样品的反差得以加强。在透射电镜下观察样品，可见样品的背后形成一透明的阴影区，使图像富于立体感，故这种方法又称金属投影法（metal shadowing）。常用的金属源有金、铂、钯、碳等。

五、几种特殊样品制备

1. 甲醛固定石蜡包埋样品　在病理诊断工作中，有些病例只依靠光镜难以做出诊断，须将经甲醛固定石蜡包埋的病理样品转制为电镜超薄切片。即使组织的超微结构已经保存不理想，用这种方法也常可得到有价值的信息。处理方法如下所述。

将蜡块浸入 60℃左右的石蜡液中使之变软，从选定的部位切取 1mm³ 左右的组织块进行脱蜡，对于存在弥漫性病变的组织，不必经过加温步骤，可直接在蜡块边缘切取 1mm 宽的一小条组织，然后切成小方块脱蜡。脱蜡用氯仿（也可用二甲苯）进行，共 2 次，每次 15 分钟。再用 100%→95%→70%→35%乙醇溶液各浸泡 2 次，每次 15 分钟。经 0.1mol/L 磷酸盐缓冲液多次浸泡后用四氧化锇后固定。后续步骤按电镜样品制备常规进行。

2. 培养细胞　细胞数量要达到 $1×10^6$ 以上，组织培养细胞如培养在培养瓶内的盖玻片上，可倒去培养液，加入冷的戊二醛进行固定、清洗、1%四氧化锇后固定、脱水和浸透。浸透以后用柔软的皱纸轻轻吸干包埋液，用刀片将盖玻片上的细胞刮下成团，放入胶囊的底部中心，再将胶囊注满包埋液，在烤箱内固化。

如果培养细胞直接生长在培养瓶壁上，可先用 0.1%的胰酶将细胞从瓶壁上分离下来，在离心管内离心成块（速度为 1500～2000 转/分，时间为 10～20 分钟），再进行固定，按常规方法制备样品。如果培养细胞是悬浮细胞则直接离心。

3. 细菌样品　细菌 A_{600} 值 0.8，细菌液体量＞1.5ml 时，先将细菌液装入 10ml 离心管，以 4000 转/分、10 分钟离心。离心管底部将形成松散的细菌团块。吸去上清液，保留 1.5ml 细菌液体。再将细菌团块吹散，使其均匀分布于细菌液中。细菌液体量≤1.5ml 时，将细菌液装入 2ml 圆底 EP 管（细菌量大）或 1.5ml 尖底 EP 管（细菌量少）中，以 10 000 转/分、15 分钟离心。EP 管底部将形成细菌团块。吸净上清液，沿管壁缓慢加入固定液。应注意切勿破坏细菌团块。进行常规固定后，4℃保存，择期送至电镜中心。

4. 血细胞样品

（1）白细胞制样：将经过 1%肝素抗凝的静脉血 4～5ml 放入塑料离心管内，以 1500 转/分的速度离心 15～20 分钟，吸去表面血浆，可见淡黄色透明层，不要搅动，再沿着管壁缓缓加入戊二醛，置冰箱内固定约 30 分钟，用一段弯曲的长针轻轻取出透明层，切成约 1mm³ 的小块，再用戊二醛进一步固定。随后可按常规样品制备方法制备。

（2）血小板制样：取抗凝血 8～10ml，先离心（800 转/分，10 分钟），得到富含血小板的血浆，把此血浆和预温到 37℃的 0.1%戊二醛等量混合，置于 37℃孵箱内半小时做轻微的表面固定。再以 1500～2000 转/分的速度离心 10 分钟，弃去上清液，把沉淀的血小板用 37℃、2.5%戊二醛在孵箱内固定 2 小时，后续步骤和常规制片相同。

5. 精液取材方法　取精液 5ml 以上，装入 10ml 离心管离心（4000 转/分、10 分钟）；轻轻吸去上层精浆，留下 2ml 精浆重新与精子吹散混匀后，移入 2ml 离心管离心（4000 转/分、20 分钟）；轻轻吸去上层精浆，注意保持下层精子团块凝聚不散开，沿管壁缓慢加入固定液，4℃保存，尽快送至电镜中心。

6. 骨组织样品　新鲜骨组织应尽可能锯成小块或磨成薄片，投入预冷的骨细胞固定液中固定数小时。将骨块在 0.1mol/L 磷酸缓冲液中充分漂洗后，投入脱钙液中，在室温下进行脱钙。再用刀片将样品修成 1mm³ 大小，置于 0.1mol/L 磷酸缓冲液中充分浸泡后，按常规制样方法制备。

常用的脱钙液有 5%硝酸、10%硝酸、5%甲酸等。在脱钙过程中，脱钙液须更换数次，当骨组织无气泡发生，或者已软化，或者用大头针能轻轻刺进时，说明已脱钙完全。

骨组织固定液配制：

多聚甲醛	2g
超纯水	25ml
1mol/L NaOH	1～3 滴
25%戊二醛	10ml

溶液的最终浓度为 5%戊二醛，4%多聚甲醛。

7. 微波辐射快速制样　为了适应临床电镜诊断工作的需要，可用微波辐射快速制样。该技术将生物样品的固定、脱水、浸透、包埋等制样过程全部或部分用微波处理不同时间，以使制样的全过程可在 4～5 小时内完成。

（欧阳小清）

第五章　扫描电镜的生物样品制备技术

扫描电镜（scanning electron microscope，SEM）的工作原理是将阴极（电子枪灯丝）发射的很细的电子束照射在样品上，并在样品表面做光栅扫描；样品受电子束轰击而被激发出二次电子等信息，再经二次电子检测器收集、视频放大器放大，最后在显像管的荧光屏上显示出反映样品表面形貌的扫描图像。因此，扫描电镜图像与样品表面被激发的二次电子数量密切相关，并且依靠二次电子的多少形成图像的反差，而二次电子的数量又随着样品表面的形貌和组成样品的元素成分不同而变化。这就使扫描电镜成为最适于观察、分析各种物体表面细微结构的理想仪器，扫描电镜因此被广泛应用于医学、生物学及其他学科和生产领域。

扫描电镜本身的性能（如分辨率、多功能等）对样品观察效果虽然重要，但样品制备技术的改良和日趋完善，对扫描电镜的应用与发展也起到了积极的作用。同时，样品制备的质量如何，也是能否发挥扫描电镜仪器最佳性能、拍出理想图像照片的关键所在。因此，自 1966 年第一台商品扫描电镜诞生以来，扫描电镜生物样品制备技术一直是电镜工作者苦于钻研、不断创新的一个重要方向。

一、扫描电镜生物样品制备的基本要求

生物样品与金属、矿物质等材料不同，它具有质地柔软、容易变形、导电性能差、二次电子发射率低及含水量多（有的含水量可达 80%以上）等特点。因此，在处于高真空状态下的扫描电镜内观察生物样品，必须严格遵循操作原则和操作程序，对样品进行必要的预处理。

针对生物样品的特殊性，在进行扫描电镜样品制备时，一般应掌握以下原则。

（1）每一处理步骤及操作过程，都应注意防止对样品造成污染和损伤，应使被观察的样品尽可能保持原有的外貌及微细结构。

（2）去除样品内的水分，以利于维持扫描电镜的真空度和防止样品对镜筒的污染。但在脱水和干燥处理时，要尽量减少和避免样品体积变小、表面收缩变形等人工损伤。

（3）降低样品表面的电阻率，增加样品的导电性能，以提高二次电子发射率，建立适当的反差和减少样品的充、放电效应。

（4）观察组织细胞的表面或内部微细结构时，都应注意确认和保护样品的观察面。

二、扫描电镜生物样品制备的基本操作程序

在扫描电镜生物样品制备过程中，除表面比较坚硬的组织（如骨骼、牙齿、指甲等）

和需要采用某些特殊制备技术的样品（如管道铸型扫描、低电压观察法等）以外，一般生物组织均须经过取材、清洗、固定、脱水、干燥及金属镀膜等基本程序处理后才能进行扫描电镜观察。

（一）取材

扫描电镜样品的取材，与透射电镜的超薄切片法取材一样，是整个样品制备过程中的关键步骤之一。取材过程中要注意以下几点。

1. 材料准备 取材前应做好药品、器材准备，并根据实验的目的与需要，制订取材方案。每次取材的品种及数量不宜过多，以免延误时间、影响制样效果。

2. 取材部位准确，大小适当 以观察组织细胞表面结构为主的样品可以大一些。但其直径最大不宜超过 5mm，高度可在 3～5mm；以观察组织细胞内部结构为主的样品，其直径应小于 2mm，高度可在 3mm 左右。为了提高固定、脱水、干燥及镀膜效果，在满足所需观察内容的条件下，样品块以尽量小为宜。

3. 尽量保持接近活体状态 为了使被观察的样品更近于活体状态，材料应尽量新鲜。取材用的刀片要锋利，操作要轻巧敏捷，严格防范对样品的挤压损伤，同时应做好对样品观察面的标记。

生物样品（主要指组织细胞）取材的具体方法，与一般透射电镜超薄切片法基本相同。组织离体前在玻璃平皿内放入冰块。冰块上放一牙科蜡板（或软塑料板）并在蜡板上滴加少量组织固定液。组织离体后，无须特殊清洗者应立即将样品放入上述蜡板固定液内，用锋利的刀片将样品修成所需要的大小。需要清洗的样品则经清洗以后再按上述方法修块。

（二）样品的清洗

扫描电镜观察对样品表面的清洁要求十分严格。在样品制备过程中，应始终注意清除覆盖于样品表面的黏液、分泌物、组织液、血液、细胞碎片及药物反应沉淀物等所造成的污染。否则不仅会掩盖样品表面的微细结构，甚至会使操作者得出错误的结果和判断。

1. 清洗液的选择 清洗时应根据不同的样品和要求，选用适当的清洗液。

（1）对于黏附于一般动物组织表面的血液、黏液和其他分泌物，可选用等渗生理盐水、5%碳酸钠溶液或固定液相应的缓冲液进行冲洗。

（2）对于游离的组织细胞（如精子、血细胞等）及处于悬浮液中的微生物、寄生虫等细小的样品，可选用缓冲液或等张溶液进行清洗。

（3）对于表面覆盖大量黏液的样品（如胃、肠黏膜等），可在样品初固定之后，选用不同的低浓度蛋白水解酶（如胰蛋白酶、糜蛋白等）或其他具有水解作用的溶液（N-乙酰半胱氨酸等）对样品进行处理。

（4）对于组织培养细胞的清洗，一般以选用相应的组织培养液为宜。

（5）对于其他特殊样品，还须针对性地选用一些特殊的清洗液，才能取得满意的清洗效果。例如，覆盖于内耳壶腹嵴表面的胶质状膜，须用 5%～10%的盐酸溶液才能清除；对于乳腺组织，因其含有以多种蛋白质与脂类为主要成分的乳汁，分别须用 16%的甘油和 20%的乙醇溶液浸泡处理才能清洗干净。

一般样品固定后的清洗，大多选用相应的缓冲液；但在制样过程中，每更换一次试剂，为了消除可能出现于样品表面的反应沉淀物，均须用超纯水进行充分清洗。

2. 清洗方法

（1）一般比较干净的生物组织可以在固定后清洗，具体方法是将样品放入干燥的玻璃小瓶内，倒入足够量的清洗液（最少为样品体积的 20 倍）。按一定方向轻轻摇动小瓶并反复更换清洗液，以达到清洗样品的目的。

（2）对于表面覆盖大量黏液和杂质的样品，则多在固定前清洗，为了提高清洗速度和效果，一些黏附的杂质多而紧密的样品，可利用振荡器进行清洗或用注射器（或喷射瓶）加压冲洗，但应注意振荡和注射器冲洗的速度。清洗所用的时间可根据样品污染的程度而定。

（3）离心清洗法：对于游离细胞、微生物及其他微小生物样品的清洗，一般采用离心清洗法。具体步骤：将样品放入刻度离心管内，再注入与固定液相应的缓冲液或用磷酸缓冲液配制的 2% NaCl 缓冲盐溶液 10ml，摇匀或轻轻搅匀后，1500～4000 转/分离心 3～5 分钟，去掉上清液，再注入缓冲液或缓冲盐溶液 10ml，按上述方法重复离心 3～4 次即可。

（4）超声清洗法：适用于表面形态结构复杂、皱褶凹陷多而又嵌有细小杂质、不易清洗的样品。在超声清洗时，应根据样品的大小及污染程度，严格控制其频率和功率的强弱，谨防因强度过大或超声时间过长而引起样品破碎和变形。

（5）灌流清洗法：为了避免取材后血液对组织结构的污染，特别是以组织细胞内部结构为主要观察对象时，可采用一种先灌流清洗再取材的方法。其主要操作步骤：选一较粗大的动脉（如腹主动脉、颈动脉等），按常规要求插入塑料导管加以固定；另外，在右心房，剪一开口以引出血液和清洗液。而后用注射器或输液器，向导管内灌注缓冲液或生理盐水（或用低分子右旋糖酐），冲洗组织器官内的血液，至内脏变白或流出液基本不带血色为止，随即进行取材、固定。

3. 清洗时的注意事项

（1）在选择清洗液时，要使其离子浓度、pH 值、渗透压及清洗液的温度尽量符合组织细胞处于活体状态时的生理条件，以免引起样品收缩、膨胀、变形及其他人工损伤。

（2）向容器内添加和更换清洗液时，应沿瓶壁缓缓滴加；移动样品时，要采用牙签贴附法，以避免强力冲击和夹持样品造成的损伤。需要用喷射、超声或作用较强的溶剂清洗样品时，要严格控制强度、时间，密切观察样品的变化。

（3）在清洗样品时，特别是在换液过程中，应把时间安排紧凑，要始终使样品保持湿润，严防因干燥造成样品皱缩、塌陷变形。

（三）样品的固定

与透射电镜一样，为了把生物样品的微细结构和外部形貌真实地保留下来，使其更接近生活状态，扫描电镜样品必须进行固定，还可以使组织硬化，从而显著增强样品在干燥过程中耐受表面张力变化等物理作用的能力，并提高样品对镜筒内高真空和电子束轰击的耐受能力。

1. 扫描电镜常用的固定剂 扫描电镜样品所用固定剂及其配制和固定方法基本与透

射电镜相同。固定剂主要包括醛类（戊二醛、多聚甲醛）和四氧化锇。

（1）戊二醛：一般配制浓度为 1%～4%，常用浓度为 2.5%（pH 值 7.2～7.4）。戊二醛固定剂的特点是穿透力比较强，性能比较稳定，可凝固组织细胞中的蛋白成分，有利于组织变硬，适用于较大的生物样品及器官灌流固定，应用普遍。醛类固定剂的缺点是不能增加样品的二次电子发射率，对某些样品的固定比较缓慢。

（2）四氧化锇：一般配制浓度为 0.5%～2%，常用浓度为 0.5%～1.0%（pH 值 7.2～7.4）。四氧化锇对糖原以外的所有细胞成分几乎都有稳定作用，是进行超微结构研究的理想固定剂之一。同时，四氧化锇属重金属盐类，其锇分子可以保留在所稳定的细胞结构成分上，具有增加电子反差、兼有电子染色作用。因此，使用四氧化锇作为固定剂可提高样品的二次电子发射率和减少样品的充放电效应。但其缺点是易氧化、价格高昂，而且其蒸气对人体黏膜也有一定的固定作用。

（3）其他固定剂：甲醛、多聚甲醛、高锰酸钾（$KMnO_4$）等亦可作为扫描电镜样品的固定剂，但较少使用。

2. 固定的温度及时间

（1）温度要求：有学者主张扫描电镜样品固定可在 37℃或室温进行，但一般仍在 4℃条件下完成固定过程。

（2）固定时间：戊二醛、四氧化锇等均可单独作为固定剂使用（单固定法），其固定的时间依样品的种类、大小而异。当使用戊二醛固定时，一般软组织样品固定时间可缩短为 30 分钟左右，当以四氧化锇作为固定剂时，其固定时间一般为 30～60 分钟。为了提高固定效果，目前大多主张对生物软组织采用"戊二醛-四氧化锇"双重固定法，即首先用戊二醛固定 1～3 小时，经缓冲液充分清洗后，再用四氧化锇固定 30～60 分钟。

3. 固定时的注意事项

（1）固定时放置样品的玻璃容器必须经过净化和干燥处理，以防止污染或产生其他化学反应。

（2）固定剂的液体量要充分，每一容器内所固定的样品数量要少（最多不能超过 3～4 块），固定期间要间断轻晃容器，以保证样品得到充分固定。

（3）固定液配制后须存放在 4℃冰箱内，但建议不要久存，使用前应测其 pH 值，使其符合固定要求（pH 值 7.2～7.3）。若固定液偏酸，则会降低固定效果，并且可致细胞出现损伤性变化。

（四）脱水

扫描电镜样品块比透射电镜样品块大得多，因此扫描电镜样品的脱水处理，对于保证金属镀膜装置和扫描电镜镜筒的真空度，防止样品在高真空状态下损坏、变形等都有着重要意义。

扫描电镜样品所选用的脱水剂和脱水的操作程序，与透射电镜样品基本相同，即用不同浓度的乙醇和丙酮溶液，采取"梯度脱水法"逐步取代样品中的水分。一般脱水剂的浓度依次为 30%、50%、70%、80%、90%、100%（3 次）。样品在每一级浓度停留的时间为 15～30 分钟。如果样品块较小，则脱水时间相应缩短，若样品为单层细胞，其每步脱水时间可缩短为 3～5 分钟。在脱水过程中，亦应防止样品较长时间暴露于空气中，以免干燥，此点须引起操作者注意。

（五）样品的干燥处理

尽管扫描电镜生物样品经过脱水以后，所含大部分水分已被脱水剂取代，但在样品内仍含有脱水溶剂并残留少量水分，不符合扫描电镜高真空条件的要求。特别是样品表面溶剂及残留水分所形成的表面张力，在高真空状态下会导致样品表面结构的严重破坏。因此，经过脱水的样品，仍须进一步干燥处理，此为扫描电镜样品制备的关键。

常用的样品干燥法，主要有以下几种。

1. 空气干燥法　即自然干燥法，这是一种最简便而比较原始的干燥法。操作过程：将经过常规固定的样品放入低表面张力的液体（如乙醇、丙酮、乙醚、环氧丙烷、氧化丙烯等）中，采用递增溶液浓度的办法以置换样品中的水分，再把样品放在空气中使样品所含溶剂自然挥发。这些溶剂具有低表面张力的特点，因此在挥发过程中可减少样品的收缩及损伤并达到干燥的目的。

与其他干燥方法相比较，自然干燥法常会使许多样品发生变形或收缩，故本法只适用于表面比较坚硬或具有鳞片及含水分较少的生物样品。

2. 真空干燥法　是将经过固定及脱水的样品直接放入真空镀膜仪内，在低真空状态下使样品内的溶液逐渐挥发，当达到高真空时样品即可干燥的一种方法。样品经真空干燥后即可进行金属镀膜，最后送扫描电镜观察。这一方法简单易行，但由于样品在真空干燥过程中仍存在一定的表面张力问题，因而仍难以避免某种程度的人工假象。

3. 冷冻干燥法　是将未经处理的新鲜样品或仅做固定及脱水处理的样品，迅速投入液氮及其他制冷剂（氟利昂-12、氟利昂-22 等）中，使样品冷冻。随后将样品移入真空镀膜仪内，让样品中已结为冰的"水分"及其溶剂，在高超空状态下升华为气体，样品亦随之得到干燥。样品在升华过程中，由固态直接转为气态，不经过中间的液体状态，因此不存在气相与液相之间的表面张力问题，故对样品损伤较小。但冷冻干燥法存在着耗费时间长（有时达数小时或几十小时）、需要特殊的低温条件、易出现冰晶损伤等缺点，影响了其推广应用。

4. 临界点干燥法　是根据物质存在着临界状态的物理性质而建立的方法。在温度和压力的变化下，任何物质的固态、液态和气态三种形式可以相互转化。实践证明，当温度、压力达到一定的数值时，气体的密度可增大到与液态一样。此时气相与液相的界面消失，液体的表面张力亦会随之消失。在物理学中，将上述情况称为临界状态，将此时的温度和压力，分别称为临界温度和临界压力。临界点干燥仪（图 5-1）就是利用物质在临界状态下，液体表面张力亦随之消除的特性，从而克服样品干燥过程中所发生的变形，保持样

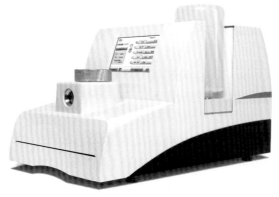

图 5-1　临界点干燥仪

品原状，达到干燥的目的。

5. 叔丁醇干燥法　是在冷冻干燥法的基础上建立的一种新方法。经 3 次 100%丙酮脱水处理的样品，分别置于 30%、50%、70%和 100%叔丁醇 15 分钟。然后将样品容器置于液氮及其他制冷剂（氟利昂-12、氟利昂-22 等）中，使样品冷冻。而后将样品移入真空镀膜仪，使样品中已结为冰的叔丁醇及其溶剂，在低空状态下升华为气体，样品亦随之得到干燥。由于在升华过程中，样品由固态直接转为气态，不经过中间的液体状态，因此不存在气相与液相之间的表面张力问题，故样品损伤较小，叔丁醇减少了单纯冷冻干燥形成的冰晶对样品的损坏，现应用较广。

（六）样品的粘胶与安置

扫描电镜样品在干燥处理或金属镀膜之前，须用特制导电胶或其他代用品将样品粘胶、安置在金属样品台或样品托上。

扫描电镜专用的导电胶，一种是以银粉为主要原料并混以低电阻树脂液而成，另一种是将石墨粉拌以低电阻树脂液而成，二者均为黏稠的糊状物并有商品出售。导电胶一般须具有黏着力强、容易挥发固化、干后表面电阻率低、导电性能好等特点。因此，它除具有粘牢样品以利于扫描电镜观察的作用外，还可增加导电性能，减少放电效应，是生物样品扫描电镜观察所必备的。有的电镜室在无商品导电胶供应的情况下，根据上述特点及要求，采用细铝粉（或者是细银粉）加入少量胶性物质，再与丙酮、聚乙烯醇等有机溶剂混合的方法，自行配制导电胶，亦能基本满足实验需要。此外，亦有学者以双面胶带或胶水代替导电胶，经金属镀膜后做扫描电镜观察，此方法比较简便，但存在图像背景颗粒粗、易产生充放电现象等缺点，故不宜采用。

扫描电镜样品的粘胶与安置是一个需要细致操作的重要步骤，在操作过程中，应注意：①根据样品的大小和不同形状，采取相应的粘胶方式，要确实贴牢，但不能因涂胶过多而掩盖所要观察的结构；②安放样品以前，认准样品的观察面，要保证观察面向上，以免错贴而造成样品毁坏；③经过脱水和干燥处理后的样品具有脆而易碎的特点，故在贴样时必须做到动作轻、安放准，防止用力或反复夹持样品；④胶贴样品以后，要待导电胶干透再放入镀膜机真空室或扫描电镜镜筒，以防对真空室、镜筒造成污染。

（七）样品的导电处理

生物样品特别是经过干燥处理的样品，其表面电阻率很高，导电性能很差，当接受临时电子束照射时，极易造成电子堆积。此时，受电子束照射（轰击）的部分样品表面形成了负电荷区，可对随之而来的初级电子束产生排斥作用并能改变样品本身的二次电子运动方向，在显示荧光屏上随之出现忽明忽暗、图像模糊不清等现象。人们把上述情况称为放电效应，亦称"打火"现象。此外，生物样品的元素成分，其原子系数大多较低，因此不仅二次电子的发射率低，而且不能耐受电子轰击，这样就难以得到反差适当的理想图像，更无法实现高倍率、高分辨率扫描电镜观察。鉴于上述情况，为了增强生物样品的导电性能，提高二次电子发射率及耐受电子轰击的能力，必须对样品进行导电处理。目前，对生物样品的导电处理，主要包括金属镀膜法和组织导电技术（非镀膜法）两大类。

1. 金属镀膜法　包括真空镀膜法和离子镀膜法。

（1）真空镀膜法（见第四章中的"五、真空镀膜技术"）。

（2）离子镀膜法（ion coating）：又称为离子溅射（ion sputtering），是增强生物样品导电性能的比较理想的方法。

1）离子镀膜的工作原理：在真空罩的顶部和底部分别装有阴极和阳极，阴极的表面覆盖一层镀膜所用的金属（由金、铂、金-钯或铂-钯合金制成），又称金属钯；样品放在下面的阳极上，真空罩内事先通入氩、氖、氮等惰性气体，亦可用新鲜空气代替。当罩内真空度达到 $1 \times 10^{-1} \sim 1 \times 10^{-2}$ Torr 时，在两极间加以 1000～3000V 的直流电压。由于电场的作用，真空罩内残留的气体分子被电离为阳离子和电子，它们分别飞向阴极和阳极并不断地与其他气体分子碰撞，表现为紫色的辉光放电现象。此外，阳离子又可轰击阴极上的金属靶，使部分金属原子被溅射出来，这些金属原子在电场的加速作用和气体分子的撞击下可从不同的方向和角度飞向阳极并呈漫散射的方式覆盖在样品的表面，形成一层连续而均匀的金属膜。

2）离子镀膜的技术要求

A. 做好样品的预处理：样品在离子镀膜之前必须进行严格的脱水、干燥等预处理。若样品干燥不充分，金属离子不仅不能很好地附着，反而会损伤样品，特别是有些样品能放出有机气体，这些气体受电离作用而分解，会给样品带来"黑化污染"。经过临界点干燥的样品，如果样品内有残留的乙酸异戊酯，则须经较长时间的抽气才能加高压。当加高压时，出现样品被白色光柱包围的现象，此时应停止高压，继续抽气，反应剧烈者，要对样品重新进行临界点干燥。

B. 控制离子溅射条件：样品要放在金属靶极的正下方，不要超过阳极板面积的 80%；样品的数目不限，但样品的面积应控制在靶极面积的 1/3 以内。离子溅射速度与样品到靶极的距离成反比，距离越大则溅射的速度越慢。当两极之间的电压与样品到靶极的距离不变时，可以通过对溅射时间的控制来掌握镀膜厚度。阴极与阳极之间的电压选择，随靶极金属的溅射率不同而异。金的溅射率较高，电压可定为 800～1200V；铂的溅射率低，须用1800～3000V 电压。铂和铂-钯合金的溅射镀膜比金及其合金的颗粒细，更适于高分辨率扫描电镜观察。

C. 防止溅射镀膜对生物样品的损伤：在溅射镀膜时，非导电样品位于辉光放电的光柱中，飞向样品（阳极）的电子流可使其带有负电荷，部分阳离子亦会被吸过来。这种情况下，样品在交错飞来的阳离子和电子的冲击下，容易受到损伤。如果在镀膜之前，使样品稍具一定的导电性（如四氧化锇固定、单宁酸导电染色及样品喷碳等），便可起到减少离子冲击、防止样品损伤的作用。

3）离子镀膜法与真空镀膜法的比较

A. 离子镀膜的颗粒细而均匀，以同一厚度相比，它所形成的"岛状结构"仅为真空镀膜法的1/10～1/5，因而更有利于显示样品的微细结构。

B. 离子溅射镀膜时，其金属粒子对凹凸不平、形貌复杂的样品，可以绕射进入，从而取得满意的镀膜效果，同时，其二次电子的发射量也比真空镀膜法大。

C. 离子镀膜时真空度低,不需要复杂的真空系统,具有体积小、造价低、操作简便等优点,并且能减少镀膜时贵重金属的消耗。

D. 离子镀膜机不具备真空喷镀时的投影、变形、喷镀碳膜等优劣,但离子溅射仪(图 5-2)具有离子净化、离子蚀刻等功能,可以一机多用,仍然是扫描电镜样品制备过程中必备的仪器之一。

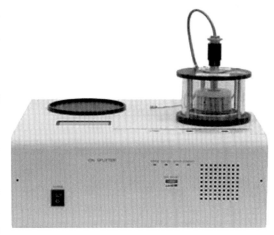

图 5-2 离子溅射仪

2. 组织导电技术(非镀膜法) 为了避免金属镀膜法过程中,真空和热辐射等因素给生物样品带来的损伤,研究者又逐渐建立起不经金属镀膜处理的组织导电染色技术。

(1)组织导电技术的概念:是利用金属盐类,特别是重金属盐类化合物与生物组织内蛋白质、脂类和淀粉起化学结合作用,以达到样品表面离子化,增强样品导电率,以及减少充放电效应的目的的方法。组织导电技术还可以提高固定效果,防止组织变形损伤,增强样品对电子束轰击的耐受力。经过组织导电技术和常规脱水处理后的样品,即使不再进行临界点干燥和金属镀膜,也可送扫描电镜观察。据文献报道,组织导电技术不仅适用于动物组织,也适用于植物扫描电镜样品制备。因此,这一技术被认为是一种经济方便、行之有效并很有发展前途的导电处理方法。

(2)组织导电技术的基本操作程序:样品经常规取材、固定和清洗后,即可将其浸泡于组织导电液中,浸渍的时间与样品的性质、大小及导电液的种类有关,一般质地比较密、体积比较小和以观察表面结构为主的样品,其浸渍时间较短(30 分钟至数小时);体积较大而柔软,或者以观察内部结构为主的样品,浸渍时间应予延长,有的可达几十小时以上。经导电液处理后的样品,要用缓冲液和超纯水反复充分清洗,再用乙醇或丙酮溶液逐级脱水,而后可直接送扫描电镜观察。经组织导电和脱水处理的样品,再经临界点干燥或金属镀膜,可制出更为理想的高分辨率生物样品。

(3)常用的组织导电法

A. 单宁酸-四氧化锇法:将经过常规取材(或灌流取材)、固定的样品,放进 2%~4%单宁酸或单宁酸与 1%~6%戊二醛混合液中(时间为观察表面结构时 30 分钟,观察内部结构时 8 小时以上),重复两次,每次处理后均须充分清洗;然后将样品放入 2%~4%四氧化锇中 30 分钟至数小时,经常规脱水及干燥处理,送扫描电镜观察。

B. 硫卡巴肼-四氧化锇法(OTO 法):样品取材后,用 2%四氧化锇固定 30~60 分钟,经充分清洗,将样品浸泡于硫卡巴肼(thiocarbohydrazide,TOH)过饱和水溶液 10~30 分钟,水洗 15 分钟(重复 2~3 次)后,再次用 2%四氧化锇固定 30~60 分钟,最后转脱水、干燥。如果样品块较大,必须延长组织导电处理的时间(数小时以上)。

C. 其他组织导电液:①硝酸银组织导电液,用 0.1mol/L 磷酸缓冲液将硝酸银配制为 1.5%~3%的溶液,4℃,密封,黑暗处存放,处理时间为几分钟至数小时。②乙酸铀导电液,用 70%乙醇溶液,将乙酸铀配制为 2%的溶液,该溶液性质同硝酸银液。③高锰酸钾导电液，用 0.1mol/L 磷酸缓冲液将高锰酸钾配制为 5%的溶液。该溶液易保存，但样品处理时间较长，一般在几十小时以上。④重铬酸钾导电液，用 0.1mol/L 磷酸缓冲液将重铬酸钾配制为 2%～3%的溶液，性质同上液。⑤碘化钾导电液，将碘化钾 2g、碘 0.2g 共同溶于 100ml 蒸馏水内，再加入 2.5%戊二醛 10ml、葡萄糖 0.2g 可得到碘化钾导电液。该液作用缓和、容易保存、没有沉淀、使用方便，样品处理时间几分钟至数十小时，效果比以上诸液均理想。

（4）组织导电技术处理的注意事项

A. 导电液易产生沉淀，使用前建议经微孔过滤，经导电液处理后的样品要充分洗涤，防止对样品和镜筒的污染。

B. 经组织导电处理后的样品具有硬而脆的特点，对以观察表面结构为主的样品，应注意保护观察面；须观察内部构造时，可将样品折断或切割，即可得到具有参差不齐断面的结构图像。

C. 组织导电处理后的样品，图像反差较强，在扫描电镜观察时应注意加以调节和控制，以得到反差适当的图像。

D. 单纯采用组织导电处理的样品，其导电效果和二次电子发射率的提高目前尚不理想，样品的分辨率亦较差，因此一般主张与其他干燥、镀膜法结合使用。

三、几种适应特殊要求的制样技术

通过上述介绍的程序，所观察到的主要是组织细胞表面的扫描电镜图像，如气管、肠上皮等细胞面向外界及体腔、管形器官内腔的游离面，对此，又可统称为表面观察法。随着扫描电镜生物样品制备技术的进展，近十年又相继出现了许多适用于不同研究目的和特殊要求的扫描电镜制样新技术。现仅就其中比较常用者做一概要介绍。

1. 组织细胞内部结构割断观察法　这是为了利用扫描电镜观察组织细胞内部的微细胞结构而设计的。割断法的种类较多，概括起来有树脂割断法、有机溶媒割断法、水溶性包埋剂割断法等几大类。

（1）组织细胞内部结构简易剖出法

1）刀片切断法：将双面刀片用丙酮擦拭干净，去除油脂，调整成合适形状，然后用双面刀片切割已经固定、脱水和干燥的组织。建议贴好样品，进行喷镀和扫描电镜观察。本法适用于肺等多孔组织。

2）镊子掰开法：肝等实质性器官可以选用此法。即将经过固定、脱水和干燥的组织，在组织割断之处用双面刀片和刀刃先切一道缝，再用镊子把裂缝两侧的组织掰开，便可观察所出现的两个观察面。

3）双面胶带法：把双面胶带粘在样品台上，将经过固定、脱水和干燥的组织压在上面粘好，然后向上一拉，拉断的组织的一部分粘在胶带上，经过金属镀膜以后，就可以用扫描电镜观察其断面结构，此法可用于对肌肉纤维等组织的观察。

（2）环氧树脂割断法

1）样品的修整：样品要尽可能地新鲜，为便于割断，可切成 1mm×1mm×5mm 的细长棒状。

2）固定、脱水：按常规进行。

3）包埋的置换：将样品浸入氧化丙烯中30分钟，以后再浸入1：1氧化丙烯和树脂的混合液内数小时（容器不要加盖，以便氧化丙烯缓慢蒸发）。

4）包埋：在Ⅱ号胶囊中装满树脂，将样品插入其中，放置一夜。

5）固化：对于Cemedine 1500、环氧树脂、Araldite GY 250、Araldite GY 260等，约在30℃固化，可用低温恒温器或低温冰箱，环氧树脂EPON 812，亦可用乙醚和干冰制成的冷冻剂或用液氮制冷。用液氮时，使用Wiko、TF-1冷冻割断台即可。

6）割断：用刀具或小槌将样品割断，刀具为单面刀片，用手术钳夹住其上方使用，割断台可用木板，在其上做一个可放入胶囊的浅沟即可。割断时，将刀具放在装有样品的胶囊上，用小槌敲打刀背，样品即被断开。

7）除去树脂，将割断的样品投入氧化丙烯，在树脂被溶去的同时，样品也离开胶囊而沉入容器的底部。需要在2小时内更换几次氧化丙烯，以将样品中浸透的树脂完全去除。

8）临界点干燥、镀膜、扫描电镜观察（图5-3），按常规进行。

2. 游离细胞样品制备法 游离细胞（如血细胞、精子及其他组织培养细胞等）的扫描电镜样品制备具有一定的特殊性，现仅就常用的方法及注意事项做简要介绍。

（1）样品的清洗与固定：游离细胞易受渗透压的影响，以选用低浓度的固定液和等张的清洗液为宜。一般在小型烧瓶内加入1%戊二醛及20ml磷酸缓冲液配制，再滴入2～3滴细胞混悬液，用力摇动数分钟，即可除去血细胞和精子表面附着的血浆或精液，从而达到清洗和固定的双重目的。亦有学者主张先用等张溶液对样品进行清洗，而后再做固定。

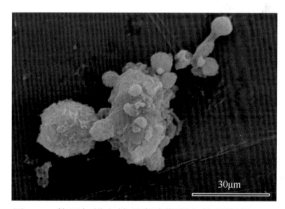

图 5-3 使用扫描电镜观察晚期凋亡前列腺癌 PC-3 细胞

细胞周围有数个直径 3～5μm 的凋亡小体，凋亡小体表面可见球形细胞突起，细胞膜完整

（2）样品的脱水与干燥：把经过清洗、固定及离心（1500～4000 转/分，3～5 分钟）的样品滴在滤纸或光镜盖玻片上，而后进行系列脱水和临界点干燥。若采用滴在盖玻片上的方法，在脱水和临界点干燥时，细胞有可能被冲走或吹掉。为了避免上述情况发生，可将载有样品的玻璃片放在平皿内，用吸管滴加或吸走浓度递增的乙醇溶液，使样品脱水和进行中间液处理。再将其包在滤纸内做临界点干燥。有条件者，建议选用干冰临界点干燥法，可使样品得到比较充分的保护。注意滴加样品时，细胞浓度要适当，尽量使细胞呈单层排列，以利于观察。所用的盖玻片，建议先在其表面喷镀一层金属膜，以减少充放电现象的发生。

（3）样品表面金属镀膜和扫描电镜观察，与一般方法相同。

（欧阳小清）

2 第二篇

细胞超微结构与超微病理

　　细胞是机体最基本的结构和功能单位，人体内除了少数细胞（如红细胞）外，各类细胞的形状、大小和结构有较大的差异，但都是由细胞膜、细胞核和细胞质三部分组成。

第六章　质膜及其特化物的超微结构与超微病理

质膜（plasma membrane，plasmalemma）亦称为细胞膜（cell membrane），是细胞与周围环境、细胞与细胞间进行物质交换和信息传递的重要通道。质膜和细胞内各种膜在结构、化学组成和活动属性等方面有一定的共性，故总称为生物膜（biomembrane，biological membrane）。生物膜是细胞进行生命活动的重要结构基础，能量转换、蛋白质合成、物质运输、信息传递、细胞运动等活动都与膜的作用有密切关系。质膜的外侧尚有向外伸出的寡糖链，称为糖萼（glycocalyx）或细胞衣（cell coat）。

一、质膜的化学成分及其分子和超微结构

质膜的化学成分主要是类脂、蛋白质和少量糖类，除此之外还有水、无机盐和金属离子。各类物质所占比例因细胞种类和功能状态而异。通常类脂和蛋白质的比例范围为 1∶4 至 4∶1，而糖类占 1%～10%，功能复杂的膜，所含蛋白质的比例较高。

质膜上的脂类以磷脂和胆固醇为主，有的还含有糖脂。膜脂的种类虽多，但它们的分子具有共同的特点，即有亲水的极性头部和疏水的非极性尾部，这种结构特点使其有利于在水相中形成脂质双分子层，且游离端有自动闭合的趋势。如果脂质双分子层自动闭合，形成的稳定中空结构则称为脂质体（liposome），利用脂质体可进行大量质膜功能的实验性研究。

膜蛋白是生物膜功能的主要执行者，其中有多种酶、受体、通道蛋白等，根据膜蛋白在膜上的分布方式，可将其分为两类，即外周蛋白（peripheral protein）和镶嵌蛋白（mosaic protein），外周蛋白占膜蛋白的 20%～30%，常见的有红细胞膜胞质面的红细胞膜素（spectrin），质膜外侧面的糖萼蛋白，线粒体膜上的细胞色素 C 等。镶嵌蛋白占膜蛋白质的 70%～80%，嵌入的方式有埋入、插入、贯穿，或以相同或相似亚单位组成的复合体形式存在，如钠钾 ATP 酶、带Ⅲ（band Ⅲ）蛋白等（图 6-1）。

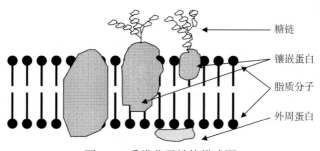

糖链

镶嵌蛋白

脂质分子

外周蛋白

图 6-1　质膜分子结构模式图

质膜上的糖类多是细胞自身合成的单糖，如氨基乙酰葡萄糖、半乳糖、甘露糖、岩藻糖及唾液酸等，这些糖类多与脂类和蛋白质结合形成糖脂或糖蛋白，糖蛋白是膜抗原的主要部分，与细胞通信、识别有关。普通电镜下细胞衣呈电子密度较高的毛绒状或细丝状。

关于质膜的分子结构，目前公认的是 1972 年 Singer 和 Nicolson 提出的液态镶嵌模型（fluid mosaic model）。该模型认为，构成膜的蛋白质和脂类分子具有镶嵌关系，而且膜的结构处于不对称的、有序的流动变化之中。膜的流动性是膜蛋白行使功能的必要条件。

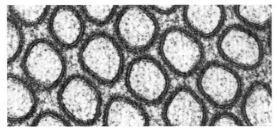

图 6-2　小肠微绒毛超微结构呈现明显的"两暗夹一明"的质膜结构

透射电镜下，质膜的超微结构为一条高电子密度的细线。高倍放大后观察质膜的垂直切面时，呈现"两暗夹一明"的结构形式（图 6-2），厚 7～10nm。由此，1959 年 Robertson 提出单位膜（unit membrane）学说，单位膜的内外两个暗层由蛋白质分子和脂质分子的亲水端构成，各厚约 2.5nm，明层是脂质分子的疏水端，厚 2.5～3.5nm。这一学说认为一切生物膜都是这种单位膜结构。膜两侧的电子致密层是由于脂质分子的亲水极和蛋白质易与锇、铀、铅等重金属离子结合，透射电镜下电子密度增高。应用冷冻蚀刻技术，可以把质膜和其他膜分为内、外两个半膜和 4 个面，即 P 半膜、E 半膜和 PF、PS、EF、ES 面，在外半膜的内表面（即 EF 面）蛋白质颗粒较少，而内半膜的 PF 面上膜蛋白质的颗粒较多，外半膜（即 E 半膜）是向着细胞外空间或细胞内空间的半膜，细胞内空间是指高尔基复合体囊泡、内质网、核周间隙、线粒体外室等内部空间，内半膜（即 P 半膜）是向着细胞质、核基质、线粒体基质的另一半膜（图 6-3）。

二、质膜与物质运输

物质经过质膜进出细胞的运输活动有两种方式：一种是大分子和颗粒物质的膜泡运输（vesicular transport）；另一种是离子和小分子的穿膜运输（transmembrane transport）。此处主要介绍能用形态学仪器观察到的有膜形态改变的运输方式。大分子和颗粒物质进出细胞的运转过程都有膜包围，在细胞质内形成小膜泡。质膜内陷，包围细胞外物质，形成小泡后脱离质膜进入细胞内的过程称为内吞作用（endocytosis）或胞吞，细胞质中的小泡同质膜融合，把所含的物质运送到细胞外的过程称为出胞作用（exocytosis）或胞吐，细胞的内吞和外排活动总称为吞排作用（cytosis）。

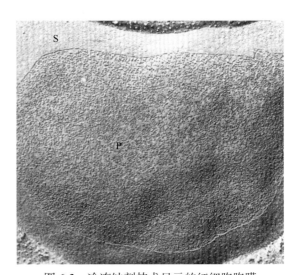

图 6-3　冷冻蚀刻技术显示的红细胞胞膜

红细胞冷冻蚀刻后碳复型，在红细胞膜的外表面可见直径 8.5nm 的颗粒（P），数量较多；而在内半膜的内表面颗粒较少（S）

吞噬作用（phagocytosis）：细胞内吞较大的固体颗粒物质，如细菌、细胞碎片等。吞噬过程首先是细胞伸出伪足包围颗粒物质，将其吞入细胞内，然后形成有膜包围的吞噬体（phagosome）。这一过程须依赖细胞表面的特异性相互作用完成。

胞饮作用（pinocytosis）：细胞吞入的物质为液体或极小的颗粒物质，细胞周围的某些物质如蛋白质、氨基酸、离子等，达到一定浓度时，即可使细胞发生胞饮现象。在细胞内微丝作用下，结合部位质膜向内凹陷，包围吞饮物质形成胞饮小泡（pinocytotic vesicle），进入细胞内部。有的胞饮小泡很小，学者称之为微胞饮作用（micropinocytosis），只能在电镜下见到。

有的含内吞物质的小泡，内吞物质不进入溶酶体，而外排到细胞另一侧质膜外，这一物质运输过程称为穿胞运输（transcytosis）。除此以外，细胞内部内膜系统各个部分之间的物质传递也要通过膜泡运输方式进行。例如，从内质网到高尔基复合体，从高尔基复合体到溶酶体，细胞分泌物的外排等，都要通过过渡性小泡进行转运。

受体介导的胞吞作用（receptor-mediated endocytosis）：指有受体参与的从胞外吸收专一性的大分子和颗粒物质的过程（图 6-4）。

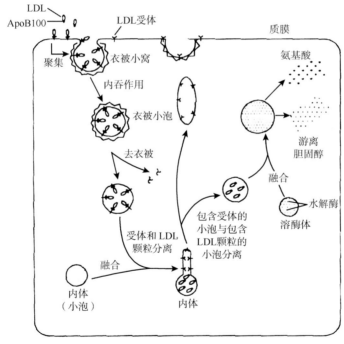

图 6-4　内吞后 LDL 颗粒与 LDL 受体转归示意图

1. 衣被小泡的形成　内吞过程的第一步是细胞外液体大分子同细胞表面的受体互补结合，形成配体-受体复合物。受体只有同配体结合后才能向衣被小窝（coated pit）处集中，凹陷处的质膜内表面附有一层成笼蛋白（clathrin，亦称网格蛋白），衣被小窝有筛选受体蛋白的功能。衣被小窝进一步内陷，形成衣被小泡（coated vesicle）。质膜内陷可能是成笼蛋白牵引所致，衣被小泡一旦形成，成笼蛋白衣被随即脱去，分子返回到质膜下方，重新参与形成新的衣被小泡，此时衣被小泡即变为光滑小泡（图 6-5）。生化研究发现，成笼蛋白由一条重链和几条轻链组成。提纯后成为三腿样蛋白复合体（three-legged protein complex）或称为三腿子（triskelion），三腿子分子网架具有自我装配能力。

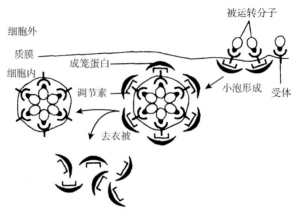

图 6-5　成笼蛋白衣被小泡介导的选择性

2. 衔接蛋白的作用　衣被小泡组成成分中还有另一种蛋白质，即衔接蛋白（adaptin），又称调节素。它介于成笼蛋白与配体-受体复合物之间，起选择性介导的作用。因为衔接蛋白有不同的种类，可分别结合不同类型的受体。跨膜受体蛋白的细胞质端有一个由 4 个氨基酸残基组成的序列（Phe、Arg、X、Tyr），此序列是发生内吞作用的信号，衔接蛋白对此序列有识别能力。

3. 胆固醇的吸收　受体介导的内吞作用具有很多生物学意义：一是胎儿摄取抗体的过程；二是机体清除有害物质的过程；三是细胞特异性摄取铁或胆固醇的过程。动物细胞对胆固醇的吸收是研究得比较清楚的一种受体介导内吞。血液中的胆固醇与蛋白质结合成颗粒，称为低密度脂蛋白（low-density lipoprotein，LDL），蛋白质分子同时也为 LDL 颗粒与 LDL 受体提供了结合位点。当进行膜合成需要胆固醇时，细胞即合成 LDL 跨膜受体蛋白，并将其嵌插到质膜中。受体进入质膜后，即向衣被小窝集中。LDL 颗粒与受体结合并随衣被小窝内陷，进而形成衣被小泡。进入细胞质的衣被小泡随即脱掉成笼蛋白衣被，成为平滑小泡，继之小泡同早内体（early endosome）融合，再经晚内体（late endosome）将 LDL 送入溶酶体。内体膜上有氢泵，其内环境为酸性，可使受体与配体分离。带有受体的部分膜结构芽生、脱落，再与质膜融合，形成膜和受体的再循环。在溶酶体中，LDL 颗粒中的胆固醇酯被水解成游离的胆固醇而被利用。

三、细胞连接

细胞与细胞间、细胞与细胞外基质间形成的一些特化结构关系，称为细胞连接（cell junction）或细胞间连接（intercellular junction）（图 6-6）。细胞连接结构体积很小，在光镜下无法看清，用超薄切片和冷冻复型技术，可清楚地观察到各种类型细胞连接的结构特征。

1. 紧密连接（tight junction）　又称闭锁小带（zonula occludens），位于上皮细胞近管腔的侧面，呈环绕细胞表面的带状分布，起着封闭细胞间隙、防止管腔内物质进入的作用。

在超薄切片上，紧密连接呈现一条电子密度较高的短直线，高倍镜下可见相邻细胞质膜相互靠近，有的部位点状融合成单层，未融合处则有小小的细胞间隙。应用冷冻复型技术显示融合处是相邻细胞质膜中的整合蛋白颗粒对应结合，沿质膜对应排列成条索，条索分支吻合，从而形成分支的链索网。因此，紧密连接也起着把上皮联合成整体的机械作用（图 6-7，图 6-8）。

2. 桥粒（desmosome） 可机械地将细胞黏着在一起，据其结构特点又可分为以下 3 种。

（1）带状桥粒（blet desmosome）：又称中间连接（intermediate junction）或黏着连接（zonula adherens），分布在上皮细胞顶端紧密连接的下方，呈连续的腰带状，也广泛存在于心肌闰盘及平滑肌细胞间，其超微结构特

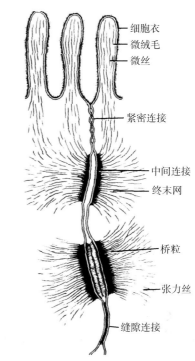

图 6-6　单层柱状上皮细胞连接超微结构模式

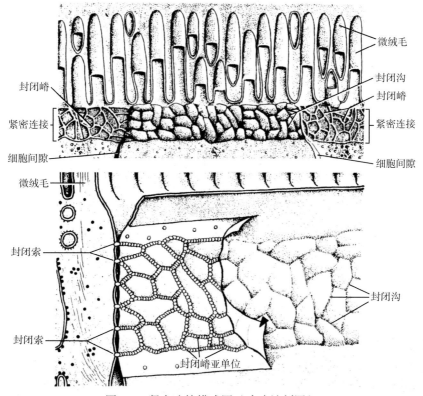

图 6-7　紧密连接模式图（冷冻蚀刻图）

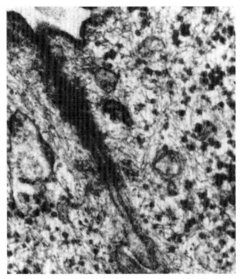

图 6-8　紧密连接电镜图（分子模式图）

征为相邻细胞间有宽约 20nm 的间隙，其内充满中等电子密度的无定形物质，属于 Ca^{2+} 依赖的细胞黏合分子，称为钙黏合素（cadherin）。在连接处质膜的胞质面有很多肌动蛋白丝附着并向两侧伸出与终末网（terminal web）的细丝相连（图 6-9）。

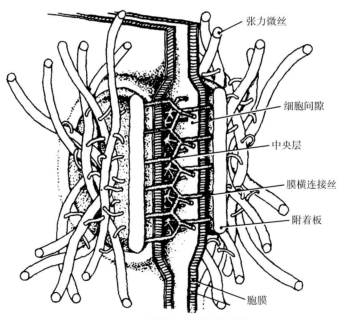

图 6-9　桥粒微细结构模式图

（2）点状桥粒：即常见的典型桥粒（desmosome），又称黏着斑（macula adherens），位于带状桥粒的下方，在上皮细胞中，点状桥粒与带状桥粒和紧密连接形成连接复合体（junctional complex），电镜下点状桥粒呈斑点状，其切面与中间连接类似，但桥粒连接处细胞间隙宽 20～30nm，其间有一条高电子密度中线和中等电子密度的物质及横向联系的细小微丝，质膜的胞质面附有较厚的致密物，称附着板或附着斑（attachment plague），此处有许多来自胞质的 10nm

中间丝达附着斑后，又反折进入胞质，为细胞骨架的一部分。桥粒广泛存在于复层扁平上皮细胞之间及心肌闰盘处，前者附着斑处的中间丝主要是角蛋白性质的张力丝，而在心肌细胞中主要是结蛋白丝（图6-10）。

（3）半桥粒（hemidesmosome）：位于上皮基底细胞的底部，这种特化结构只见于细胞的一侧，呈现半个点状桥粒结构，其作用是在基底面加强上皮细胞与其下基质的联系并承受机械压力（图6-11）。

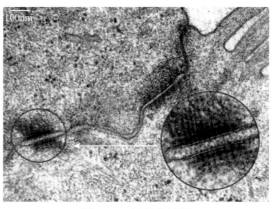

图6-10　桥粒电镜图

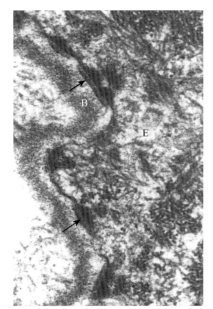

图6-11　半桥粒电镜图

B. 基底膜；E. 上皮细胞胞质；箭头示半桥粒。
图中可见其中的张力微丝

3. 缝隙连接（gap junction）　又称融合膜（nexus），是除血细胞和骨骼肌细胞外，广泛存在于其他组织细胞间的一种细胞连接形式，呈斑状分散、局部连接。由于连接处两相邻细胞的单位膜间仅有2nm的细胞间隙，故缝隙连接在低倍电镜下不易区分，但运用冷冻复型技术可见在缝隙连接处质膜的P面上有一片片聚集的紧密排列颗粒，彼此呈规律点阵排列。进一步研究发现，相邻细胞质膜的连接点是由圆柱状镶嵌蛋白微粒组成，一般由6个微粒蛋白围成一中央小管，即为跨膜蛋白构成的通道（图6-12～图6-14），从而在细胞间建立了电和代谢偶联结构。用胶体氢氧化镧作电子染色示踪剂的超薄切片可证实，镧能自由通过缝隙连接。缝隙连接在细胞间起偶联作用的关键结构是连接子，而不是细胞间的间隙，故有学者称之为偶联连接（coupling junction）或孔隙连接。其对细胞活动的主要功能影响有细胞分化、协调代谢和电兴奋传导。

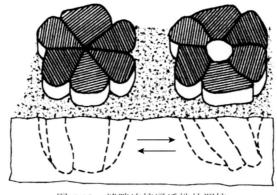

图6-12　缝隙连接通透性的调控

左侧：关闭状态，高 Ca^{2+} 或者低 pH 值；右侧：开启状态，低 Ca^{2+} 或者高 pH 值

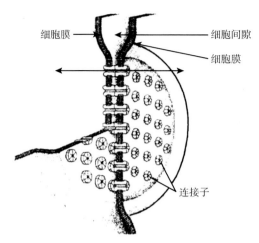

图 6-13　缝隙连接的连接子结构图解

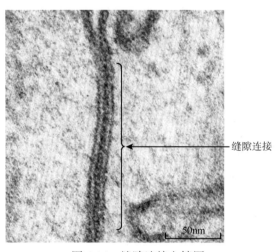

图 6-14　缝隙连接电镜图

　　细胞间的连接，包括桥粒、中间连接、紧密连接及缝隙连接，除了在上皮细胞间多见以外，还可在间皮细胞、内皮细胞等出现，细胞间的连接可以使分散的细胞联在一起，起到机械屏障的作用，其中缝隙连接还可加强细胞间低分子物质的交换和起到电传递的作用。

四、质膜的其他特化结构

1. 细胞游离面特化物

　　（1）纤毛和鞭毛：见第十五章中心粒、纤毛、鞭毛的超微结构与超微病变。

　　（2）微绒毛（microvillus）：为细胞游离面质膜与胞质伸出的指状突起，长度为 0.5～1μm，直径为 0.1～0.3μm，广泛存在于各种细胞表面。在胃肠道黏膜柱状细胞和肾小管上皮细胞的游离面，微绒毛最发达。微绒毛具有增加细胞表面积的功能，有利于细胞吸收和物质交换，如在空肠的黏膜上皮细胞，有大量的微绒毛。电镜下微绒毛为上皮细胞表面的无数排列整齐的指状突起，外被质膜，中央有微丝。横切面可见每根微绒毛有 40 根左右的微丝，每根直径为 40～60Å。在上皮细胞顶部有与细胞表面平行的细丝构成的终网，微绒毛中的微丝根部与终网交织在一起（图 6-15）。

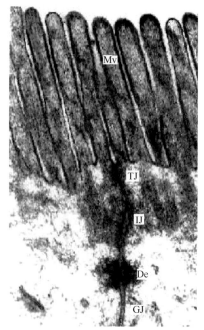

图 6-15　微绒毛电镜像
Mv. 微绒毛；TJ. 紧密连接；IJ. 中间连接；
De. 桥粒；GJ. 缝隙连接

　　不同细胞表面的微绒毛长度、宽度都不相同，超微结构也不完全一致。在肝各级胆管、胆囊等上皮细胞的游离面，微绒毛的平均长度为 0.5μm，直径约 0.1μm，其长度差异明显，内有少量的细丝。在小肠吸收上皮细胞游离面有排列整齐、长度大致相同的微绒毛，每根长约 1μm，直径约 0.1μm，每根微绒毛中有 40 根左右细丝，每个肠上皮细胞有 1000～3000 根微绒毛，上皮细胞表面积因为大量微绒毛的存在而扩大了 20～30 倍。光镜下小肠吸收上皮大量的微绒毛形成了刷状缘（brush border）。肾近曲小管上皮细胞游离面也有刷状缘，此处的微绒毛比小肠上皮细胞游离面的微绒毛长且粗。

　　微绒毛与纤毛的区别可归纳为 3 点：①比纤毛短、细，且可有分支；②其内胞质成分没有微管，而是充满与长轴平行的肌动蛋白微丝，可使微绒毛伸长或缩短；③作用主要是增加表面积，以利于细胞吸收和物质交换。

　　（3）细胞衣：又称细胞外衣（cell coat），是质膜外表面的一薄层绒毛状复合糖，厚度约 200nm，含有糖蛋白、糖脂和蛋白多糖。电镜下细胞外衣是在质膜表面的一层分支丝状物。在细胞衣中有大量的寡糖链，这些寡糖链与胞膜中的蛋白或者磷脂成分相连接，寡糖链末端连接有带负电荷的唾液酸。细胞外衣具有保护、通信和识别作用，并且可参与物质运输等。

2. 细胞基底面特化物

　　（1）基膜：是在上皮细胞或内皮细胞的质膜与结缔组织间的一层无定形物质，厚度为 50～80nm，来源于内皮细胞或上皮细胞，在肾小球毛细血管内皮细胞外的基膜厚度可达 300nm。在高分辨率的电镜下，基膜是由 3～4nm 的细丝杂乱组成，成分为黏多糖或糖蛋白。在施万细胞、肌细胞、血管外周细胞的质膜外也有类似的结构，称为外板。基膜具有连接细胞和细胞下基质的作用，在毛细血管周围具有滤过作用（图 6-16）。

　　（2）半桥粒：参见细胞连接相关内容。

　　（3）质膜内褶（plasma membrane infolding）：为上皮细胞基底面质膜向细胞内折叠形成，质膜内褶扩大了细胞基底面表面积，褶间有许多纵行排列的线粒体，此结构有利于细胞的排泌作用。在肾小管上皮细胞、胃底腺的壁细胞和睫状体上皮等有大量液体和电解质交换的细胞中，质膜内褶非常发达。电镜观察肾小管上皮细胞基底部，可见该细胞基底部的质膜向细胞内凹陷，形成许多内褶，还有许多和内褶平行的线粒体，这是水和电解质交换活跃的超微结构基础。

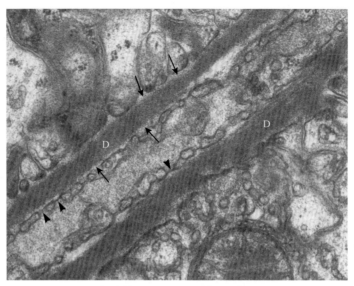

图 6-16　肾小管上皮细胞基底部基膜（×3000）

D. 基膜，因电子密度高，描述时又称"致密层"。图中箭头所示为基膜周围的透明层；三角箭所示为有孔毛细血管的孔隙

五、质膜及其相关结构的超微病理改变

1. 质膜的病理改变　由于质膜直接与细胞外环境接触，各种化学性和生物毒性、体液活细胞免疫反应、缺氧或氧过多、重金属等有害因素的损伤，首先累及质膜，造成膜破损，细胞膜上可呈现多少不一、大小不等的孔洞，超薄切片可见质膜线性中断，失去连续性。有的损伤会造成膜形态改变，形成疱突、囊泡嵌入或膜的髓样变即髓鞘样层状结构，后者是膜完整性被破坏后膜中磷脂溢出，与胆固醇在水溶液环境中重新组成双脂分子层，经四氧化锇固定而产生的同心圆或多层嗜锇性膜样结构。髓样结构可出现于细胞各种膜相结构的退变中，严重的质膜损伤可造成大片膜破裂、胞质成分溢出。同时，由于膜的钠泵功能受损，可发生细胞内水分增加的肿胀性改变。质膜损伤的后果，主要受损伤的程度和持续时间影响。如果损伤较小、时间短，膜的损伤可以完全恢复；但如果损伤大、时间较长，可引起大量水、钠进入细胞内，使细胞发生肿胀，甚至使细胞内的膜性细胞器如线粒体、高尔基复合体等，以及细胞核发生改变，严重者不易恢复，可导致细胞死亡。

2. 微绒毛的超微病理改变　在病理状态下，微绒毛可出现增加、减少、气球样变或融合等改变。

（1）微绒毛减少或增多：例如，患消化道疾病时，肠黏膜上皮细胞微绒毛减少；患肝炎或药物中毒时，肝细胞表面微绒毛常增多。

（2）微绒毛气球样变和融合：高剂量 X 线作用后，肠黏膜上皮细胞的微绒毛可出现气球样变，微绒毛内有液体充塞而增大。霍乱患者的肠黏膜也呈气球样变。腹泻时可见肠黏膜上皮微绒毛增大、粘连和融合。

3. 细胞连接的超微病理　细胞连接在病理情况下也会出现异常变化，常见的有以下几种情形。

（1）细胞连接的增多及分布异常：在一些肿瘤中，可见桥粒明显增多，如角化棘皮瘤；在鳞状细胞癌中还可见癌细胞间局部有成串或密集的桥粒存在。

（2）细胞连接减少：恶性上皮肿瘤的分化程度越低，细胞间的连接越少，诊断时存在一定的困难。细胞连接作为分化特征，对识别细胞类型及分析病理改变有重要意义，桥粒的存在有助于癌的诊断，反之，未见桥粒则不能肯定不是癌。电镜下见紧密连接和带状连接沿腔隙分布，有助于腺癌的诊断。分化低的恶性肿瘤易发生浸润、转移，可能与细胞连接缺乏有关。角化棘皮瘤细胞间的桥粒则明显增多。

（3）细胞内连接：正常情况下细胞内一般不能见到连接，但偶尔也可出现，多核巨细胞、合胞滋养层细胞和营养不良的角质细胞等可出现胞质内桥粒。

4. 基板的超微病理　某些病理情况下可见基板显著增厚或呈多层性等改变，如糖尿病、肾小球肾炎，许多不育症及理化因素所致睾丸病变的生精小管管基板也可见上述改变。老年人血管基板也会增厚。恶性肿瘤细胞向邻近组织浸润时，可见基板中断甚至消失，维生素 C 缺乏时，毛细血管基板脆弱、断裂，这是发生出血的原因之一。另外，肾衰竭时，还可见肾小管上皮细胞质膜内褶明显减少或消失。

（赵德璋）

第七章 细胞核的超微结构与超微病理

细胞核（nucleus）是 1831 年布朗（R. Brown）发现的，它是细胞遗传性和代谢性活动的控制中心，在一定程度上控制着细胞的代谢、生长、分化和繁殖等活动，遗传物质主要存在于细胞核中，对细胞核的研究一直受到人们的重视。细胞核是细胞最大的、最重要的细胞器。有膜包围的细胞核是真核细胞与原核细胞的主要区别。在真核细胞中，除哺乳动物成熟红细胞、血小板和高等植物成熟的筛管等极少数细胞外，都含有细胞核，没有细胞核的细胞，蛋白质合成会随之停止，细胞就不能长久生存。在细胞生命周期中，细胞核交替地处于间期核和分裂期（有丝分裂期）核两种状态。细胞核的形态与内部结构因细胞所处时期不同而发生变化。有丝分裂期，细胞核主要表现为染色体出现，出现时间短。间期核在细胞周期中延续时间长，电镜样品中多数表现为间期核的形态。本章将着重介绍间期核的超微结构。间期核基本结构有核被膜、染色质、核仁、核基质，核基质是核内蛋白质骨架。间期核一般为圆形或卵圆形，但也可见其他形态，如成熟粒细胞核是分叶核，其大小差别也较大，最小仅 1μm，最大可达 10μm。细胞核与细胞质之间有一个大致比例，即核质比，它是制约细胞最大体积的主要因素。细胞核数目常为 1~2 个，也有多核细胞，最多达几十个核，如子宫的合体细胞、组织培养细胞。细胞核一般居于细胞中央，但也有例外，如脂肪细胞。了解这些一般情况，有助于探讨细胞核的超微结构及其与功能的关系和分析其超微病变。

一、分裂间期核的超微结构与功能

（一）核膜和核孔复合体

核膜（nuclear membrane）也称核被膜（nuclear envelope），是细胞内膜系统的重要组成部分。低等动物的细胞没有核膜，称为原核细胞，生物发展进化后，到了高等动物，细胞开始有了核膜，这种细胞称为真核细胞。真核细胞的遗传物质由于有了核膜，具有了一个相对稳定的环境，能进行更为复杂的代谢活动。

在未经染色的情况下，一般光镜不能分辨核膜，但由于核膜的折射与细胞质不同，在相差显微镜下可以清晰地见到核膜界面。应该注意，在光镜下并不能见到核膜本身的结构，在透射电镜下观察，核膜显示为双层单位膜，分别将其称为核内膜和核外膜。中间夹着一个透明层，即核周间隙。核周间隙（perinuclear space）简称核周隙，是细胞核与细胞间物质交换的重要通道，内含多种蛋白质类物质，如酶。核周隙的宽度为 200~400Å，其宽度会因细胞的功能状态和种类不同而有所不同。一般代谢旺盛的细胞核周隙较宽，如人的浆细胞和成纤维细胞。核周隙一般在电镜下不能见到有形物质。核外膜通常可见某些局部与内质网的膜相连。核外膜表面经常有大量核糖体附着。核周间隙与内质网池也相通。内核膜比外核膜稍厚，内核膜表面光滑，无核糖体附着。内核膜核质面有特化结构——核纤层（nuclear lamina），在透射电镜下呈电子密度较深的致密层，它存在于所有真核细胞内，在不同细胞内厚度不同。核纤层的化学成分是核纤层蛋白，在哺乳动物中有 A、B、C 三种核纤层蛋白。其一端与内核膜脂质分子层的蛋白分子结合，另一端与染色质特定部位结合（图7-1，图 7-2）。分裂间期核纤层是染色质附着的部位，同时也有维持核外形的作用。分裂期核纤层蛋白分散在胞质中，分裂末期则有帮助核膜重建的作用。

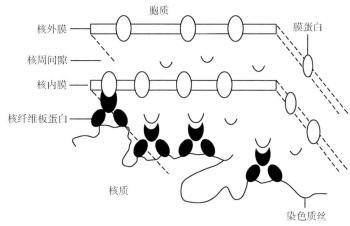

图 7-1　核纤层结构图

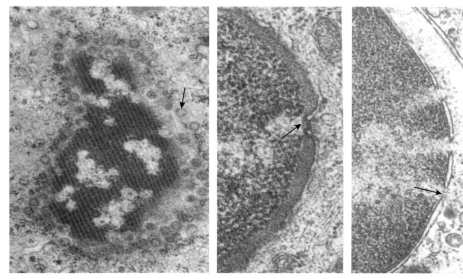

图 7-2　核孔及核纤层透射电镜图
箭头示核孔

　　在整个核表面，核膜的内、外膜常不规则地彼此融合，形成许多环状的开口，即核孔，它们是核质之间的重要通道。核孔的数目与大小可因细胞种类不同而不同，其直径一般在800～1000Å，最大可达 1500Å。有学者统计，神经元每个细胞核上约有 10 000 个核孔，其面积总和可占全部核表面积的 10%，而其他细胞核孔要少得多。核孔数量与分布情况和细胞分化程度有关。一般分化程度低及合成代谢旺盛的细胞核孔数量多，而分化程度高的细胞核孔数量少，如成熟的精子几乎没有核孔。

近年来，由于电镜技术的发展，尤其是冷冻蚀剂技术的应用，人们对核孔结构的认识显著加深。核孔并非是核质之间的一个简单通道，其结构相当复杂，有其特殊形态——核孔复合体（nuclear pore complex）。核孔主要由四部分组成：①柱状亚单位（column subunit），构成核孔的侧壁。②圈状亚单位，构成核孔在内外核膜上的边缘口。③环状亚单位（annular subunit），位于两层圈状亚单位之间并向核孔中央伸展，形成轮辐状结构。④腔内亚单位（luminal subunit），由大分子的跨膜糖蛋白组成，具有将核孔复合体锚定在核膜上的作用。其中伸向核质的丝相互靠拢，形成核"笼"（nuclear cage）（图 7-3）。需要注意的是，在超薄切片上由于不同的切面和技术问题，核孔形态表现不一，观察时应注意识别。

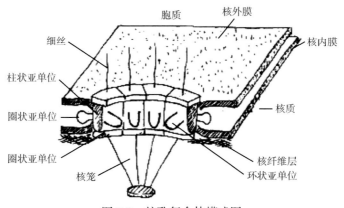

图 7-3　核孔复合体模式图

核膜具有以下的功能：①屏障作用，使遗传物质 DNA 的复制转录活动与 RNA 的翻译表达在时间和空间上分开，同时，使细胞核内环境处于相对稳定的状态。②核膜是细胞核与细胞质之间的物质信息通道。小分子和离子的运输在整个核膜上进行，大分子物质如 mRNA、tRNA、rRNX 及 RNP 主要由核孔进入胞质。③与染色体定位有关，染色体附着于内核膜。④与代谢有关，核膜中含有多种酶等，与三大代谢及主动运输有关。⑤可以合成蛋白质，外核膜与粗面内质网相连，如抗体形成首先出现在外核膜。

（二）染色质

染色质（chromatin）是指细胞核内易于被碱性染料着色的物质。这些物质常呈网状或不规则的结构，细胞进行有丝分裂时，染色质就转变为具有特殊形态的染色体（chromosome）。染色质与染色体实际上是同一物质在不同细胞周期中的不同表现形式。它们的组成都是 DNA 和组蛋白，是细胞遗传物质的存在形式（图 7-4）。

间期核内染色质可以分为两部分：常染色质（euchromatin）和异染色质（heterochromatin）。在电镜下，异染色质实际上是螺旋结构比较紧密的部分，电子密度高，呈大小不同的块状，散布于内核膜下及核基质内，一般认为异染色质代表染色体在间期核中紧密盘曲的部分。

异染色质中的 DNA 处于相对静止的功能状态。常染色质是高度伸展的部分，与异染色质的结构是相连续的。电镜下常染色质电子密度低，呈浅亮区，与核液不易区别，分布于核的中央，异染色质之间及核仁内外。常染色质的分子折叠疏松，能进行复制与转录。

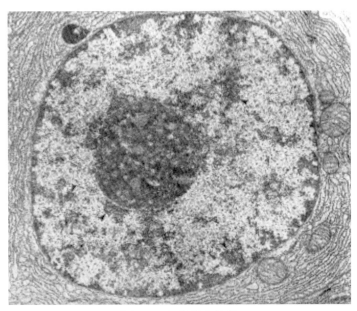

图 7-4　细胞核的结构

一般来说，分化程度高的细胞异染色质多（如成熟的精子细胞），分化程度低的细胞常染色质所占比例较大，而二者在结构上又是连续的。功能处于相对静止状态的细胞异染色质多（如纤维细胞）。功能活跃的细胞常染色质较多（如成纤维细胞）。

通过对分离的染色质生化分析与放射性核素掺入的研究发现，染色质的主要成分是 DNA 和组蛋白（碱性蛋白），同时含有少量 RNA 与一定的非组蛋白（酸性蛋白）。

四种组蛋白除 H1 外，H2A、H2B、H3、H4 各两个分子组成八聚体，各组蛋白在八聚体中按一定的形式排列，这是因为它们之间的亲和力有强弱差异。

直径为 20Å 的双链 DNA 分子缠绕在组蛋白八聚体外面，即构成染色质的基本结构单位——核小体，其直径约为 800Å。其中，DNA 在八聚体上缠绕 1.75 周，约 140 个碱基对，两个八聚体之间约为 60 个碱基对。

染色体的结构：①核小体；②单螺旋；③螺线管；④超螺旋管，再压缩形成染色体（图 7-5）。

（三）核仁的超微结构与功能

1. 核仁的结构与化学组成　核仁（nucleolus）在光镜下为一结构均匀的球体，电镜下由 4 种不同成分组成（图 7-6）。

（1）颗粒性成分：电子密度中等大小，直径为 150～200Å 的颗粒，通常位于核仁周边，含有核糖核蛋白体颗粒，电子密度较低，可分辨出单个颗粒。

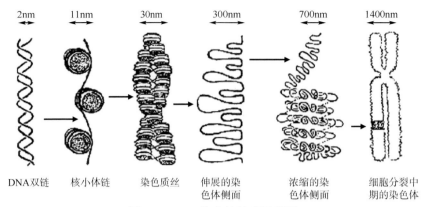

2nm 11nm 30nm 300nm 700nm 1400nm

DNA双链　核小体链　染色质丝　伸展的染　浓缩的染　细胞分裂中
　　　　　　　　　　　　　　色体侧面　色体侧面　期的染色体

图 7-5　DNA 染色体转变示意图

（2）纤维丝成分：由直径为 5～7nm 的纤维丝密集形成，电子密度高，由 DNA 和 RNA 的纤维组成，通常位于核仁中央，即 rRNA 前体，电子密度较高，不能分辨出单根纤维。

（3）核仁相随染色质：一部分呈异染色质，位于核仁外，另一部分伸入核仁内，主要为常染色质，其中 DNA 是合成 rRNA 的模板。rDNA 转录成 rRNA 属于多点高转录复制，其电镜图像类似圣诞树，故又称之为圣诞树转录复合物（christmas-tree type transcriptional complex）。

（4）无定形基质：即核基质，核仁无界膜，故浸泡于内。核基质是指除有形成分以外的部分，包括蛋白质网架结构，即核骨架。核基质既构成核的内环境，又保持核的形状。

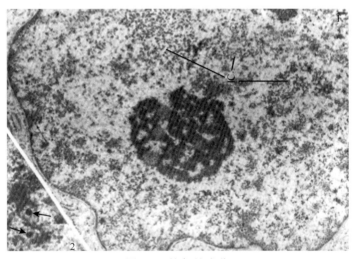

图 7-6　核仁的成分

1. 人成骨细胞肉瘤。肿瘤细胞核内有聚集成簇的高电子密度的染色质间颗粒（IC）。数个有空晕的染色质周围颗粒与周围的染色质分开（箭头）；2. 大鼠肝细胞核内的染色质周围颗粒高倍像（直径约 33nm）

2. 核仁的功能　主要是 RNA 的合成与修饰。

生物体内的 RNA 主要有 3 种：①信使 RNA（messenger RNA，mRNA），是合成蛋白质的模板。②转运 RNA（transfer RNA，tRNA），运送特异的氨基酸至核糖体，参与蛋白质合成。③核糖体 RNA（ribosome RNA，rRNA），是构成核糖体的成分，在核仁内合成。

RNA 是以 DNA 为模板转录而来的，真核细胞的转录有 3 种酶参与：RNA 聚合酶Ⅰ参与合成 rRNA 的大亚单位，在核仁内转录十分频繁，在透射电镜下可观察到前文提到的圣诞树转录复合物（图 7-7）；RNA 聚合酶Ⅱ参与合成 mRNA，合成在核内进行；RNA 聚合酶Ⅲ参与合成 tRNA 和 rRNA 的小亚单位，在核内而不在核仁内进行。

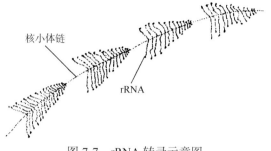

图 7-7　rRNA 转录示意图

二、细胞核与核仁的超微病变

（一）核体积与外形的改变

一般正常细胞核质比例小于 1。在增生活跃的细胞中，核体积增大；恶性肿瘤细胞的核较大，核质比例常大于 1。核一般呈圆形或椭圆形，核被膜略有曲折，常随细胞的功能状态而有一定的变化。例如，小血管收缩时内皮细胞的核有明显的齿状曲折，肌细胞收缩时，核形显得不规则。这完全是因细胞外形改变促使核变形。在恶性肿瘤中由于发生异型性变，核可以变得十分畸形，甚至呈分叶状，叶间仅有核桥相连。畸形核的意义，一般与扩大核表面积，加强核与细胞质的物质交换有关。但在正常组织或良性肿瘤及增生细胞中，也可出现少数或个别的畸形核。因此，不能因组织中出现个别的畸形核就判断为恶性病变；反之，有些恶性肿瘤细胞核可以是十分规则的，因此核型规则也不能排除恶性，需要结合其他情况判断。

（二）核被膜的改变

核被膜为双层膜。外膜表面有核糖体，与粗面内质网相连；两层核膜间为核周间隙，与粗面内质网腔相通，核被膜上有核孔，内外核膜在核孔边缘合拢。核被膜有以下病理性改变。

（1）假包涵体：由于核被膜曲折，凹陷较深，胞质随凹陷的核被膜下陷，因而在核内形成一团由双层核被膜反包的胞质，其中可见细胞器及包涵体（糖原、脂滴等），识别特征为内层膜上有核蛋白体颗粒。核内假性包涵体的实质是细胞核高度畸形。

（2）单层膜假包涵体：此种假包涵体只有一层核膜（内膜）包裹，可能是粗面内质网腔内合成的物质逆行到核周间隙，再随核内膜内陷入核内。此种包涵体的内容物可以是黏液与浆液分层组成的深浅不一的层状体，多出现在唾液腺一类的分泌细胞内。另一种是浆细胞内的拉塞尔小体，蛋白性物质由核内膜包囊进入核内，称庐氏小体假包涵体。

（3）核带和核袋：核带（projection）为自核表面呈锤、结节、棒状等突起，可附有蒂，外围有核膜，内容物有核质（染色质）。核袋（nuclear pocket）则是核被膜下陷形成，其内容物可为胞质的一部分，类似假包涵体。与一般核假包涵体不同的是，此种凹陷紧邻核被膜边缘部分，核袋外侧绕以染色质带，该染色质带恒定为 400Å 宽。此外，有的核袋内为核质，可能是仅有核内膜下陷包绕核质形成。核袋常见于恶性淋巴瘤和淋巴细胞白血病，在其他恶性肿瘤细胞中也可见到，可能与染色体畸形（如缺失、非整倍体等）或核蛋白合成缺陷有关。

（4）病毒引起的核被膜改变：核内病毒感染，可见核被膜出现反应性增生，使核被膜曲折、凹陷不平，可向外鼓出或向核质内下陷。核被膜有时围绕成层状小体，病毒最先在核内形成核衣壳，然后向胞质释放，通过核被膜形成病毒粒子的外衣。其动态过程是核衣壳首先向核被膜靠拢，核被膜局部增厚，核被膜及核衣壳外突成芽苞状，核被膜全部包绕核衣壳并与其余核被膜分离，此种过程称芽生。

（5）核膜外突及大泡形成：由核的双层膜向外呈袋状大泡状突起，渐与核断离移向较远部位，大泡内容物清亮，仅含少许类似染色质状的颗粒，周围绕以双层单位膜，这是核内物质加强外运的表现形式。

（6）核孔的变化：核孔数目通常与细胞代谢活性有关。衰老的细胞核孔减少，而肿瘤细胞的核孔通常会增多，幼稚细胞核孔多，成熟细胞核孔少。

（三）染色质的改变

染色质的改变在坏死细胞中表现比较明显。核固缩时，核内染色质因浓度增加而变得致密，核体积缩小，电子密度增大。核破碎时，密集的染色质分成若干小块，核被膜破裂。核溶解时，核外形仍保存，核被膜完整，核内染色质分解消失。

染色质边集（chromatin margination）也是核坏死的一种表现，异染色质密集于核被膜内侧，核中心电子密度较低，几乎未见异染色质，使核呈圈状。

染色质均匀化（chromatin homogenization），核内呈均匀中等电子密度，未见异染色质，也无低电子密度区，此时核皱缩呈齿状不规则外观，这也是核坏死的一种表现。

还应指出，某些肿瘤细胞内的染色质周颗粒或染色质间颗粒可见密集增多，这通常意味着核蛋白的合成增强。

（四）核仁的变化

核仁的变化较多，有以下数种。

（1）核仁肥大：是由于形成胞质内核糖体的前体物质增多，也是蛋白质合成功能旺盛的标志之一，出现在新生的细胞、功能旺盛的细胞、胚胎组织的细胞及恶性肿瘤细胞。

（2）核仁边集（nucleolar margination）：指核仁一般位于细胞核中央，有时紧邻核被膜或核被膜凹陷附近，这可能是为了加强核仁物质与胞质的交换，也是蛋白质合成功能旺盛的标志之一。例如，再生肝细胞有 50%可见核仁边集。

（3）圈状核仁：核仁物质形成圈状或薄壳状，中心为电子密度低的核质。核仁物质主要由原纤维组成，颗粒成分少。这是核仁的一种退变，核蛋白质合成受阻，也使核仁物质减少。

（4）核仁离解（nucleolar segregation）：指核仁内原纤维与颗粒分开，原纤维形成电子密度很大的团块，有时是新月状，位于电子密度较小的颗粒部分的一侧，形成核仁帽；有时解离成多数放射状且远离颗粒中心部位的原纤维小团，呈崩裂状。这也是核仁的一种退变。由于 DNA 模板作用的丧失及 RNA 多聚酶活性的降低，蛋白质合成受阻，常见于药物中毒及致癌物质作用后。

（5）核仁内小管或小泡：不是病理改变，仅出现在分泌期子宫内膜细胞的核仁中，与黄体素的刺激有关。电镜下可见核仁内多个小管，这可能是由于核被膜深凹到核仁内形成的，有加强物质交换的作用。子宫内膜腺上皮显示此种变化伴以胞质内糖原颗粒增多及巨线粒体形成，通常为排卵期的形态标志。

（6）球形纤维丝状核仁：核仁为均匀的高电子密度团块，提示 D-氨基半乳糖抑制 rRNA 的合成。

（五）核内包涵体

核内包涵体是真包涵体，此类物质游离于核中，无膜包绕，有以下几种：

（1）糖原：聚集成团或分散，多由 β 糖原粒子组成，此种糖原可能是在核内合成的。

（2）脂滴：在核内呈圆形小滴，电子密度大小不一，可能由假包涵体发展而来，包绕的核被膜已完全消失。

（3）晶体及纤维：晶体为具有晶格条纹的蛋白质，有时也可见成束微丝。

（4）病毒：病毒粒子的形态根据病毒类型不同而有所不同，如疱疹病毒可见核心颗粒或核衣壳颗粒，麻疹病毒及副黏病毒形成一堆微管，腺病毒是由六角形颗粒组成、呈晶格排列，也有由棒形或线形组成的虫样小体。

（5）铅与铋的包涵体：铅与铋均可在核内形成圆形、电子密度大的包涵体。二者的区别是，铋包涵体周界整齐，呈单个或双联小体存在；铅包涵体周界不清晰，有时核心部分与外周部分电子密度不一，略似同心圆状小体。

（6）血色素包涵体：在人或其他动物晚幼红细胞核内可见血色素包涵体，此种血色素可能由胞质经核孔进入核内。血色素能否在核内合成尚不清楚。

此外，还有学者发现了核内同心性板层包涵体（intranuclear concentric laminated inclusion），为亮暗交替的同心环状壳构成，外周绕以单位膜，见于多种腺性上皮细胞中，小体内常见酶原颗粒，可能是由粗面内质网汇入核周间隙而陷入核内所致。

（六）细胞凋亡的超微结构改变

体内的细胞注定是要死亡的，有些死亡是生理性的，有些死亡则是病理性的。有关细胞死亡过程的研究，近年来已成为生物学、医学研究的一个热点。目前人们已经知道细胞死亡分为细胞坏死（necrosis）和细胞凋亡（apoptosis）两种方式。关于细胞死亡过程的研究，目前是生物医学的研究重点。细胞坏死是早已被认识的一种细胞死亡方式，细胞凋亡则是近年逐渐被认识的一种细胞死亡方式。细胞凋亡和细胞坏死一样，也是细胞的一种基本的生物学现象，是多细胞生物去除不需要的或者异常细胞的一种方式，对细胞内环境的稳定和细胞进化、发育有着非常重要的作用。细胞凋亡作为一种特殊的细胞死亡类型，具有非常重要的生物学意义和复杂的分子生物学机制。

凋亡是受多基因严格控制的过程。这些基因在种属之间非常保守，如 Bcl-2 家族、caspase 家族、癌基因如 *C-myc*、抑癌基因 *p53* 等。随着分子生物学技术的发展，人们对多种细胞凋亡的过程有了相当程度的认识，但是迄今为止凋亡过程确切机制尚不完全清楚，而凋亡过程的紊乱可能与许多疾病的发生有直接或间接的关系，如肿瘤、自身免疫性疾病等。能够诱发细胞凋亡的因素很多，如射线、药物等。人的部分生理结构会自然凋亡，如人的有尾阶段，尾部在发育过程中自动凋亡。

1965 年澳大利亚科学家发现，结扎鼠的门静脉后，电镜下可观察到肝实质组织中有一些散在的死亡细胞，这些细胞的溶酶体并未被破坏，显然不同于细胞坏死。这些细胞体积缩小、染色质凝集，从其周围的组织中脱落并被吞噬，而机体无炎症反应。1972年 Kerr 等三位科学家首次提出了细胞凋亡的概念，由此，人们对细胞凋亡的真正探索开始。

例如，蝌蚪变成青蛙，其变化过程中尾部的消失伴随大量细胞凋亡，高等哺乳类动物指间蹼的消失、腭融合、视网膜发育及免疫系统的正常发育都必须有细胞凋亡的参与。这些形形色色的在机体发育过程中出现的细胞死亡有一个共同特征：细胞散在、逐个地从正常组织中死亡和消失，机体无炎症反应，而且对整个机体的发育是有利和必需的。

细胞凋亡通常仅涉及单个细胞，即便是一小部分细胞也是非同步发生的。首先出现的是细胞体积缩小、连接消失，与周围的细胞脱离，然后是细胞质密度增加，线粒体膜电位消失，通透性改变，释放细胞色素 C 到胞质，核质浓缩，核膜核仁破碎，DNA 降解成 180～200bp 的片段；胞膜有小泡状结构形成，膜内侧磷脂酰丝氨酸外翻到膜表面，胞膜结构仍然完整，

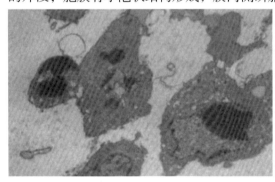

图 7-8 肿瘤细胞凋亡（×6000）

最终可将凋亡细胞"残骸"分割包裹为几个凋亡小体，无内容物外溢，因此不引起周围细胞炎症反应，凋亡小体可迅速被周围专职或非专职吞噬细胞吞噬。电镜下观察可见凋亡细胞体积变小，细胞质浓缩。凋亡早期的细胞核内染色质高度盘绕，出现许多称为气穴现象的空泡结构；稍后细胞核的染色质高度凝聚、边缘化；在细胞凋亡的晚期，细胞核裂解为碎块，产生凋亡小体（图 7-8，图 7-9）。

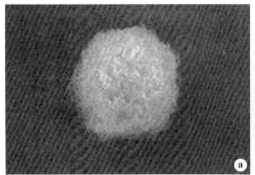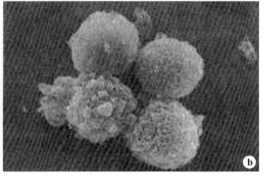

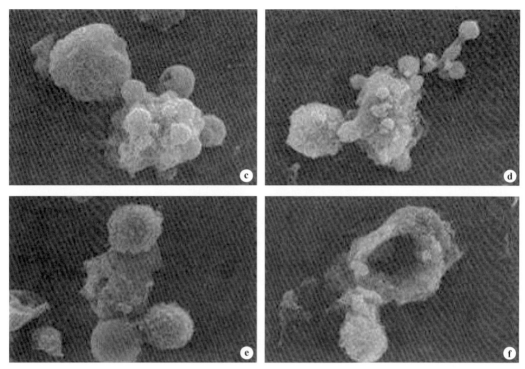

图 7-9　肿瘤细胞凋亡的扫描电镜图

（赵德璋）

第八章　核糖体的超微结构与超微病理

　　早在 1953 年，Robinson 在电镜下发现植物细胞中有一种颗粒，1955 年 Palade 在动物细胞中也发现了类似的颗粒并描述了这种颗粒的超微结构。1958 年 Roberts 建议命名此种颗粒为 "ribosome"，即核糖核蛋白体，简称核糖体。核糖体存在于原核和真核细胞中（非细胞形态的病毒除外），线粒体和叶绿体内也有核糖体存在。人体极少数细胞（如成熟的红细胞和精子细胞）也没有核糖体。核糖体是一部精巧的"分子机器"，其结构错综复杂，现阶段对核糖体的研究已经发展到可以对其单独提取进行电镜下形态学观察及生化分析，目前对核糖体的结构和功能研究已经有重大突破。

一、核糖体的组成及基本类型

　　核糖体是一种非膜性的细胞器，主要成分是核糖核酸（ribonucleic acid，rRNA）和核糖体蛋白（ribosomal protein），其中蛋白质占 40%，rRNA 占 60%，rRNA 是核糖体的骨架成分，分布在核糖体内部，蛋白质以 rRNA 为核心并与 rRNA 结合，分布在核糖体的表面。rRNA 在核糖体中的主要作用：大小亚单位的自动装配、保持核糖体的结构、提供蛋白质附着的骨架及确保核糖体正确执行其生物学功能和肽链合成。

二、核糖体的超微结构

　　在透射电镜下，核糖体是没有单位膜包围的深电子密度的小颗粒（图 8-1），直径为 15～25nm。在高分辨率电镜下，可观察到其有一定的三维形状，负染可见核糖体由两个大小不等的亚单位组成：大亚单位为半圆形，一侧有 3 个突起，沉降系数为 60S；小亚单位为长条形，沉降系数为 40S。在进行蛋白质合成时，大小亚单位结合在一起，才称为核糖体，沉降系数为 80S。

　　核糖体被 mRNA 串联起来称为多聚核糖体。多聚核糖体可以有两种存在形式：一种附着于粗面内质网上，称为附着多聚核糖体或膜旁核糖体；另一种游离于细胞基质中，称为游离多聚核糖体，在透射电镜下呈花簇状或念珠

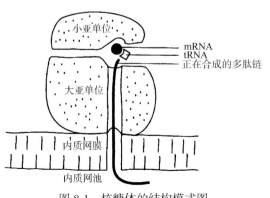

图 8-1　核糖体的结构模式图

形的链状。附着多聚核糖体主要合成输出蛋白质，分泌到细胞外，而游离多聚核糖体合成供细胞本身增殖代谢所需的蛋白质及某些特殊功能的蛋白质，如血红蛋白、肌动蛋白、肌球蛋白等结构蛋白。因此，分化程度低的幼稚细胞内有丰富的游离多聚核糖体。

一般情况下，在活细胞内核糖体的亚单位、单个核糖体及多聚核糖体处于不断解聚与组合的动态过程中。

三、核糖体的功能

核糖体是细胞内蛋白质合成的场所，像一个流动的小工厂，不断沿着 mRNA 移动，在其他相关辅助因子的作用下，以极快的速度合成肽链。

连接多聚核糖体的 mRNA 是在细胞核内合成后，再通过核孔进入胞质，将数量不等的核糖体串起来，各种特异蛋白质的氨基酸顺序及氨基酸多少则由 mRNA 的密码顺序和多少决定。mRNA 上的密码和 tRNA 是对应的。rRNA 只提供蛋白质合成的场所。多聚核糖体的长短则根据合成蛋白质的不同而异，由数个至数十个不等。例如，网织红细胞中合成血红蛋白的多聚核糖体，其 mRNA 分子较小，只附着 5～6 个核糖体，而肌细胞中合成肌球蛋白的 mRNA 较大，可附着 50～60 个核糖体。

四、几种特殊细胞中的核糖体

1. 神经元中的核糖体　光镜下看到的神经元内的尼氏体为神经元的特征性结构，为嗜碱性斑块或颗粒，其形状、数量、分布在不同的神经元中有差异。在电镜下，尼氏体是由许多平行排列的粗面内质网及其间的游离核糖体组成，没有明确的界限。神经元中的尼氏体表明该细胞合成蛋白质功能旺盛，这些蛋白质包括神经元自身更新需要的蛋白质、和神经递质有关的酶等。

2. 胰腺腺泡细胞中的核糖体　胰腺腺泡细胞分泌胰酶，其超微结构具有典型的分泌外属性蛋白质的特点：细胞内可见发达的粗面内质网排列成板层状，分布于胞质基底部及核周围，体积约占细胞总体积的 22%，粗面内质网之间散在分布着大量的游离核糖体和多聚核糖体。

3. 浆细胞的核糖体　浆细胞能产生免疫球蛋白，参与机体的免疫反应。电镜下可见浆细胞的胞质内充满呈扁囊状、同心圆状排列的粗面内质网和大量的多聚核糖体。

4. 肝细胞中的核糖体　肝细胞属于高度分化的细胞，各种细胞器发达，功能复杂，合成蛋白质的能力很强。肝细胞可以合成白蛋白、凝血蛋白、纤维蛋白原、脂蛋白、补体蛋白、载体蛋白等多种血浆蛋白。电镜下观察肝细胞，可见粗面内质网呈层状排列，聚集成簇，位于细胞核周围。在肝细胞中还有大量的线粒体和线粒体附近密集的核糖体和多聚核糖体。

五、核糖体的病理变化

在细胞质内，粗面内质网上的附着核糖体和胞质内的游离核糖体会随着功能状态的改变而不断附着和脱落，这个过程处于动态平衡状态。

在病理情况下，核糖体脱落增多、附着减少，合成外分泌蛋白的功能降低。例如，在肝细胞中毒时，核糖体会从粗面内质网上脱落，粗面内质网上核糖体的颗粒减少，旁边的核糖体可增多，称为粗面内质网脱颗粒。

若细胞受损，多聚核糖体会分解成单个的核糖体，称为解聚，解聚后的核糖体失去合成蛋白质的功能。在四氯化碳中毒或病毒感染时，肝细胞内脱颗粒和解聚同时可见，蛋白质合成功能严重受损。如果细胞受到更严重的损伤，会导致核糖体大小亚基装配故障而分离，蛋白质的合成会完全停止，细胞会很快死亡。

（许　舸）

第九章 内质网的超微结构与超微病理

    1897 年，Garnier 在光镜下观察到，在分泌活动旺盛的胰腺和唾液腺细胞中有一个嗜碱性区，在这个区域存在条形的细丝状结构，并且这种结构随着细胞生理状态的变化而变化，因此在光镜下将其命名为动质。1945 年，Porter 在电镜下观察成纤维细胞时观察到动质的本质为内质网（endoplasmic reticulum，ER）。

    内质网是真核细胞重要的细胞器，广泛存在于绝大多数动植物细胞内，只有在原核细胞与少数高度分化的真核细胞（如无核成熟红细胞）内没有内质网。内质网是一个由单位膜包围的封闭结构，其膜成分具有一般生物膜的共同特点，厚 50～60Å，电镜下高倍放大显示其为三层结构，基本成分是脂蛋白，此外含有各种相关的酶和一定量的 RNA；互相连续的膜构成的封闭结构在形态上呈囊状、管状或泡状等。内质网是一系列重要物质，如蛋白质、糖类、脂类等的合成基地，因此人们把内质网称为细胞的生物合成工厂。内质网作为一个独立的细胞器，它的发现要比线粒体与高尔基复合体晚得多，因为只有在电镜下才能观察到内质网的真正结构，而光镜下的动质概念不能观察到内质网结构，仅是用于定位分析内质网（在细胞质的内质部分分布的网状结构）。尽管以后发现内质网不仅在内质部位，但仍习惯沿用此名。

    生物化学上的微粒体（microsome），是指应用密度梯度离心技术从细胞中分离的内质网碎片，它们断裂后形成许多直径为 100nm 的封闭小囊。通过对微粒体的生化分析，可以了解内质网膜的组成成分。

一、内质网的正常超微结构

    内质网是一个复杂的网状膜系统，在细胞内存在大量的内质网膜，便于各种酶和各种生化过程的高效率运行。内质网是细胞内的多功能细胞器，能够进行蛋白质合成、脂肪合成、糖代谢、解毒、物质运输、物质交换和对细胞的机械支持等多种功能。内质网按基本结构与功能分为两大类。

    1. 粗面内质网（rough endoplasmic reticulum，RER）　又称颗粒内质网。它是内质网与核糖体共同形成的复合功能结构，其主要功能是合成分子量较大的分泌性蛋白质，如酶原蛋白、抗体蛋白与激素蛋白等；还合成少量细胞本身需要的结构蛋白质和酶，如构成膜的脂蛋白和溶酶体内的水解酶。合成输出蛋白质释放入囊腔内，输送到高尔基复合体进行加工、浓缩，然后再包装成有界膜包围的分泌泡或颗粒，从细胞表面释放。因此，在分泌性细胞与浆细胞中 RER 较发达，而在一些未分化的细胞与肿瘤细胞内 RER 较为稀少。RER 的多少可作为评估细胞分化程度和功能状态的一个指标。

RER 超微结构主要表现为扁囊状的结构，成层排列，表面附有核糖体。用核糖核酸酶处理，核糖体很快降解与消失。核糖体在膜表面的分布和排列是多样的，如胰腺外分泌细胞分布均匀、整齐，肝细胞分布不整齐，浆细胞和成纤维细胞常是数个颗粒排成环状，有的细胞也可排成花瓣状，这显然与其多聚核糖体的形态特点有关（图 9-1）。

2. 滑面内质网（smooth endoplasmic reticulum，SER） 是一类表面无核糖体附着的内质网，其形态与 RER 也不相同。SER 超微结构主要表现为分支状小管及小泡，相互连接成网状结构，但常见到与 RER 相连续（图 9-2）。分支管泡状 SER 主要分布在合成固醇类激素的细胞，如睾丸间质细胞、卵巢黄体细胞和肾上腺皮质细胞等，在输精管远段上皮细胞内的 SER 则成层排列。SER 的存在与分布同样与细胞的功能状态相关。不同类型细胞内的 SER 功能不同，即使同类型细胞内的 SER 也可具有多种不同的功能，如肝细胞内 SER 具有解毒、合成脂质等多种功能。

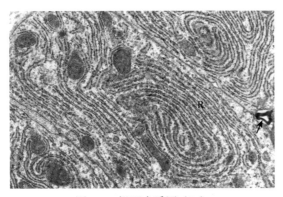

图 9-1 粗面内质网（R）

箭头所示为一髓样结构

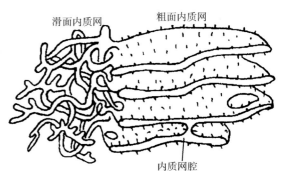

图 9-2 内质网的结构模式图

二、内质网的功能

内质网是蛋白质、糖类与脂类的重要合成基地，同时对细胞内的物质储存及运输、物质的吸收和输入、细胞质支架等方面起着重要的作用。RER 和 SER 在结构上既有共同点又有差异，其功能亦有所不同。

（一）RER 的功能

在真核细胞中，蛋白质主要由胞质的核糖体合成，它们可以游离在细胞质中，也可以附着在内质网表面，即以 RER 形式存在，故也称膜旁核糖体。在肝、胰等分泌旺盛的器官组织细胞中，80%以上的核糖体位于 RER 上，由它们执行蛋白质合成功能。在一些胚胎、再生和肿瘤等分化程度低的细胞中主要由游离核糖体担负蛋白质合成功能，其过程涉及 DNA、mRNA、tRNA、rRNA 及其他因子。

1. RER 合成蛋白质

（1）信号假说：其理论要点为附着 rRNA 与膜结合受制于 mRNA 中特定的密码顺序或信号顺序。具有一定密码顺序的核糖体才能附着到内质网膜上特定的部位。rRNA 与内质网的结合属于功能性结合，是特异性和暂时性的，并且受时间和空间的限制。mRNA 的作用是把从 DNA "继承" 的信息传递给多肽链。mRNA 上特定的 3 个核苷酸即密码子，对应相应的氨基酸，mRNA 所携带的密码是从编码序列 5′末端开始，5′末端的 AUG 为启动密码，它与核糖体的小亚单位形成复合体，而后再与大亚基结合，并开始合成蛋白质，按顺序阅读至 3′端的终止密码。mRNA 的密码是连续的，无间隔区，长度一般为 15～35 个碱基。当其 N-末端的信号肽延伸出核糖体后即被 RER 膜上的受体识别并与之结合，信号肽链贯通内质网腔，将生成的多肽链导入内质网腔。在这个过程中有两个很重要的组分，信号识别蛋白（SRP）和停靠蛋白（DP），它们起着重要的作用。SRP 是一种核糖体核酸蛋白复合体，它的沉降系数为 11S，含有分子量为 72kDa、68kDa、54kDa、19kDa、14kDa 及 9kDa 的 6 种多肽和 7SRNA。它与这类核糖体的信号肽结合后，多肽合成暂时中止，SRP 对于合成的其他蛋白质的自由核糖体没有影响，信号肽的疏水部分很可能与 SRP 的疏水区域相结合，随后，SRP-信号肽-多核糖体复合物即引向内质网膜与 SRP 的受体 DP 结合。结合后暂时停止的多肽合成又继续进行，所生成的肽链尾随信号肽继续延伸。此后信号肽链已无作用，被信号肽酶切断，新生的多肽链不断向内质网腔移动，当蛋白质合成终止信号出现时合成终止，新生的多肽链便完全输送到内质网腔，并从内质网腔脱离，成为成熟型蛋白质。与此同时，核糖体大小亚基解离，大亚基从内质网脱离时，各亚基又单独游离存在于细胞质中。

（2）核糖体与内质网膜功能性结合后，形成膜上临时管道。核糖体与内质网膜结合的同时，由信号密码合成的信号肽链，可使原来存在于膜结构中的两个或两个以上的受体蛋白结合在一起，形成一个与核糖体中央管相对应的管道，起到交联的作用。当新肽链完全释放到内质网腔，蛋白质合成终止时，核糖体与膜受体蛋白的交联作用解除，核糖体从内质网脱落，膜受体蛋白分散成各个膜蛋白成分，管道消失，故这种管道是临时性的，并非内质网的固定结构（图 9-3）。

2. 信号肽跨膜运输　细胞中合成的蛋白质须分别送往各部分细胞质、细胞核、线粒体、内质网、溶酶体等进行补充和更新。细胞各部分都有特定的蛋白质组分，因此合成的蛋白质必须定向、准确地运送才能保证细胞活动的正常进行。

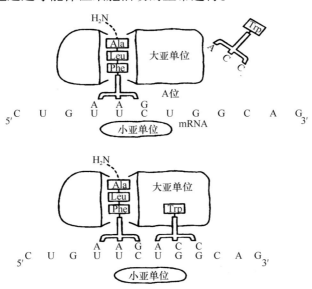

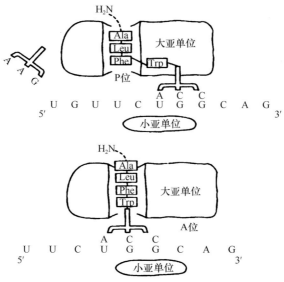

图 9-3　蛋白质在核糖体上的合成过程

真核细胞中，蛋白质跨膜运输主要有两种类型。①通过内质网膜，一般认为在此过程中信号肽、识别蛋白、停靠蛋白等在识别、运送中起着重要作用。②通过线粒体、叶绿体膜、过氧化物酶体膜及乙醛酸循环体膜等，在这些过程中导肽起着主要作用（详见第十一章线粒体的超微结构与超微病理）。

3.合成蛋白质的修饰与加工　在粗面内质网上合成蛋白质的同时，也要对其进行修饰与加工，包括多肽链的糖基化和羟基化等。糖基化发生在内质网的腔面，预先合成的寡糖链通过焦磷酸键连接在一个插入到膜内的磷酸多萜醇上。当穿过内质网膜的多肽链上出现天冬酰胺酸残基时，在膜中糖基转移酶的作用下，寡糖链会从磷酸多萜醇上转移到多肽链的天冬酰胺酸残基上（图 9-4）。

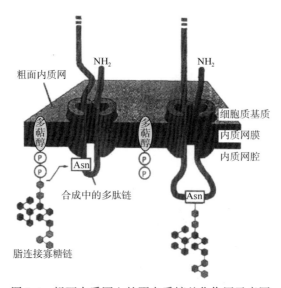

图 9-4　粗面内质网上的蛋白质糖基化作用示意图

在粗面内质网上合成的蛋白质，除进行糖基化修饰外，还可进行酰基化及氨基酸的羟基化等修饰作用，以使新生的多肽链折叠成正确的三维结构。

4. 其他功能 粗面内质网除以上功能外，还能不断地进行自身装配和生成。实验证明（同位素标记）：膜的生成方向是由粗面内质网到滑面内质网，即粗面内质网参与膜的生成。同时，粗面内质网也是运输各种物质的通道，是胞内物质的运输循环系统。另外，粗面内质网在离子和小分子物质的运输方面也起一定的作用。

（二）SER 的功能

1. 合成脂类 滑面内质网中有许多与脂类合成有关的酶，如乙酰转移酶、磷酸酶和胆碱磷酸转移酶等。哺乳动物 90% 的磷脂酰胆碱及磷脂酰乙醇胺，以及 96% 的磷脂膜肌醇由 SER 合成。合成的脂类，有的掺入内质网膜自身，有的则通过出芽的方式或专一性载体蛋白运往其他细胞器。此外，甾体类激素的合成也与滑面内质网有关。所以，肾上腺皮质细胞、睾丸间质细胞和黄体细胞等具有发达的 SER。

2. SER 与糖原代谢有关 滑面内质网中含有葡萄糖-6-磷酸酶（G-6-Pase），该酶可使葡萄糖-6-磷酸脱去磷酸，变成葡萄糖。肝细胞 SER 的胞质面上有许多糖原小颗粒附着，当体内需要化学能时，这些糖原小颗粒便在激素的调控下被磷酸化降解为葡萄糖-1-磷酸，于胞质中再转化为葡萄糖-6-磷酸。但是，内质网对葡萄糖-6-磷酸不具有通透性，只有在 SER 膜中葡萄糖-6-磷酸酶作用下将其降解为葡萄糖，才能进入内质网腔，再运送至血液中，以供其他细胞利用（图 9-5）。

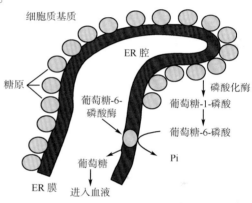

图 9-5 SER 参与糖原代谢示意图

3. 与解毒有关 SER 含有能氧化外源性物质并使之失活的酶，主要作用是清除脂溶性废物和代谢产生的有害物质。例如，服用大量药物的动物肝细胞的 SER 会增生。

4. SER 在肌肉收缩中起离子调节作用 SER 构成心肌和骨骼肌原纤维周围的肌质网，可通过调节 Ca^{2+} 浓度改变肌肉收缩或舒张状态。

三、内质网的超微病变

内质网的膜系统，是蛋白质、脂类合成与物质运输的重要场所，也是细胞内其他膜性结构的重要来源，在细胞的膜系统中处于中心地位。电镜下内质网形成小管、小泡和扁囊状的网状膜系统，表现为高度的可变形态。内质网对许多有害因素都很敏感，容易发生病理改变，其超微结构的主要变化表现在数量、分布、形态结构和包涵体等方面，是须重点观察的细胞器。

1. 增生 内质网的增生通常伴有细胞的肥大。

（1）RER 增生：细胞内 RER 增多，是合成外输性蛋白的功能增强的超微结构表现，有代偿作用。超微结构表现呈 RER 密集，增多的内质网可伴有小池扩张。

　　RER 数量的增多，在正常情况和异常情况下都可能出现。例如，妊娠时，由于供应胎儿生长的需要，孕妇肝细胞内 RER 增多，以便合成更多的白蛋白。又如，抗原刺激 B 淋巴细胞转化成浆细胞，浆细胞内具有丰富的 RER，可以合成更多的抗体。此外，关节炎时滑膜细胞分泌蛋白增多，组织修复中的成纤维细胞合成胶原蛋白，以及有吞噬功能的巨噬细胞，形成更多的溶酶体等，都伴有 RER 增生。这些 RER 增生，常提示该细胞合成外分泌蛋白的功能增强。

　　（2）SER 增生：细胞内 SER 增多主要是药物及致癌剂引起的解毒性反应。一般认为 SER 是药物和某些细胞内的酶类相互作用的界面。因药物刺激使酶代谢活性升高可致使 SER 增生。此时 SER 呈分支或小囊状，如呈灶性增生聚集，则可形成光镜下的嗜伊红小体。SER 增生常在使用苯巴比妥、黄曲霉素、杀虫剂、四氯化碳时，以及在有肝炎、肝外胆汁淤留等病变时出现。

　　2. 扩张及囊泡化　　内质网的扩张及囊泡化（dilatation and vesiculation），是指水分进入内质网扁囊，使之扩张，其超微结构表现为内质网腔扩大。轻度的扩张是可逆的，如进一步发展可形成若干孤立的小泡，即囊泡化，常与线粒体肿胀同时存在，形成光镜下所见的细胞颗粒变性。内质网扩张也不一定全是因水分进入引起的一种改变，也可能是由于功能障碍造成的分泌物滞留，此种内质网腔的内容物有一定的低电子密度物质，常见于炎症、缺氧、中毒及营养不良等情况，以及某些肿瘤细胞内，RER 扩张常伴有脱颗粒改变。但在细胞合成蛋白质等功能增强时，内质网的小池也可能出现扩张，也可能伴随着核周间隙扩张。

　　3. RER 的脱颗粒及解聚　　RER 膜上附着的核糖体并不是固定不变的，而是会随功能状态改变不断地依附又不断地脱落，这种变化在正常情况下处于一个动态平衡状态。在病理条件下，脱落增多，依附减少，随之细胞合成外分泌蛋白的功能也降低。例如，肝细胞中毒时，核糖体从 RER 膜脱落，使膜旁颗粒减少。据研究，五味子的有效成分五仁醇有防止肝细胞内 RER 脱颗粒的作用，可用于治疗肝炎。

　　多聚核糖体分解成单核糖体的过程称为解聚，这样便失去合成蛋白质的功能。例如，在四氯化碳中毒或病毒感染时，肝细胞内脱粒及解聚同时可见，说明蛋白质合成功能严重障碍。解聚也见于癌变细胞及白血病患者创伤处的成纤维细胞，患者伤口通常很难愈合。

　　4. 同心性膜性小体（concentric membranous body）　　又称同心性板层状小体，由成对的膜围绕成同心圆小体，有 3 种亚型：①由 RER 围成；②由 SER 围成；③由 SER 包围糖原颗粒而成，后者又称糖原小体。小体中心常围有线粒体、脂滴及溶酶体等。光镜下位于核旁的嗜碱性小体，即由 RER 围成；细胞内的嗜酸性小体则多由 SER 围成。这些小体最终均可形成同心圆形髓样结构。

　　以上各型小体多发生于病毒感染或中毒的肝细胞内，以及肝肿瘤细胞内。对此小体出现的意义尚有不同看法。一种认为是变性改变，细胞通过此种改变形成自噬泡，清除多余的内质网等细胞器；另一种认为是增生性改变，如解毒作用增强时出现 SER 增多形成小体，或者是瘤细胞内 RER 的瘤性增生，以增强蛋白质合成，也可能是先增生而后发生退变。

　　5. 池内封隔（intracisternal sequestration）　　指 RER 扁囊壁内突时，也有其他细胞器（如溶酶体、线粒体等）及包涵体（如糖原、脂质等）随同突入。此种内突的内质网及胞质内有时通过蒂与外部细胞质相连。有时因切面的关系，在扩张的扁池中，可见由 RER 膜反包的一团孤立的细胞质，被隔离的物质常发生变性分解。应注意，核糖体紧附于囊的内面为其特征。此种现象目前多认为是消除多余细胞器的一种方式，在萎缩、变性、老化、坏死的细胞中多见；也有学者认为是 RER 过度增生而发展成退变，在肝癌细胞中较常见。

6. 内质网内的包涵体　可以有糖原、脂质及蛋白质等，这些包涵体可以表现为内质网池内的不同电子密度的形态。

（1）糖原：α、β 糖原颗粒都可以出现在内质网池内，细胞质中却极少见糖原。糖原包涵体常见于浆细胞瘤、附睾上皮及呼吸道腺上皮细胞内，一般认为这与糖原异位发生有关。

（2）脂质：一般脂滴无界膜包绕，但位于内质网内则宛如有界膜的脂滴，称为脂质小体，也可溢出游离在胞质中而无界膜。常见于脂肪肝及小肠上皮吸收脂质时。

（3）蛋白质：由于 RER 功能障碍，其小池内常伴蛋白质分泌物潴留而呈较高电子密度的微粒。在浆细胞内 RER 池中充有糖蛋白小体，呈高电子密度的圆球状物质即拉塞尔小体，大的在光镜下可以见到。有时蛋白包涵体呈平行纹理状结晶，纹理走行与内质网的纵轴一致，常见于低蛋白血症、骨髓瘤及营养不良等。

（4）板层包涵体（laminated inclusion）：在 RER 池内可见浓淡交替的 100～150nm 周期的板层状包涵体，又称作弯曲板层小体，其性质可能为异常的脂蛋白或糖蛋白，或呈电子致密颗粒或呈网状，常见于软骨细胞内，可能与胶原前体蛋白多糖有关。

7. 癌细胞中的内质网超微结构特点　癌细胞中的内质网发育一般较差，形状改变和结构不典型，游离的核糖体数量增多，分布异常且不均匀。

内质网是一种高度分化和高度特化并具有多种特殊功能的细胞器，内质网的发达程度可以作为细胞分化程度和功能状态的一种形态学指标。

（宋艾珈）

第十章　高尔基复合体的超微结构与超微病理

　　蛋白质合成的场所是核糖体，多数外输性蛋白质是在粗面内质网上附着的多聚核糖体上合成，这些蛋白质穿过粗面内质网的膜进入腔内，在糖转移酶的作用下进行初步加糖，但其全部过程并未就此中止，而是要通过粗面内质网芽生，将蛋白质输送到另一个膜性细胞器中进行加工，浓缩、包装形成分泌颗粒。这个膜性细胞器就是高尔基复合体（Golgi complex）。高尔基复合体这个名称大家比较熟悉，然而在电镜下识别不同切面的高尔基复合体却并不容易。

　　1898 年，意大利组织学家 Camillo Golgi 在光镜下用硝酸银染色的方法研究猫和猫头鹰的神经细胞时，发现细胞质内有一种网状结构，称为内网器。以后几乎在所有脊椎动物的各种细胞中都见到了这种结构，后人为了纪念他，便命名为高尔基器（Golgi apparatus），又称高尔基体（Golgi body），其因形态结构和组成较复杂，现一般称其为高尔基复合体。由于高尔基复合体折射率与周围的细胞质差不多，因此用光镜在活细胞或普通染色的细胞中很难见到，这也使长期以来许多学者对高尔基体是否存在有争论。有学者甚至怀疑这种网状结构是重金属染色的假象。直至 20 世纪 50 年代，电镜观察才证实该结构的存在，并且观察到它实际上是由几部分膜性结构共同构成的。随着细胞化学、超速离心技术、放射自显影技术等的发展及其在对高尔基复合体研究中的应用，人们才对高尔基复合体的功能有了更进一步的认识。高尔基复合体在细胞的分泌过程中发挥着重要作用，同时也是联系各种细胞器的中心环节。

一、高尔基复合体的超微结构

　　高尔基复合体是由大小不一、形态多变的囊泡状体系组成的。光镜下银染可以显示高尔基复合体由鳞片状或网状结构组成。在电镜下，不同细胞中高尔基复合体的形态、大小和分布均有很大差异，但其最基本的成分主要包括扁平囊泡、小囊泡和大囊泡（图 10-1、图 10-2）。

　　1. 扁平囊泡　是高尔基复合体中最富特征性的一种成分，所以有学者称之为高尔基泡（Golgi saccule）。实际观察电镜样品时，要确认所看到的结构是高尔基复合体，一定要看到扁平囊泡。

　　电镜下的扁平囊泡一般由 3～8 层堆叠而成，表面光滑，囊腔宽 15～20nm，囊间距为 15～30nm。囊间有电子密度较高的纤维状物质，可能与囊间相互黏着有关。在部分有极性的细胞内，扁平囊泡有凸面和凹面之分，即有一定弧度，如杯状细胞，通常凸面向着细胞

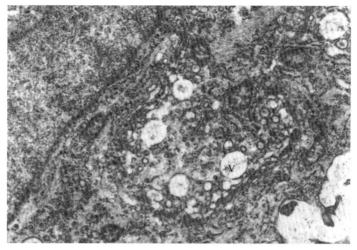

图 10-1 高尔基复合体

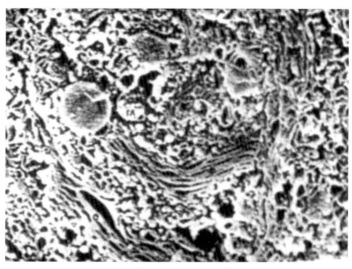

图 10-2 高尔基复合体扫描电镜图

底部，凹面向着细胞表面。结合高尔基复合体的功能，常将凸面称为未成熟面或形成面，将凹面称为成熟面或分泌面。扁平囊泡各部分的化学成分不同，根据采用电镜细胞化学方法对高尔基复合体结构成分的研究表明，高尔基复合体的各部分囊泡分别具有 4 种标志细胞化学反应区。大多数细胞内的高尔基复合体没有明显的凹凸形状，分泌颗粒也不一定都出现在分泌面。因此，要准确鉴别其极性，适宜用标志电镜细胞化学反应。形成面呈嗜锇阳性反应，分泌面的几层膜囊呈硫胺素焦磷酸酶（TPP）阳性反应，中间几层膜囊呈 NADP（辅酶Ⅱ）阳性反应。此外，在分泌面有 1～2 层腔较宽的扁平囊，囊内呈酸性磷酸酶（ACP）阳性反应（即存在 ACP 酶）（表 10-1）。这说明高尔基复合体功能与溶酶体形成有关。这些酶不仅可用于鉴别其极性，而且常通过定量研究酶的分布和存在，了解高尔基复合体的功能状态。

表 10-1 高尔基复合体不同部位的标志性酶

部位	嗜锇反应	NADP	TPP	ACP
生成面膜囊	+	−	−	−
中间层膜囊	−	+	−	−
成熟面膜囊	−	−	+	+
分泌泡				+

2. 小囊泡（vesicle）　直径 40～80nm，界膜厚约 6nm（与内质网膜相近）。数量较多，与一般吞饮小泡类似，散布于扁平囊泡周围，常见于形成面附近。一般认为其由高尔基复合体附近的粗面内质网芽生而来，其内载有粗面内质网所合成的蛋白质部分，通过小囊泡与扁平囊泡融合而起蛋白质运输作用，而且也使扁平囊泡的膜性结构和包涵体不断地得到补充。

3. 大囊泡（vacuole）　直径 0.1～0.5μm，界膜厚约 8nm，厚度和质膜相近，在一般切面上多见于扁平囊泡扩大的末端，有时可见与之相连或见于分泌面，所以也称为分泌泡或浓缩泡。大囊泡内含有扁平囊泡成熟面所含有的分泌物质，在一些分泌细胞中，构成分泌颗粒，其电子密度不一，可能代表不同的成熟阶段。不难看出，大囊泡的形成过程不仅带走了分泌物，也使扁平囊泡本身不断消耗而被利用。由此可见，扁平囊泡实际上是处于小囊泡并入和大囊泡断离的动态变化中。

二、高尔基复合体的分布、来源及与细胞分化的关系

1. 高尔基复合体在胞内的分布

（1）高尔基复合体在大多数细胞内位置多变、形态各异。高尔基复合体的形态结构和分布状态与细胞的生理状态和功能密切相关。例如，在甲状腺滤泡细胞分泌旺盛时，高尔基复合体常可以由细胞核顶部迁移到细胞的底部。

（2）在某些细胞中高尔基复合体的形态、分布相对比较恒定。

神经元：高尔基复合体常位于神经元核周及近核处。

肝细胞：高尔基复合体常位于细胞核与毛细胆管之间，并且成熟面（凹面）向着毛细胆管。

有极性的细胞（分泌细胞）：如在胰腺细胞、甲状腺细胞、肠上皮黏液细胞等中，高尔基复合体常位于核上区，呈卵圆形或马蹄形。

2. 高尔基复合体的来源　有关高尔基复合体的来源有 3 种观点：①细胞分裂后重新形成新的高尔基复合体；②由先存在的高尔基复合体一分为二形成；③细胞分裂后，由其他膜等转变而来。从近几年的研究来看，比较倾向于第三种观点。形成高尔基复合体的物质，先在粗面内质网内合成，然后从粗面内质网分离出来，转变为光滑膜，再延伸形成高尔基复合体的囊泡或由滑面内质网分离出小囊泡，然后合并而成。

3. 高尔基复合体与细胞分化的关系　高尔基复合体的发达程度与细胞分化程度呈正相关。细胞分化程度越高，高尔基复合体越发达，但成熟的红细胞和粒细胞高尔基复合体则消失或显著萎缩；细胞分化程度越低，高尔基复合体较同类细胞成熟型越少，如干细胞、培养细胞、肿瘤细胞，生长和繁殖旺盛，其高尔基复合体形态和功能分化较差。

三、高尔基复合体的功能

1. 形成和包装分泌物　是高尔基复合体的主要功能之一。细胞分泌活动包括蛋白质的合成，能量的提供，分泌物的浓缩、凝结、加工和成熟包装。高尔基复合体主要负责对细胞中合成的物质进行修饰和改造，如浓缩、凝结、加工和包装。同时将分泌颗粒运输和排出细胞外，腺细胞的分泌颗粒、精子的顶体等都是通过高尔基复合体形成，其形成线路如图 10-3 所示：分泌物形成后，如果随即被排出细胞，这种分泌方式称为连续分泌，又称恒定分泌，大多数可溶性分泌物是以连续分泌的方式分泌

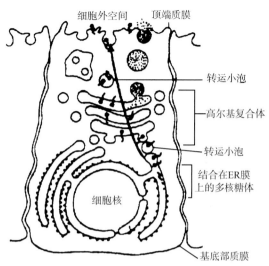

图 10-3　分泌物形成线路示意图

到细胞外；如果先在分泌颗粒中储存一段时间，待需要时再分泌到细胞外，称为不连续分泌，如储存肽类激素和胰蛋白酶的分泌泡，其分泌方式如图 10-4 所示。

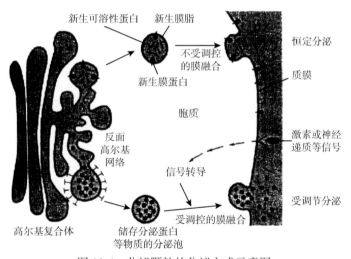

图 10-4　分泌颗粒的分泌方式示意图

高尔基复合体对蛋白质还具有分拣（sorting）作用，可根据蛋白质所带有的分拣信号，分拣不同命运的蛋白质并以膜泡形式将其运输至靶部位（包括分泌到细胞外的外输性蛋白和细胞内的结构蛋白。

2. 蛋白质和脂类的糖基化　在第九章已提到粗面内质网内合成的蛋白质经过初步加糖-糖基化、芽生、合并入高尔基复合体，高尔基复合体中有多种糖基转移酶，可催化蛋白质和脂类的糖基化。实验证明，葡萄糖是在高尔基复合体中加到蛋白质上的，其转化速度较快。因此，高尔基复合体将进一步做糖基修剪、补充，加工形成不同的酶、激素、抗体等糖蛋白，并用膜包裹形成分泌颗粒或初级溶酶体和微体等，参加细胞内代谢。蛋白质糖基化有以下几种作用：①保护蛋白质不被水解酶水解；②起运输信号作用，引导蛋白质被

包装到运输泡中，抵达靶细胞器；③在细胞表面形成糖萼，起细胞识别和保护质膜的作用。

3. 蛋白质的加工改造　在粗面内质网合成的蛋白质有些是无活性的前体物质，称为蛋白原（proprotein），蛋白原必须经过高尔基复合体加工改造后才有生物活性。加工方式可分为以下三类：①直接酶解切除新生蛋白原中的 N-末端或中间或两端的氨基酸序列，使之成为具有生物活性的蛋白质，如胰岛素和血清蛋白等；②新生蛋白原中含有多个氨基酸序列相同的区段，经酶解加工后，形成多个序列相同的具有活性的多肽链，如神经肽等；③新生蛋白原中含有数种不同的信号序列，经过不同的加工方式，形成多种不同的活性多肽链，同时增加了分子的多样性，如一些信息分子等。

4. 膜的转化　膜转化是高尔基复合体的重要功能之一。高尔基复合体膜无论是厚度还是化学组成都介于内质网膜和质膜之间。新的膜在内质网合成后，被转移到高尔基复合体，经充分修饰后，在分泌物外排过程中，分泌物被排出细胞外，分泌颗粒的膜则参与质膜的组成；这部分质膜在细胞内吞过程中又返回到高尔基复合体，这一过程即通常所称的"膜流"，细胞内膜的转化也就是在这一过程中实现的。

四、高尔基复合体的超微病理

高尔基复合体的病理改变较少见，此部分主要描述正常和病理组织高尔基复合体的轻微变化，包括增生、萎缩、扩张、塌陷及内容物改变。

1. 高尔基复合体增生及肥大　高尔基复合体增生和肥大一定要与所在的母细胞相比较。

（1）增生和肥大包括以下两种情形。

1）高尔基复合体基本组成单位（3 种成分）体积增大——肥大。

2）细胞内出现更多的高尔基复合体而占据胞质大部分——增生。

（2）增生和肥大常见于以下两种情形。

1）细胞分泌功能增强——工作性增生肥大。

2）继发于相邻细胞萎缩或功能障碍——代偿性肥大。

2. 高尔基复合体萎缩、破坏、消失　指高尔基复合体组成单位、数目减少或体积变小，多见于病理状态的细胞，也可见于高度分化的细胞及衰老的细胞。

（1）在骨关节病的骨膜内层细胞中，高尔基复合体出现明显萎缩，但也可见相邻细胞高尔基复合体发达。

（2）在中毒的肝细胞中可见高尔基复合体萎缩、消失。

3. 高尔基复合体扩张　指高尔基复合体扁平囊泡的腔变宽，电子密度降低，层与层之间排列错乱。发生扩张的高尔基复合体功能通常低下。也可见于缺氧及中毒情况。

4. 内容物的改变　高尔基复合体有运输和分泌脂质和脂蛋白的功能。这些物质有可能储存在高尔基复合体囊腔内，形成包涵体。常见的是脂质沉积于高尔基复合体扁平囊泡内，这种有膜包裹的脂质称脂质体，表现为腔内有电子密度不一的脂滴，主要见于脂肪肝、CCl_4 中毒的肝细胞。

（蒋玲芳）

第十一章　线粒体的超微结构与超微病理

　　线粒体（mitochondrion）普遍存在于真核细胞，为光镜下最早发现的细胞器。动物体内 95% 以上的能量产生于线粒体，故将其称为细胞的氧化中心和动力工厂。人类对线粒体的研究已经有 100 多年的历史，19 世纪末德国生物学家 Altmann（1894 年）首先在动物细胞内发现小的杆状和颗粒状结构，当时将其描述为生物芽体（bioblast）；1897 年，Benda 将其命名为线粒体；直至 20 世纪 50 年代，随着超速离心等生化技术及电镜技术的应用，人们对线粒体的生化分析和超微结构研究有了很大进展。1948 年，Palade 等对线粒体分步离心并进行生化研究等；此后，1950 年扩展到电子传递和氧化磷酸化的研究；1953 年，Palade 用电镜观察证实了线粒体的超微结构；此后又在 1963 年确定线粒体内有 DNA 存在。通过这些深入研究，目前认为线粒体具有完整的电子呼吸链，是细胞进行氧化磷酸化的主要场所，基粒是线粒体结构和功能的基本单位，线粒体内含有自己的 DNA（mtDNA），有独立的蛋白质合成体系并参与细胞的遗传与分化，是一个半自主性细胞器。

一、线粒体的超微结构

　　线粒体形态不断变化，光镜下线粒体呈粒状、杆状或线状。电镜下多数为圆形或卵圆形的双层膜封闭囊状，横径 0.5～1μm，长径 2～5μm，是由双层单位膜围成的封闭膜性囊，结构上可分为外膜、外室、内膜和内室（图 11-1）。不同种类的细胞中，线粒体数量差距非

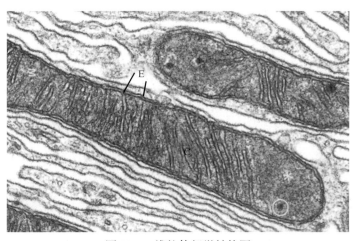

图 11-1　线粒体超微结构图

E. 线粒体的双层膜结构；C. 嵴；圆圈中为基质颗粒

常大，如在哺乳动物的肝细胞中约有 2000 个线粒体，肾细胞中约有 400 个线粒体，精子中线粒体只有 25 个左右，线粒体多聚集在需要能量高的部位。

1. 外膜（outer membrane） 厚 5～7nm，较一般细胞膜薄，其化学性质及蛋白质组成与滑面内质网相似，通透性较强，标志酶为单胺氧化酶。

2. 外室（outer chamber） 为线粒体内、外膜之间的狭窄间隙，有的部位可见内外膜相融，腺苷酸激酶为其标志酶，外室内容物成分与胞质接近。

3. 内膜（inner membrane） 较外膜更薄，与某些好氧细菌的膜相似，通透性弱，其向内室面形成许多折叠，称为嵴（cristae）。嵴是电镜下识别线粒体的重要标志，嵴内空间（intracristal space）与外室相通（图 11-2）。内膜的标志酶是琥珀酸脱氢酶（SDH）和细胞色素氧化酶。

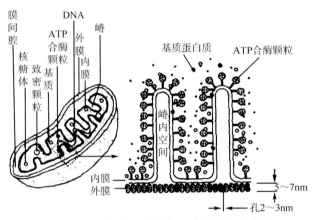

图 11-2 线粒体整体结构和嵴的结构模式图

通过超声破碎、超速离心、负染等技术，在高倍电镜下可见内膜与嵴膜接触线粒体基质面上有大量小颗粒附着，称为基粒（basal granule）或氧化体（oxysome）或 F1 颗粒（F1 particle），也有学者称之为 F0F1ATP 酶。其分为头、柄和基部：头部为 F1 因子，直径为 8～10nm，是 ATP 酶复合物（ATPase complex）或 ATP 合成酶（ATP synthetase）；柄和基部为 F0 因子，F0 因子的"0"代表可同寡霉素结合的部分（图 11-3、图 11-4）。冷冻蚀刻技术显示线粒体内膜及外膜内面有较多颗粒成分，一般认为还代表酶所在的位置。但透射电镜常规样品制备时，由于四氧化锇固定使基粒头部解聚，故在超薄切片上无法观察到基粒的结构。

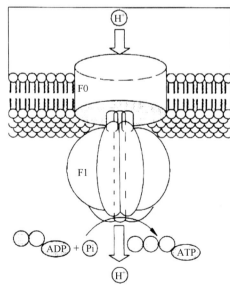

图 11-3 ATP 合酶结构模式图

4. 内室（inner chamber） 内含线粒体基质（matrix），线粒体中参与三羧酸循环等的有关酶类都存在于基质中，此外，在基质中含电子密度高的基质颗粒（matrix granule），直径 30～50nm，颗粒内含 Ca^{2+}、Mg^{2+}、Fe^{2+} 等二价金属离子，与钙化核心形成有关，也和有关酶的合成有关。基质中还含有环状 DNA，核糖体、与线粒体基因表达有关的酶类，以及蛋白质合成酶系。苹果酸脱氢酶为内室标志酶。

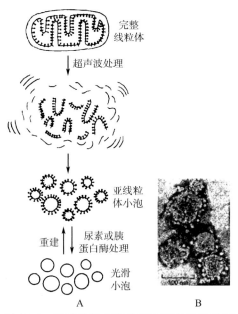

完整
线粒体

超声波处理

亚线粒
体小泡

重建 | 尿素或胰
蛋白酶处理

光滑
小泡

A   B

图 11-4 亚线粒体小泡的产生和重建实验图

A. 小泡产生和重建实验，证明线粒体内膜亚单位的功能是耦联氧化和磷酸化；B. 小泡的负染电镜图

二、线粒体的数量、分布及嵴形态的多样性

1. 线粒体数量的动态变化 在不同细胞中，线粒体数量相差很大。线粒体数量的多少与细胞的功能状态关系密切，在功能旺盛的细胞中，线粒体数量较多，在功能相对静止的细胞中线粒体数量较少，如肝细胞合成代谢功能旺盛，线粒体约占胞质体积的 20%；心肌细胞需要为肌丝的运动提供能量，线粒体约占胞质体积的 50%；纤维细胞功能相对处于静止状态，胞质中线粒体数量就较少。

2. 线粒体在细胞内的分布 线粒体在细胞中的分布因细胞而异。一般而言，线粒体多集中在细胞内耗能较多的部位。例如，在肾小管上皮细胞的基底部，由于要进行物质交换，需要大量的能量，因此该区域不但有发达的质膜皱褶，在质膜皱褶间还有大量的线粒体（图 11-5）；在纤毛上皮细胞顶端胞质区，由于需要给纤毛摆动提供能量，因此也有较多的线粒体聚集；在肝、胰等合成外输性蛋白质功能旺盛的器官组织细胞中，由于内质网和高尔基复合体在蛋白质合成过程中也需要大量的能量，因此在内质网周围也可见较多的线粒体；在某些细胞中，线粒体与脂滴靠近，可能与分解利用脂肪或参与脂肪合成有关；在一些特殊的结构中，线粒体也和代谢、运动有关，如在精子的尾部和中段，线粒体形成一层鞘，与精子尾部的摆动密切相关等。

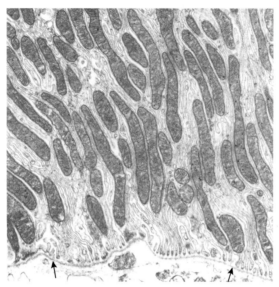

图 11-5　大鼠肾原曲小管上皮细胞基底部电镜结构图

3. 线粒体嵴的形态　在不同种类细胞中，线粒体的形态差异主要表现在嵴的形态、数量及排列上（图 11-6）。大部分细胞内线粒体嵴为薄板状嵴（lamellar cristae），嵴的长轴与线粒体的长轴相垂直。但嵴向内室深入的距离在不同细胞中有很大差异，如肝细胞、心肌细胞、肾小管上皮细胞等细胞中嵴深入的距离差异很大。在少部分分泌类固醇激素的细胞内，线粒体的嵴为管泡状嵴（tubular and vesicular cristae），如人体肾上腺皮质细胞、睾丸间质细胞（Leydig cell）和卵巢黄体细胞等，此类细胞胞质中还有较多的脂滴和滑面内质网（图 11-7）。

此外，在正常或者异常细胞中，线粒体嵴还可能表现为半月形嵴、同心圆嵴、"Z"形嵴、窗孔嵴、纵行嵴等。同心圆嵴电镜下呈同心圆状层层围绕，可能与线粒体功能增强有关；"Z"形嵴如"Z"状，也可能是线粒体功能活跃的表现，亦称为高效线粒体；窗孔嵴是指在线粒体的嵴膜上有孔贯穿，在平行切面上如筛状，垂直于嵴则呈断裂状，也可能与线粒体功能增强有关；纵行嵴是嵴的长轴与线粒体的长轴一致，可能与细胞内细胞色素氧化酶活性降低有关。总之，代谢旺盛、功能活跃的细胞线粒体数量多，嵴的密度也大，此为结构与功能相适应的形态表现。

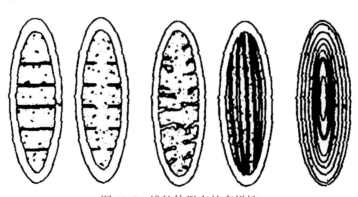

图 11-6　线粒体形态的多样性

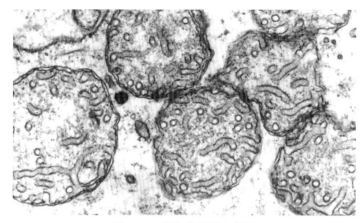

图 11-7　管泡状嵴的电镜图

三、线粒体的功能

线粒体是一个将物质分解代谢、能量代谢和遗传变异三大基本生命活动集于一体的半自主细胞器。糖类、脂类、蛋白质的中间产物在线粒体内进行彻底氧化，形成 H_2O+CO_2，同时进行能量转变，$ADP+Pi \rightarrow ATP$。如果没有线粒体，细胞只能依靠无氧酵解所提供的 ATP 完成生命活动，而糖酵解只能使 1 分子葡萄糖产生 2 分子 ATP，有氧酵解则能使 1 分子葡萄糖产生 36 分子 ATP。

目前研究线粒体功能的主要手段有生物化学技术、电镜技术，通过亚线粒体颗粒制备及特性研究等，了解到细胞呼吸的主要步骤及定位如下：①糖酵解——在细胞质中进行；②由丙酮酸形成乙酰辅酶 A（acetyl CoA）——跨线粒体膜；③进行三羧酸循环（tricarboxylic acid cycle）——在线粒体基质中进行；④电子传递和化学渗透偶联磷酸化——在线粒体内膜和嵴膜上进行。

基粒头部为 ATP 合成酶；柄部为连接蛋白，可能是将释放的能量传递给 ADP 生成 ATP 的部分，与氧化和磷酸化的偶联过程有关；基部含有整套与电子传递过程有关的酶类。此外，线粒体还参与调节离子运动，特别是对 Ca^{2+} 的调节，与肌肉收缩、激素释放、血小板聚集、骨钙化等有关。

四、线粒体的生物合成

关于线粒体的生物合成（mitochondrial biogenesis），现普遍认为线粒体通过分裂进行繁殖，电镜下可见线粒体分隔、缩窄及芽生现象。但由于线粒体 DNA 分子量小，只能携带有限的遗传信息，推测线粒体自身合成的蛋白质约占其全部蛋白质的 10%（约 13 种），其余还需要依赖细胞核所含遗传物质指导合成其他大部分蛋白质，故称之为半自主性细胞器（semiautonomous organelle）。目前研究者多用导肽学说解释线粒体蛋白质的跨膜运送，即蛋白质后转移机制，其主要内容如下所述。

（1）蛋白质前体由成熟蛋白质（粗面内质网合成）与 N-末端伸出的一段导肽（20～80个氨基酸）共同组成，有 40 多种导肽。

（2）蛋白质通过线粒体内膜进行运送是一种耗能过程，内膜的跨膜电位为运送过程提供能量，进入外膜的蛋白质不需要消耗能量。

（3）外膜有相应的受体参与作用，而导肽只决定运输的方向，对被运输的蛋白质并无特异性。

（4）前体进入线粒体后，导肽被水解，前体转变为成熟型，不能再通过膜，导肽牵引的蛋白质分子在跨膜运输中呈非折叠状态（unfolded state）。运输完成后又转变为折叠状态的成熟型（refolding mature form）。

对导肽的深入研究将为"生物导弹"提供新的理想"弹头"或载体，可能有目的地把一些蛋白质运入线粒体，促进细胞工程的发展。

关于线粒体的起源，内共生起源假说认为线粒体由真核细胞内的细菌演变而来。真核细胞与内吞的好氧细菌建立了一种内共生状态，其推测的理由：革兰氏阴性好氧细菌即为原线粒体；细菌的原生质类似于线粒体基质；与 ATP 合成直接有关的原线粒体质膜演变为线粒体的内膜并大大伸展内褶形成嵴；而原始真核细胞的胞内膜则形成了线粒体外膜。

五、线粒体的超微病变

线粒体对有害因素敏感，易出现超微结构异常改变，可进一步引起其他细胞器或者整个细胞的变化。但线粒体超微结构的改变在一定范围内又是可逆的，故线粒体是电镜下观察细胞受损的重要形态指标，有学者称之为"细胞病变指示器"，这是分子细胞病理学检查的重要依据。

1. 线粒体数量的变化　主要是数量的增加。在功能增强的结构，除了细胞变得肥大以外，还可见线粒体数量的增加和体积的增大，如心肌、子宫平滑肌等功能旺盛的细胞。在不同的肿瘤细胞中，特别是高分化的肿瘤细胞中，也可见大量的线粒体，如腺癌细胞、乳腺纤维腺瘤。

2. 线粒体体积的变化　主要表现为线粒体肿胀和肥大，主要表现在数量、体积、基质密度、嵴等的不同变化。

线粒体肥大仅是体积增大，基质电子密度及嵴等形态正常，而增生是指线粒体数量的增加，常见的生理性增生有小鼠运动实验、妊娠子宫平滑肌等。病理性增生则多见于肥大的心肌细胞，嗜酸性细胞瘤（可见于甲状腺、甲状旁腺、唾液腺、胰腺等）细胞内，为细胞器瘤性增生，增生的线粒体功能低下。

线粒体肿胀是最常见的线粒体形态学上的改变，一般表现为线粒体体积增大、变空，常为非特异性改变，多见于缺血、缺氧、药物、低渗及固定不及时等，因此在操作过程中应特别重视取材固定与线粒体正常形态保存。

线粒体肿胀程度不一，在电镜下观察可见不同的表现。轻度肿胀的线粒体体积略增大，基质均匀变浅，嵴在内腔边缘部分变短变小，方向不规则；重度肿胀的线粒体体积明显增大，基质内出现多个亮区或全部变空，基质颗粒消失，嵴很少甚至很难看到，偶尔会见到外膜破裂，严重的肿胀会使线粒体空泡化。线粒体外膜的破裂是不可逆的改变，是细胞坏死的标志之一。

线粒体肿胀使 ATP 产生下降，导致细胞膜上钠泵功能失调，膜通透性增加，细胞内水分增加，进而细胞肿胀，所以线粒体肿胀是细胞浊肿的一部分（图 11-8）。研究认为，细胞退变的最早改变可能发生于线粒体，而非以往通常认为的溶酶体"自杀"。由于外膜与内膜在结构和功能上有所差异，故电镜下线粒体肿胀可有所区别。

（1）内室肿胀：常见。其超微结构特点为基质密度降低，基质颗粒减少或消失，嵴减少、变短、边移，线粒体体积增大。须注意线粒体膜破裂以前仍属可逆性改变；基质颗粒消失反映氧化磷酸化速率下降，亦是可逆的，但基质内出现絮状沉积物则为不可逆的细胞超微病理改变。

（2）外室肿胀：不如前者多见，一般是轻度，可转变为内室肿胀，电镜下常表现为嵴内空间肿胀，即气球样改变。偶见同一细胞内同时有以上两种肿胀改变。特点：线粒体体积不增大，但基质电子密度加深，嵴间隙扩大，电子密度降低。

在固定细胞或组织的时候使用低渗液体，也会出现细胞肿胀的改变，因此，电镜取材和制样过程中，需要使用等渗液体，避免固定不佳和固定不及时造成的人为肿胀。在心力衰竭、肝炎、凝固性坏死、癌细胞等情况下，由于基质脱水或细胞功能下降等，还可出现线粒体固缩的改变，表现为线粒体变小，基质电子密度变深，线粒体嵴紊乱且有融合的趋势，这说明该种线粒体功能降低或丧失，最终会被清除。

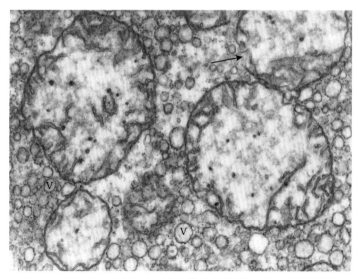

图 11-8 线粒体内室肿胀

V. 内质网扩张；箭头示线粒体膜破裂（提示改变为不可逆性）

3. 线粒体形态的改变 巨大线粒体（giant-mitochondria）可由一些线粒体融合形成，或由单个线粒体增大所致，可比邻近的线粒体大数十倍，在光镜下呈红色的球形或棒状。巨大线粒体的外形常不规则，内部结构常有变性表现，如髓样结构、晶格状蛋白质性包涵体、嵴排列紊乱、脂质包涵体等。环形、杯形线粒体在正常情况与病理情况下均可见，因切面不同可呈"C、U、O"形等，都含有胞质成分。线粒体出现畸形意义尚不清楚，可能与细胞中毒变性有关，为退变表现，例如，慢性酒精中毒、慢性活动性肝炎、肝硬化时，常在肝细胞内出现巨大线粒体；亦有学者认为环形、杯形线粒体可增加膜面积，加强与胞质间的物质交换。

球形线粒体常见于有杯状线粒体的细胞中。当多个杯状线粒体堆积时，彼此环绕构成一个巨球形线粒体，这些线粒体的嵴呈同心圆状排列，中央有其他的线粒体，具体意义不明，有学者认为是髓样结构的变性趋势，亦可发生可逆性改变。

4. 线粒体间疝形成　线粒体间疝与线粒体膜局部损伤有关，局部有髓样结构形成，在不同切面上可见疝或呈螺纹状，甚至位于线粒体内，这种改变常见于维生素 E 缺乏时或肝癌细胞。

5. 包涵体　病变细胞内常见线粒体内包涵体，多为糖原、脂类、蛋白质等，可根据这些包涵体的具体形态加以识别。

6. 基质颗粒增多、增大　正常线粒体内有致密的基质颗粒，大小为 20～50nm，其内有 5～7nm 的亚单位，含有 Ca^{2+}、Mg^{2+}、P^+ 及无机质、脂质等，在病变时可出现以下改变：

（1）基质颗粒减少或消失：见于缺血后的组织细胞线粒体，肝部分切除后的肝细胞线粒体。

（2）钙化：高血钙时，肾小管细胞的线粒体基质内可见有无定形或针状的钙盐沉积，同时也可能见到胞质内或基板内钙化。

（3）基质颗粒增多：在贫血、某些二价阳离子重金属中毒的时候，可在心肌细胞或肝细胞的线粒体内见到基质颗粒明显增多、增大。

（綦英强）

第十二章　溶酶体的超微结构与超微病理

1949 年细胞学家 Novikoff 和生化学家 de Duve 等通过差速离心技术对大鼠肝匀浆进行分离实验时，推测细胞内有一种膜包绕的颗粒，内含某些酶类。"胆小管周围致密小体"即为当时在电镜下观察到的结构，1956 年经细胞化学鉴定和电镜观察明确其为细胞器并命名为溶酶体（lysosome）。溶酶体为细胞内消化器官，在正常代谢和病理过程及细胞分化与衰老中均起重要作用。

溶酶体为单层膜被，大小多介于线粒体和微体之间，内含多种水解酶（60 多种），但这些酶并非同时存在于每一个溶酶体中。溶酶体的标志酶为酸性磷酸酶（ACP），凡见到 ACP 阳性颗粒可以肯定为溶酶体。溶酶体具有多形性和异质性，其消化降解物质具有可弥散性和可溶性。此外，溶酶体膜具有以下特殊性质：①膜上质子泵能将质子泵入膜内，以保持细胞内部酸性环境，因酸性水解酶的最适 pH 值为 5，整个过程须消耗 ATP；②膜上特殊转运蛋白将降解产物运出溶酶体，供细胞再利用（营养作用）或排出细胞外；③溶酶体膜蛋白高度糖基化，糖链在膜内表面，保护其本身不受水解酶破坏。溶酶体的特点：①形态变化大；②包括范围广；③具体名称多。

一、溶酶体的形成

溶酶体的形成既有内质网和高尔基体的参与，同时又与细胞内吞噬过程有关。溶酶体内含的酶亦来自高尔基复合体，其与其他糖蛋白的主要差别在于糖链中含有磷酸化的甘露糖（分选信号）即 6-磷酸甘露糖（M-6-P）。而在内质网和高尔基复合体膜内面则存在 M-6-P 受体，可引导溶酶体酶聚集在一起并出芽形成特殊的运输小泡（受体介导运输方式）。运输小泡内 pH 值为中性，内含尚无活性的前酶物质。运输小泡与晚内体（late endosome）融合后形成前溶酶体（prelysosome）或称内吞溶酶体（endolysosome），其接收来自运输小泡的前酶，同时又接收细胞内吞物质。前溶酶体膜上存在质子泵，内环境为酸性，使 M-6-P 与受体分离。同时磷酸基团从甘露糖上脱落，从而激活溶酶体酶，开始初步水解内吞物质。M-6-P 受体则以运输小泡的方式回收到高尔基体（受体再循环）。前溶酶体与成熟溶酶体的区别在于其具有分选功能：①接收来自高尔基体的运输小泡；②来自内吞的物质；③形成运输小泡、参与受体再循环。当前溶酶体完成分选功能，细胞内部 pH 值达到 5 以下时，即成为成熟的溶酶体（图 12-1）。

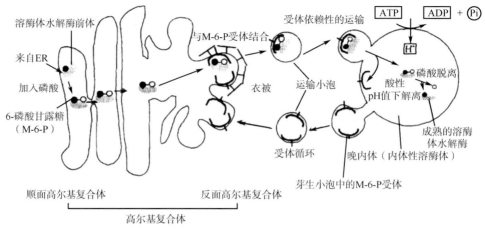

图 12-1　高尔基复合体与内吞溶酶体形成模式图

二、溶酶体的种类及超微结构特点

（一）传统的溶酶体分类

溶酶体分为初级溶酶体（primary lysosome）和次级溶酶体（secondary lysosome）两大类，初级溶酶体含有较高电子密度的较均匀物质，因其尚未参加消化活动，也即还未与含有待消化物质的囊泡结合。当初级溶酶体与含有待消化的外源性或内源性物质的囊泡融合后，即成为次级溶酶体，由于次级溶酶体含有不同种类和形态的被消化物质或处于不同消化阶段的物质，如包含多种生物大分子、颗粒性物质、膜碎片、线粒体等细胞器，或者细菌、病毒、肿瘤细胞、外来异物等，电镜下次级溶酶体具有多种形态。

（二）根据溶酶体的形成过程和功能状态分类

有学者认为，初级溶酶体也称为前溶酶体，或者内吞溶酶体。也有学者认为初级溶酶体是由前溶酶体转变而来的成熟溶酶体，该种溶酶体内只含有酸性水解酶，不含消化底物。此类溶酶体在电镜下可见其内充满电子密度高的均匀物质。

次级溶酶体内含有酸性水解酶和消化底物，由于消化底物不同，电镜下形态结构各异，根据次级溶酶体含有的消化底物来源和消化程度的不同，又可分为以下几种。

1. 吞噬溶酶体（phagolysosome）　又称异噬性溶酶体（heterolysosome）。消化底物是外源性的，也就是通过细胞的胞吞，吞噬多种外来异物、病毒、细菌、衰老红细胞和血红蛋白等。根据外源性物质的物理性质，若吞噬物为固体，通过细胞的吞噬作用被摄入细胞内，形成吞噬体（phagosome）；若吞噬物为液体，则通过细胞的胞饮作用摄入细胞内形成胞饮体（pinosome）。巨噬细胞、肝细胞、肾细胞和白细胞中常见各种形态的吞噬溶酶体。

2. 自噬溶酶体（autolysosome）　又称胞溶酶体（cytolysosome）。消化底物是内源性的，即该细胞自身衰老和崩解的细胞器或局部细胞质。其过程是先形成自噬体，再与溶酶体融合，其内可见残余的线粒体、内质网、高尔基复合体、糖原颗粒、脂滴等结构。

3. 残余体或称终末溶酶体（residual body & telolysosome）　是次级溶酶体消化后的最后阶段的溶酶体。由于溶酶体内的水解酶活性降低或消失，在溶酶体内残留了一些没有被消化的底物，这些物质一般电子密度较高，它们部分通过胞吐作用被排出细胞外，部分蓄积在细胞内，可能导致细胞功能障碍或细胞衰老。常见的残余体有脂褐素（lipofuscin）、含铁小体（siderosome）、髓样小体（myelinoid body）、多泡小体（multivesicular body）等。

（1）脂褐素：其体积比初级溶酶体和次级溶酶体大得多，有时可在光镜下见到，有随年龄增加而增多的趋势。有学者认为溶酶体内的脂酶含量不足，故形成脂褐素，也有可能是由退变的细胞器、糖原和脂类演变而来。其超微结构特征为内含高电子密度的性质不明颗粒及一些脂滴和空泡。常见的脂褐素多存在于心肌细胞、神经细胞和肝细胞内（图 12-2）。

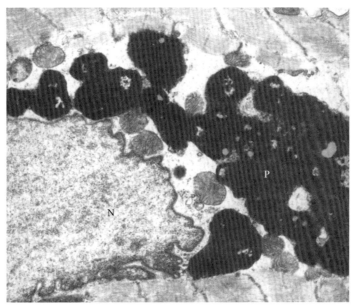

图 12-2　心肌细胞中的脂褐素

N. 细胞核；P. 脂褐素

（2）含铁小体：电镜下为单层膜包裹的含铁颗粒，直径 5～6nm，小体内含有酸性磷酸酶。正常情况下网状内皮细胞中可见少量的含铁小体。在病理情况下，如血友病患者关节滑膜细胞内由于摄入了大量红细胞，可出现大量的含铁小体，病理性摄入铁过多，肝脾等器官细胞内也会出现大量的含铁小体。

（3）髓样小体：单层膜被，内含呈螺纹状或网格状排列的嗜锇性膜成分即髓样结构。在大多数细胞内髓样小体是残余体，对酸性磷酸酶呈阳性反应，其内容物可能是溶酶体中一些未能完全分解的脂类物质水化而来，或是溶酶体中膜性成分消化不全所致（图 12-3）。

在正常的细胞或组织中，可以见到髓样小体，如在卵巢细胞、输卵管上皮细胞、巨噬细胞和肺泡 Ⅱ 型上皮细胞中均可见到；但在肺泡 Ⅱ 型上皮细胞胞质内的髓样小体即嗜锇性板层小体，属于分泌颗粒，其内含肺泡表面活性物质，具有降低肺泡表面张力的作用。

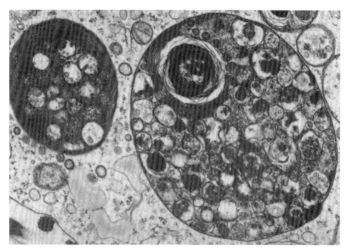

图 12-3　髓样小体（可见其中有未完全降解的细胞器样结构）

（4）多泡小体：是一种特殊形式的溶酶体，细胞化学研究显示其基质对酸性磷酸酶呈阳性反应，超微结构形态为一个大泡内含许多小泡。

根据多泡小体内基质电子密度的不同，可进一步将其区别为深暗型和浅亮型，其内含的小泡状结构可来自吞噬泡或通过自噬（autophagy）获取，或者由质膜内陷脱落形成等。有学者认为，浅亮型和深暗型是多泡小体形成过程中的不同阶段，只有到基质高电子密度阶段（深暗型）才能真正属于溶酶体的范畴（图 12-4）。通过对两种多泡小体内含有的溶酶体酶检测发现，低电子密度的多泡小体不含溶酶体酶，高电子密度的多泡小体含有溶酶体酶，证实了上述分析。

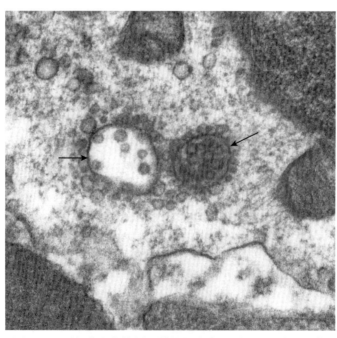

图 12-4　肝硬化患者外周血单核细胞中见到的两个多泡小体
左为亮的多泡小体；右为暗的多泡小体

三、溶酶体的功能

溶酶体的功能是多方面的，但其基本功能是对大分子物质进行强烈的消化，这对维持细胞的正常代谢活动及防御外来有害物质的侵袭具有重要的意义。

1. 保护作用　与细胞免疫功能有关，识别巨噬细胞一定要看到胞质内有较多溶酶体，中性粒细胞内嗜天青颗粒就是溶酶体。溶酶体膜一方面使细胞本身不被消化，另一方面也将有害物质隔离开并进行消化。通常可见两种类型的吞噬作用：①非特异性吞噬；②受体介导内吞作用。通过吞噬活动可清除异物，起到防御和保护作用。

2. 参与细胞物质代谢及更新　为其重要的生理功能，通过物质再利用而对细胞有营养作用，此功能主要通过自噬作用实现。

3. 调节激素分泌　在内分泌或外分泌腺中都能见到溶酶体与过剩的分泌颗粒融合并将其消化降解，此现象称为分泌自噬（crinophagy）、粒溶作用（granulocytosis），如乳腺分泌细胞、腺垂体细胞、甲状腺素主细胞的分泌过程皆与溶酶体有关。

4. 参与组织、器官的改建　在动物的胚胎发育过程和一些正常生理过程中，某些组织器官有选择性地退化消失与溶酶体有关。例如，在骨质更新中起重要作用的破骨细胞，溶酶体酶可分泌到细胞外完成骨改建的生理作用；此外，蝌蚪尾巴消失、哺乳类动物子宫内膜的周期性萎缩等，均为含有大量溶酶体的巨噬细胞自体吞噬的结果。

5. 参与受精过程　精子的顶体（acrosome）是一种特殊的溶酶体，内含ACP、透明质酸酶、蛋白水解酶等。受精过程中顶体溶酶体酶释放到细胞外，消化卵外膜滤泡细胞，有助于精子和卵子结合。

四、溶酶体在病理学与临床医学上的意义

溶酶体在细胞代谢和防御过程中起着关键作用，目前已经发现许多临床医学中的问题与溶酶体有关或可能相关。与溶酶体有关的疾病都可以称为溶酶体病。溶酶体病大致可以分为溶酶体酶异常引起的疾病和膜稳定性异常引起的疾病。

1. 溶酶体贮积病（storage disease）　是遗传基因的改变导致机体先天缺乏某些溶酶体酶或缺少酶激活因子，造成相应底物不能消化，沉积于溶酶体内的一类溶酶体酶缺陷所导致的疾病的总称，最终导致细胞功能紊乱、细胞死亡。其主要病理表现为广泛性溶酶体过载现象。根据沉积在溶酶体内物质的性质和种类，又可分为神经鞘脂质贮积病、糖胺多糖贮积病和糖原贮积病。这些疾病的共同特点是病情呈进行性发展，与底物的逐渐积累有关，临床上表现为局限的一个或者几个器官受累，具有明显的遗传性，多为常染色体隐性遗传病，少数为X染色体连锁隐性遗传病。例如，糖原贮积病Ⅱ型（glycogen storage disease type Ⅱ），又称Pompe病，为常染色体隐性基因缺陷致α-葡萄糖苷酶缺乏，使糖原不能分解为葡萄糖。戈谢病则是缺乏β-葡萄糖苷酶，致使糖原大量沉积于肝细胞及心肌细胞的溶酶体内，从而影响细胞的正常功能，临床表现为心脏、肝脏明显肿大，婴儿常于6个月内死亡。可用外源性酶包以脂膜即人造脂质体，通过胞吞作用进入细胞与溶酶体融合的替代疗法治疗。

2. I-细胞病（inclusion cell disease）　是一种特殊的遗传性溶酶体病，由于先天性缺乏 N-乙酰氨基葡萄糖磷酸转移酶，溶酶体酶到达高尔基体后不能被加上分选信号 M-6-P，导致溶酶体酶不能被 M-6-P 受体识别和分选进入特殊运输小泡，而被分泌到细胞外进入血液。

3. 溶酶体膜破坏所致疾病　溶酶体膜是一层单位膜，在正常情况下能防止水解酶进入胞质引起细胞结构的破坏。当某些物理化学刺激破坏了溶酶体膜的稳定性，使溶酶体酶释放进入胞质时，就会引起细胞损伤，或者进入细胞间质引起组织自溶。

（1）硅沉着病：二氧化硅颗粒进入肺后，被肺内的巨噬细胞吞噬，形成硅酸；硅酸分子可以导致溶酶体膜破裂，致使溶酶体内大量水解酶释放，引起细胞自溶。细胞死亡后二氧化硅颗粒再次被其他巨噬细胞吞噬，引起连锁放大反应，这些过程刺激纤维细胞分泌大量胶原，引起肺组织胶原纤维大量沉积，形成硅结节，使肺功能受损。克矽平是治疗硅沉着病的药物，其药理作用：先与硅酸结合形成氢键络合物，使其不再与溶酶体膜上的受体产生氢键，从而稳定溶酶体的膜，减少或阻止硅结节的形成。

（2）痛风：是由单钠尿酸盐（MSU）沉积所致的晶体相关性关节病，与嘌呤代谢紊乱和（或）尿酸排泄减少所致的高尿酸血症直接相关，特指急性特征性关节炎和慢性痛风石疾病，其发病机制为尿酸钠被嗜中性吞噬细胞吞噬，破坏该细胞溶酶体膜，其中的胶原酶溢出，破坏关节软骨，导致关节发生无菌性炎症。

（3）类风湿关节炎：溶酶体膜脆性增加，酶释放到关节的细胞间质，骨组织受到侵蚀，发生炎症。

（4）休克：在休克过程中，机体微循环发生障碍，由于组织缺血、缺氧，影响了细胞的功能，导致细胞溶酶体膜的稳定性下降，溶酶体酶释放，其发病机制主要有两条途径：

1）pH 值↓→ACP 活性↑→水解膜致膜漏→酶释放。

2）三羧酸循环↓→氧化磷酸化↓→ATP↓→钠钾泵↓→组织内渗透压↓，加上膜透性↑→酶释放。

因此，在休克中，机体溶酶体增多、体积增大，吞噬体显著增多，特别是在肝和肠系膜等处，溶酶体的酶向外泄漏释放，引起细胞和组织自溶。休克时，可以通过测定淋巴细胞和血液中溶酶体的含量，判断细胞损伤严重程度。

4. 溶酶体与肿瘤　在肿瘤的发生、转移和治疗过程中，溶酶体可能具有非常重要的作用。致癌物质进入细胞后先储存在溶酶体内，然后与染色体进行整合。某些影响溶酶体膜通透性的物质，也是促进致癌作用的辅助因子，也可引起细胞异常分裂。致癌物质引起的细胞分裂调节功能障碍和染色体异常也与溶酶体酶的释放有关。溶酶体代谢过程中的某些产物也是肿瘤细胞增殖的物质基础。肿瘤的转移也与溶酶体酶能分解结缔组织中的基质和纤维有关，而后者的分解有助于肿瘤转移。部分肿瘤中溶酶体酶的含量明显增加。

5. 与溶酶体有关的药物　很多物理化学因素对溶酶体的稳定性具有明显的影响，不适宜的渗透压、交替冷冻与加热、紫外线、缺血缺氧、高氧、高温等物理因素均可降低膜的稳定性。研究发现，一些药物也对溶酶体膜的稳定性有影响，包括稳定性增加或降低，据此可将其分为两大类。

（1）增加溶酶体膜稳定性的药物：如皮质激素、抗组胺类药、吲哚美辛、氯喹、胆甾醇等。此外，人体中重要的微量元素锌和硒也可增加溶酶体膜的稳定性。

（2）降低溶酶体膜稳定性的药物：内毒素、链球菌溶血素、两性霉素 B、CCl_4、大剂量维生素 A 等。

根据不同状态下疾病的致病机制，可以设计相应的药物。例如，根据肿瘤细胞内吞作用较强的特点，设计抗肿瘤药物与载体分子结合，使其进入细胞内，再与溶酶体发生作用，可以增强药物的效果。

（蒋玲芳）

第十三章　微体的超微结构与超微病理

微体（microbody）又称过氧化物酶体（peroxisome）。1954 年，Rhodin 在小鼠肾近曲小管上皮细胞的电镜照片上发现卵圆形小体，用密度梯度离心可将其与溶酶体和线粒体分离开，当时命名为微体。1956 年，Rouiller 在大鼠肝细胞内发现的微体有核样体。1956 年，de Duve 因其与 H_2O_2 代谢有关又称之为过氧化物酶体。此后很长一段时间，因为其大小、形态、降解生物大分子的功能和一致性都与溶酶体相似，一直把过氧化物酶体当成某种溶酶体。直到 20 世纪 70 年代，随着研究的进展才逐渐认识到过氧化物酶体与溶酶体是完全不同的细胞器。应注意微体与微粒体（microsome）的区别，后者为超速离心后的内质网碎片，为一生化名词。

一、微体的超微结构

微体为单层膜被，呈圆形或卵圆形，直径为 0.2~0.4μm，内含中等电子密度细颗粒状基质，多见于肝细胞、肾小管上皮细胞（图 13-1）。肝细胞中微体与线粒体之比约为 1:4。啮齿类动物肝细胞内微体有核样体（nucleoid），为尿酸氧化酶形成的致密无定形或结晶状结构，可有多个且不一定在中央。须注意人和鸟类的微体不含核样体，也无尿酸氧化酶存在。常规电镜下对于无核样体的微体很难与早期溶酶体区别。由于微体中含有过氧化氢酶，可根据二氨基联苯胺法（DAB 法）呈阳性反应而加以鉴别（Novikoff，1972 年）。

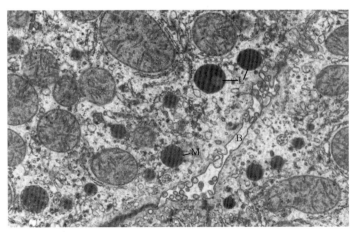

图 13-1　正常大鼠肝超微结构图

B. 毛细胆管；M. 微体；L. 溶酶体

二、微体的化学组成及功能

微体内含 40 多种酶，主要为氧化酶、过氧化氢酶和过氧化物酶三类，均依赖黄素，为黄素酶。①多种氧化酶：尿酸氧化酶、D-氨基酸氧化酶、L-氨基酸氧化酶等；②过氧化物酶：其中氧化酶占过氧化物酶的一半；③过氧化氢酶：为微体的特征性酶，含量达整个蛋白的 40%，是由 4 个亚单位组成的含铁蛋白，在各种细胞的微体中均存在。不同的细胞中过氧化物酶体内含有的酶功能和种类都不同，目前还未发现一种过氧化物酶体内含有全部的酶类，只有过氧化氢酶存在于各种细胞的过氧化物酶体内，故为标志性酶。

微体的基质中主要是过氧化氢酶和其他可溶性蛋白，核心为相对不溶性的尿酸氧化酶结晶，实验证明，人肝细胞微体不含尿酸氧化酶，形态上也无核样体。

过氧化物酶体中的各种氧化酶能氧化多种底物（RH_2），在底物氧化过程中，氧化酶能使氧还原成 H_2O_2，即氧化酶催化 H_2O_2 的生成：

$$RH_2 + O_2 \xrightarrow{\text{氧化酶}} R + H_2O_2$$

而过氧化氢酶则能把 H_2O_2 还原成水，即分解 H_2O_2 生成 H_2O 和 O_2：

$$2H_2O_2 \xrightarrow{\text{过氧化氢酶}} 2H_2O + O_2$$

H_2O_2 对细胞有毒害作用，紧密偶联的氧化酶和过氧化氢酶反应免除了 H_2O_2 对细胞的毒害。

H_2O_2 对细胞的主要毒性表现：①氧化含硫氢基的酶和蛋白质使之失活，如琥珀酸脱氢酶；②将生物膜磷脂分子中的高度不饱和脂肪酸氧化，产生氧化脂质，导致脂质自由基形成，生物膜受损。

对微体的功能目前了解得不是很多，主要功能：①参与细胞呼吸，防止细胞氧中毒，避免氧自由基损害；②可能参与糖异生过程；③可能与嘌呤和脂类代谢有关。

三、微体的超微病变

目前对微体在疾病状态下的超微结构研究较少。在病变细胞中，过氧化物酶体的数目和形态会发生改变，如慢性酒精中毒或应用氯贝丁酯饲养动物，均可见其肝、肾细胞中过氧化物酶体增多，血胆固醇过多及血脂过多也可能与过氧化物酶体缺陷有关。此外，有学者认为肝肿瘤细胞的过氧化氢酶活性降低、数量减少。

（程基焱）

第十四章　细胞骨架的超微结构与超微病理

细胞骨架（cytoskeleton）是横越在细胞核和质膜内侧面的纤维状蛋白基质，可以帮助建立细胞的形状并在细胞运动和分裂中发挥一定的作用，是存在于真核细胞内的蛋白质纤维网架系统，于1928年由Klotzoff首先提出。常规透射电镜样品制备过程中，采用四氧化锇或高锰酸钾在0~4℃固定细胞，细胞骨架常被破坏。直至1963年，Ledbetter等采用常温戊二醛固定，在细胞中发现了微管，研究者才逐渐开始认识细胞骨架系统并逐步对细胞骨架的结构和功能进行研究。

细胞骨架系统主要由三种类型的蛋白细丝组成，包括微丝（microfilament，mF），直径6~8nm；微管（microtubule，mT），直径25nm；中间丝（inter-mediate filament，IF），直径7~11nm。此外，可能还涉及尚未定论的微梁网格（microtrabecular lattice），直径3~6nm，微梁网格是1976年Porter和1977年Miller通过HVEM观察完整细胞发现的。

细胞骨架是整体性、弥散性、变动性的结构。近年该领域的研究进展十分迅速，已从形态观察推进到分子结构、功能和调节（包括基因调节）的研究。对细胞骨架的研究已经成为基础医学、细胞生物学和分子生物学等领域的热点。

细胞骨架的功能主要有两个方面，即支持作用和细胞运动（包括细胞内部和整体的运动）。例如，作为细胞支架系统，起机械支持作用，参与细胞外形维持；与细胞器的位置与位移、细胞内物质转运、细胞表面物质转运（如分泌与内吞活动）等有关；与整个细胞的位置运动（如阿米巴运动）、细胞分裂等有关；可能是细胞表面控制活动的信使（细胞表面调节装置，越膜控制机制），并与胚胎发育过程中形态建成有关。

一、微　　丝

微丝普遍存在于各种真核细胞中，与微管共同构成细胞的支架，在具有运动功能或非对称性的细胞中更为发达。在高度发达的细胞如肌细胞中，微丝能形成明确而稳定的结构。

1. 微丝的超微结构与分子组成　微丝为实心的成束、网状或散在的纤维状结构，直径8nm，一般细胞中含量较少，占胞质内蛋白含量的1%~2%，在代谢活动强的细胞中可占20%~30%。同一细胞不同部位微丝分布差异较大，一般在边缘部位含量较多，它是能产生收缩与运动的细胞器。

微丝的主要成分是肌动蛋白（actin），故又称肌动蛋白丝（actin filament）。通过等电点聚焦方法证明，微丝有α、β、γ三种类型，三种类型微丝分子量相同（42kDa）而等电点不同，其中α-肌动蛋白等电点最低，存在于心肌、骨骼肌细胞中；β-肌动蛋白的等电点居中，γ-肌动蛋白的等电点最高。后两者主要存在于非肌细胞的胞质中。三种肌动蛋白的合成受不同的结构基因控制。

　　肌动蛋白分子具有聚合形成长纤维的能力。未聚合前分子呈球形，称 G 型肌动蛋白（globular actin），为球形单体，具有不对称性，当其聚合成长纤维时，就具有明显的方向性。细胞内 G 型肌动蛋白的多聚体构成纤维状，通常称为 F 型肌动蛋白（fibrous actin），即电镜下的微丝形态。在正常生理条件下，F 型肌动蛋白与 G 型肌动蛋白保持着动态平衡。实验证明，在含有 ATP 和 Ca^{2+} 及低 Na^+、K^+ 溶液中 F 型肌动蛋白可解聚为 G 型肌动蛋白，而在 Mg^{2+}、高 K^+、Na^+ 溶液中 G 型肌动蛋白可逐步聚合形成 F 型肌动蛋白。同时，一些结合于 F 型或 G 型肌动蛋白的其他蛋白质也对其聚合-解聚有调节作用（图 14-1）。例如，肌动蛋白结合蛋白（actin-binding protein）大类中的原丝蛋白（profilin），与 G 型肌动蛋白结合，可阻止球形分子聚合。其他还有成帽蛋白（capping protein）、绒毛蛋白（villin）、黏着斑蛋白（vinculin）、α-辅肌动蛋白（α-actinin）等。

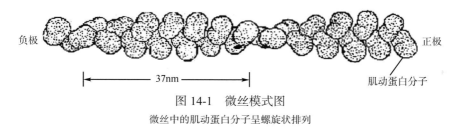

图 14-1　微丝模式图

微丝中的肌动蛋白分子呈螺旋状排列

　　微丝的化学成分除了肌动蛋白和上述某些调节肌动蛋白聚合的蛋白及肌动蛋白结合蛋白外，还有肌球蛋白（myosin），直径 10～12nm，主要存在于肌细胞中，也可存在于非肌细胞中。肌球蛋白的头部具 ATP 酶活性，能与肌动蛋白结合，水解 ATP，产生收缩运动，故是一种动力蛋白。调节肌动蛋白与肌球蛋白相互作用的蛋白主要有：①原肌球蛋白（tropomyosin），或称肌钙蛋白（troponin）；②钙调蛋白（calmodulin）。

　　肌球蛋白微丝（myosin microfilament）在肌细胞内和肌动蛋白微丝一样可用电镜识别，即粗肌丝结构，但在非肌细胞内由于其含量少，常规电镜下不能看到，使用免疫方法能够观察到。已知影响肌动蛋白微丝聚合的药物：①细胞松弛素 B（cytochalasin B），能结合于肌动蛋白微丝一端，阻止其聚合。但须注意，细胞松弛素对微管不起作用。②鬼笔环肽（phalloidin），能促进肌动蛋白微丝聚合并稳定已形成的肌动蛋白微丝。但剂量过大时，又可使肌动蛋白丝解聚。

　　2. 微丝功能　横纹肌细胞收缩功能机制（细肌丝、粗肌丝、滑动学说），详见第十八章。在非肌细胞中，微丝与细胞的外形维持和收缩、运动等有关。例如，细胞内吞、胞吐作用；细胞分裂沟的产生、收缩环的形成；参与细胞内信号传递；作为蛋白质合成的支架成分之一等。吞噬泡的质膜下方微丝明显增多，用细胞松弛素 B 后，可导致细胞分裂时由微丝组成的收缩环不能形成，胞质不能分裂，出现卵裂球的多核现象（multinucleation）。

二、微　　管

　　虽然由微管组成的中心粒、纤毛、鞭毛等细胞器发现较早，但直至 1963 年，Sabatini

用戊二醛作固定剂后，人们才先后在动物、植物细胞中发现独立存在的微管。原因是以往用的高锰酸钾固定剂和四氧化锇对游离、分散微管破坏力较大，多会使其解聚，同时微管在低温条件下亦会解聚。

除了人成熟的红细胞等少数细胞外，微管广泛存在于多种细胞内，是一种不分支的圆管状结构，粗细均匀，长度不一，因细胞而异。

1. 微管的超微结构及分子组成　微管呈长形、中空的小管状结构，直径 25nm。管壁厚 5～7nm，由 13 根原丝（protofilament）呈长螺旋状平行排列构成。每根原丝是微管蛋白（tubulin）呈线性的聚合体。微管蛋白为酸性蛋白质（pH 值 5.2～5.4），是分子量为 100kDa 的异二聚体（heterodimer），由两个多肽组成，即 α-微管蛋白和 β-微管蛋白。因其沉降系数为 6s，故又称 6s 微管蛋白，异二聚体即为管壁原丝的亚单位，用分层离心和负染法在电镜下可见微管的球形亚单位（图 14-2）。

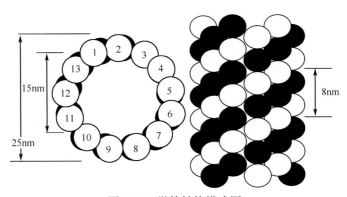

图 14-2　微管结构模式图

2. 微管的组装、去组装及影响因素　微管的聚合呈极性，即微管蛋白主要从一头加入，这与其功能有关。

$$微管蛋白 {\alpha \atop \beta} \Longleftrightarrow 异二聚体 \overset{\times n}{\Longleftrightarrow} 原丝 \overset{\times 13}{\Longleftrightarrow} 微管$$

（1）mT 的体外装配：应具备 4 个条件。①足够的微管蛋白浓度；②GTP 和 Mg^{2+} 存在；③去除 Ca^{2+}；④保温 37℃或超过 20℃。

（2）mT 的体内装配：细胞内微管组织中心（microtubule organizing center，MTOC）包括中心体、基体和着丝点等，在微管组装过程中提供核心作用，能够保护微管的"（－）"端，使微管沿"（＋）"端方向增长。

微管相关蛋白（microtubule associated protein，MAP）和微管聚合蛋白（tau protein）可促使微管装配启动，同时还可在微管之间及与其他细胞结构的连接中起重要作用。微管相关蛋白可稳定微管并促进微管聚合，微管聚合蛋白可增加微管装配的起始点并稳定装配速度。

低温和加入适当 Ca^{2+} 可使微管解聚，温度回升或去除 Ca^{2+}，微管则重新形成。秋水仙碱（colchicine）分子可结合于微管蛋白二聚体的一端，导致亚单位不能集合，而阻止进一步装配。长春碱（vinblastine）和长春新碱（vincristine）也能阻止微管形成，目前这些药物已广泛用于抗癌,其作用机制是使纺锤体微管解聚而抑制细胞分裂,从而使细胞分裂停止于中期(图 14-3)。

3. 微管的分类　根据稳定性差异,微管可分为稳定和不稳定(易变)两种。依据形态结构不同可分为:①单管,如分散微管,见于大部分细胞的胞质区;②平行成束,如神经细胞轴突、树突内及纺锤体微管;③二联管、三联管,如组成纤毛、鞭毛、中心粒的微管(图 14-4)。

4. 微管的功能　在不同的细胞中,微管的功能有所不同,主要表现在以下几个方面。

(1)构成细胞的网状支架,保持细胞形态,固定与支持细胞器的位置。例如,血小板质膜下有环形分布的微管,使血小板的形状呈双凹的圆盘状。

(2)参与细胞的收缩与伪足运动,是纤毛、鞭毛等细胞运动器官的基本结构。但微管与微丝不

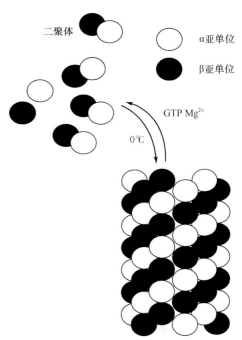

图 14-3　微管及其装配

同,其本身无收缩作用,运动作用是靠微管间滑动机制来实现的。例如,巨噬细胞在运动或吞噬时,微管随着伪足的伸长而不断聚合和延伸,回缩的胞质中微管则不断解聚。

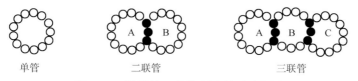

图 14-4　微管的三种类型横断面示意图

A、B、C 分别表示二联管和三联管的各微管

(3)参加细胞器的位移,尤其是染色体的分裂和位移,须在纺锤体微管的帮助下进行。

(4)参与细胞运输活动,如神经递质、病毒、色素颗粒等,现已证明病毒与色素颗粒可沿微管移动,而且速度很快。

5. 微管的超微结构变化

(1)肿瘤细胞内微管常减少或消失,从膜到核的信息传递受阻,肿瘤细胞丧失接触性抑制(contact inhibition)。例如,在神经母细胞瘤的树突状胞质突中可以见到很多微管,在无黑色素的黑色素瘤细胞及黏液软骨肉瘤中粗面内质网扁囊中也可以见到微管,这些变化结合其他改变,具有诊断意义。在良性神经鞘瘤的胞质突中可以见到平行排列的微管,而肉瘤胞质中则微管减少或者消失。

(2)中性粒细胞活动异常:中性粒细胞具有高度吞噬和变形运动的功能,其变形运动主要由微丝完成。微管虽没有直接参与收缩作用,但能翻译膜信号,引起运动反应。由此可见,微管对中心粒细胞的运动具有调节作用。

(3)纤毛不动综合征:是由于遗传缺陷影响了动力蛋白的合成,造成纤毛周围管壁的

支臂过短或缺失，导致纤毛不能运动。其见于慢性鼻窦炎、支气管扩张或呼吸系统反复感染。如果精子不能运动，则可导致男性不育。

微管的超微结构异常还见于早老性痴呆、肌病和肌营养不良等。

三、中 间 丝

1. 中间丝的超微结构与分子组成 中间丝亦称中等纤维，其直径为 7～11nm，介于微丝和微管之间。其特点：①不同类型细胞内的中间丝，其超微结构相似；②中间丝是由分子量不同、化学性质也不同的亚单位组成的一类细丝；③中间丝在大小上可与微丝、微管区别，而且不受可解聚微管和抑制微丝的药物所影响，故是胞质中独立存在的纤维系统。

分子结构上中间丝蛋白链由一个在长度和顺序上非常保守的 α-螺旋杆状区、高度多变的头部（N-末端）和尾部（C-末端）组成。杆状区是形成中间丝结构的基础，而末端区域与各中间丝成员在功能上的差异有关。中等纤维蛋白的不同几乎完全体现在其头部和尾部的多样性。研究者提出的分子结构模型认为，中间丝是由 32 条多肽链环围成的空心管状纤维（图 14-5～图 14-7）。

2. 中间丝的分类 根据不同来源、细胞中的分布、离体溶解度、免疫荧光特性和电泳性质等，中间丝可大致分为角蛋白丝（keratin-filament）、波形纤维蛋白丝（vimentin-filament）、结蛋白丝（desmin-filament）、神经微丝（neuro-filament）和神经胶质丝（glial-filament）等。

对中间丝分类的最新原则是基于近年来氨基酸顺序分析的结果（表 14-1）。

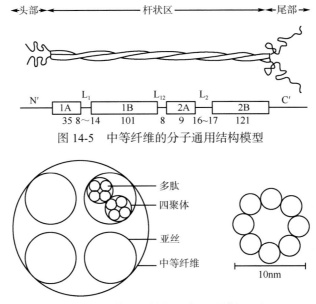

图 14-5　中等纤维的分子通用结构模型

图 14-6　中等纤维结构示意图（横切面）

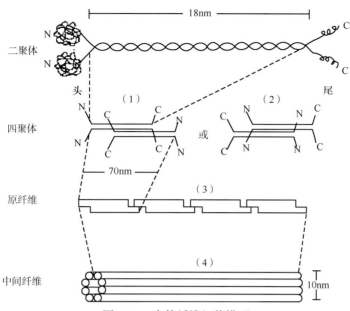

图 14-7 中等纤维组装模型

（1）.两条中等纤维多肽链形成螺旋二聚体；（2）.两个二聚体平行以半交叠方式构成四聚体；（3）.四聚体首尾相连形成原纤维；（4）.8 根原纤维构成圆柱状的 10nm 纤维

表 14-1 中等纤维蛋白的类型及分布

顺序类型	通用名称	链的估计数目	分子量（kDa）	来源
I	酸性角蛋白（acidic keratin）*	15	40～60	上皮细胞
II	中性-碱性角蛋白（neutral-basic keratin）*	15	50～70	上皮细胞
III	波形纤维蛋白（vimentin）	1	53	间充质细胞
	结蛋白（desmin）*	1	52	肌肉细胞
	酸性胶质纤维蛋白（glial fibrillary acidic protein）	1	51	神经胶质细胞
IV	神经纤维蛋白（neurofilament protein）	3	67～200	各种类型分化细胞
V	核纤层蛋白（lamin）	≥4	60～70	真核细胞
VI	巢蛋白（nestin）	3	178～200	神经干细胞或肌肉细胞

*除存在于动物各类上皮细胞外，还在植物细胞中发现。

　　由于大多数细胞只含有一种中间丝，应用免疫荧光镜检技术能区别不同种类的中间丝，这为病理诊断提供了有价值的手段，如确定肿瘤来源。这是因为多数肿瘤细胞通常继续表达其来源细胞的特征性中间丝，并且中间丝单克隆抗体目前较易获得，但在实际应用过程中也有假阳性、假阴性或双重反应现象。

　　3. 中间丝的功能　　中间丝是细胞骨架一词的最初来源。因中间丝相对较稳定，当细胞经过去垢剂或一些酶消化后，微丝、微管常会被破坏，但中间丝仍然保留。中间丝的主要作用为机械支架。其他可能的作用：①与核固定有关；②与微丝、微管共同发挥运输作用；③波形纤维蛋白在细胞癌变调控中起一定作用，其常增多；④与 DNA 复制与转录有关等。

（黄海霞）

第十五章 中心粒、纤毛、鞭毛的超微结构与超微病理

一、中 心 粒

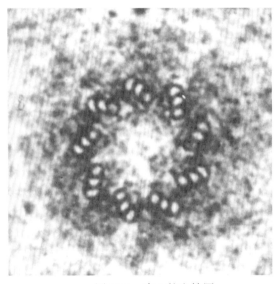

图 15-1 中心粒电镜图

1875 年，Van Benede 在观察细胞有丝分裂时发现了中心粒（centriole）。

1. 中心粒的超微结构 只有动物细胞才有中心粒，常见于细胞有丝分裂期。一个细胞一般只有一对中心粒，多位于核附近胞质区，成对的中心粒称为中心体（centrosome）（图 15-1）。多核破骨细胞有数对中心粒，巨核细胞可有多达 40～50 个中心粒，研究人员分析可能是细胞核不断分裂，中心粒进行了多次复制而胞质不分裂所致。

中心粒一般成对出现在细胞核附近，相互垂直，有高电子密度的基质包绕，统称为中心体。中心粒为短筒状结构，长 150～400nm，直径约 150nm，筒壁由 9 组三联微管组成（图 15-2）。

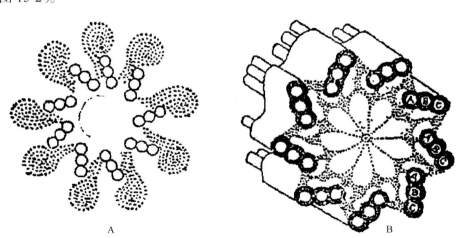

图 15-2 中心粒横截面示意图

A. 三联体附近的中心粒卫星；B. 中心粒示意图

电镜下中心粒呈中空圆筒状，壁的电子密度较高，9 组间隔一致的三联体微管浸埋于壁内，每组微管自内向外分别称 A、B、C 微管，相邻微管间共用 3 根原丝，所以每组微管的原丝是 35 根（13+11+11）。两个中心粒相互垂直。中心粒外侧有中心粒卫星体（centriole satellite）。此外，中心粒的一端电子密度高，有辐射状细丝（又称辐条）自中央与每组三联微管中的 A 管相连，每组的 A 管与相邻组的 C 管之间也有丝状结构相连，因此中心粒具有极性。

2. 中心粒的起源　已证实 DNA 和 RNA 均出现于中心粒，因此中心粒具有自我复制的功能。在分裂前的 DNA 合成期，中心粒开始复制，在原中心粒近端以垂直方向装配成前中心粒（procentriole），并逐步发育为成熟的三联微管，最后发育成两对完善的中心粒。细胞分裂时，每对中心粒移向核的两端并成为纺锤体微管的结构中心，中心粒卫星的致密处是微管的起始中心。

3. 中心粒的功能　①细胞分裂时组成纺锤体，与细胞分裂有关；②构成基体，与纤毛及鞭毛形成有关（基体是中心粒的另一种表现形式）；③作为间期细胞内微管组织者之一，在微管组装过程中提供核心作用，即从中心粒卫星形成微管。

二、纤　　毛

纤毛（cillium，cilia）是细胞膜的一种特化结构，分布在上皮细胞的表面，纤毛的规律性摆动可以输送上皮表面的物质；如果纤毛发生病变，则可妨碍异物的排出。

1. 纤毛的超微结构　纤毛主要分布于上呼吸道、男女生殖道一定的部位及脑室和室管膜等上皮细胞表面。纤毛的直径为 0.1～0.25μm，长度为 5～10μm，表面为质膜，自上而下分为顶端、主干和基体，顶端呈圆锥形，主干为长条状，基体位于细胞顶部胞质内，基体的微管在末端逐渐聚集成锥体状，成为小根（rootlet）（图 15-3）。从纤毛的横切面看，

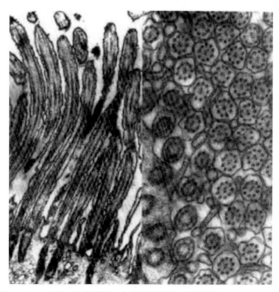

图 15-3　大鼠输卵管上皮细胞纤毛电镜图（×50 000）

左图：纤毛纵切面；右图：纤毛横切面

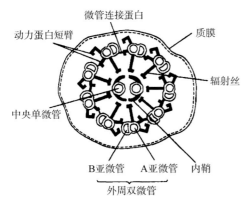

图 15-4 纤毛横断面模式图

纤毛基质中心有轴微管复合体，简称 "9+2" 结构，即有两根单独微管，周围有 9 组二联微管，其中 A 管上有两条短臂（short arm），由动力蛋白（dynein）组成，具有 ATP 酶活性。相邻二联微管间有连接蛋白（connexin），使整个轴丝（axoneme）紧密相连。从二联微管的 A 管伸出辐射丝（radial spoke），终止于近内鞘处，内鞘则由中央单独微管各伸出一条纤细蛋白臂围绕而成（图 15-4）。

静纤毛（stereocilium）实际上是微绒毛的一种，不能运动，较一般微绒毛粗长，并且长短参差、粗细不均，主要分布在附睾管上皮、输精管上皮和嗅上皮的支持细胞，耳蜗和前庭的感觉细胞，对物质的分泌和吸收起着重要的作用。

2. 纤毛的功能 一般认为纤毛沿长轴的主动运动与微管的滑动机制有关。动力蛋白臂的 ATP 酶的作用是提供能量，同时细胞顶端基体附近分布有大量的线粒体，可供能。纤毛运动产生快击-有效摆动（affective stroke）和慢击-恢复摆动（recovery stroke），并能互相协调，具有一定的同步性，但彼此又有一定的时相差，其结果是使整片纤毛呈现波浪式运动，称为异向波（metachronal wave）。纤毛的运动帮助细胞分泌物沿细胞表面按一定的方向移动，在生殖道则协助生殖细胞移动。

3. 纤毛的超微病变 纤毛的异常改变主要有以下几种。

（1）复合纤毛（compound cilium）：为多个轴丝的微管被包围在共同的质膜中，数量可达几十根，此种巨大纤毛（giant cilium）通常有运动障碍，同时常伴有肿胀。

（2）肿胀纤毛（swollen cilium）：纤毛内基质过多致纤毛膨大，呈球拍状，但其内部仅有一套轴丝微管复合体。

（3）轴丝微管复合体异常：包括数量的异常，如减少、增加或排列紊乱，即不构成 "9+2" 结构，而是构成 "9+0" "8+1" "7+1" 结构等；结构缺失，如动力蛋白臂全部或部分缺失、辐条缺失等；临床疾病，如不动纤毛综合征（纤毛运动障碍），此征多累及男性，常伴有呼吸道炎症（如肺炎、鼻窦炎）、不育、中耳炎等表现，电镜检查纤毛及精子尾部轴丝结构是重要的诊断手段。

（4）胞质内纤毛：即轴丝微管复合体向胞质内深入，或者长入细胞内的微囊中。

（5）不典型基体的纤毛：例如，狼疮肾的肾小管上皮细胞的纤毛，其基体巨大。

此外，不属于纤毛上皮的某些细胞偶尔也含有纤毛，数量极少，称为寡纤毛，又称原发性纤毛，常为 "9+0" 结构，没有运动活性。

纤毛损伤后是否能够修复，目前尚无定论。

三、鞭 毛

鞭毛（flagellum）内部结构与纤毛相似，但通常只有一根。精子尾部即由一根鞭毛构成，其尾部中段轴丝的外周尚有 9 根外致密纤维，轴丝和外致密纤维是运动装置，其中段线粒体鞘可提供能量。

鞭毛的运动方式与纤毛不同，为起伏波从根部向尖部沿全长传播。

鞭毛的异常改变除可有与前述纤毛超微病变相似外，精子尾部异常还可表现为外致密纤维的数量异常及排列错乱，线粒体鞘中线粒体局部缺失、肿胀或排列紊乱等，这些改变均只能在电镜下辨认。

（黄海霞）

第十六章 包 涵 体

　　细胞是所有生物体结构、功能和发育生长的基本单位，现代生物界中细胞是最小的具有独立生存功能的单位。细胞器（organelle）是细胞内具有一定形态、执行一定功能、恒定存在的结构，电镜下新的概念还包括核膜、质膜等。包涵体（inclusion）则为细胞内除细胞器外，有一定形态结构的代谢物的总称，为细胞内代谢物暂时的储存结构。包涵体广泛参与细胞各种代谢及功能活动，其存在部位、数量和形态随细胞生理和病理状态的变化而变化。细胞内常见的包涵体有分泌产物（分泌颗粒）、色素（黑色素、脂褐素、含铁血黄素）、碳水化合物（糖原）、蛋白质（蛋白晶体）、脂肪、病毒等，这些包涵体在正常和异常细胞中均有可能出现。

一、蛋 白 类

　　蛋白类包涵体多呈结晶状，分子排列有一定的规律，如人睾丸间质细胞中的 Reinke 结晶（图 16-1）。蛋白质性结晶状包涵体除可见于胞质基质外，也可出现于核内或线粒体及内质网中。

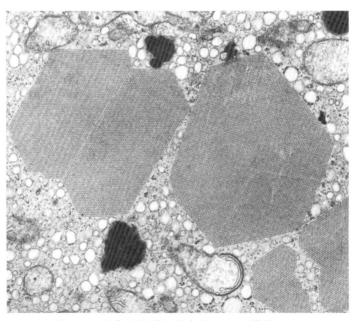

图 16-1　人睾丸间质细胞中的 Reinke 结晶

二、糖　　原

糖原（glycogen）为高电子密度的不规则颗粒，可分为 α、β 两种类型。β 糖原颗粒单个存在，直径为 15～30nm；α 糖原颗粒为花簇状，直径较大，约 100nm。β 糖原与游离核糖体易发生混淆。糖原在不同的生理及病理状态下数量变化较大。例如，进食后肝细胞内糖原颗粒增加，禁食后明显减少。但在萎缩、衰老和一些病变细胞中，常见糖原颗粒增多，这提示利用减少而非代谢增强。溶酶体内糖原堆积的显著例子见于糖原贮积病Ⅱ型。

成熟红细胞中的糖原见图 16-2。

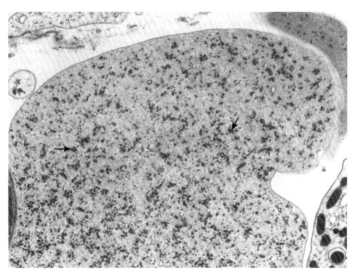

图 16-2　成熟红细胞中的糖原

三、脂　　类

脂类（lipids）为大小不一、电子密度高低不等的球形或滴状物，含有脂肪酸、三酰甘油、胆固醇和胆固醇酯，一般简称为脂滴（lipid droplet）（图 16-3）。脂滴的电子密度与脂滴所含不饱和脂肪酸的数量和不饱和程度有关，脂滴含有不饱和脂肪酸的量及脂肪酸不饱和程度越高，其与四氧化锇的亲和力越强，脂滴的电子密度就越高。大的脂滴中心部位可因固定剂未渗入而使其电子密度较周围低。在病理情况下，细胞内大量脂滴堆积，称脂肪变性。有时脂滴也出现在线粒体、高尔基复合体、内质网甚至核内等。

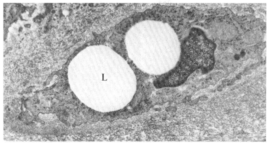

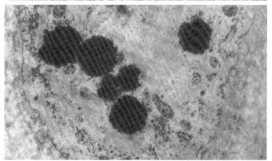

图 16-3　不同电子密度的脂类包涵体

四、病毒包涵体

几乎所有 RNA 病毒都是在胞质内装配的，而大部分 DNA 病毒则在核内装配，常见的病毒包涵体（viral inclusion）如细胞核内呈晶格状排列的腺病毒颗粒（图 16-4）。

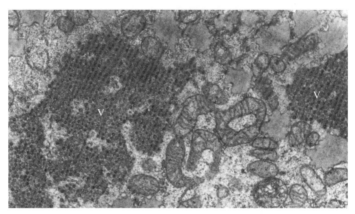

图 16-4　培养细胞中的病毒包涵体（V）

五、重金属物质沉积

重金属物质沉积如有毒重金属汞、铅等在细胞内沉积。

（董志芳）

3

第三篇

组织超微结构与超微病理

第十七章　血液系统的超微结构与超微病理

在人体循环系统内流动的血液（blood）约占体重的 7%。血液由血浆（plasma）和血细胞（blood cell）组成。血细胞约占血液容积的 45%，包括红细胞、白细胞（粒细胞、无粒细胞）、血小板等。

一、血细胞的超微结构与功能

（一）红细胞

红细胞（erythrocyte，red blood cell）直径为 7.5～8.5μm，扫描电镜下为双凹圆盘状，多个红细胞常叠加在一起呈缗钱状，中间较薄，周边较厚，这种形状不仅使其具有较大的表面积，而且可使红细胞内任意一点到达细胞膜表面的距离不超过 0.85μm。透射电镜下可见成熟红细胞内无核、无细胞器，只有电子密度均匀的血红蛋白（hemoglobin，Hb），可以将其看成一个由细胞膜包围的、装满血红蛋白分子的囊，血红蛋白可以结合和运输氧和二氧化碳。红细胞膜内侧有网架状结构的膜骨架，使红细胞有一定的弹性和可塑性，在通过毛细血管时红细胞可以改变形状。红细胞不能进行核酸生物合成，也不能进行蛋白质生物合成和有氧氧化。维持其生理功能（包括膜的钠泵主动运输、维持红细胞外形及整个细胞的生命活动）是通过膜的主动运输从血浆中获得葡萄糖，经糖酵解获得 ATP。

红细胞的功能是在肺泡和组织之间传递氧和二氧化碳。一般成年人在安静状态下每分钟须摄取和利用的氧约 250ml，同样产生和排出约 200ml 的二氧化碳，红细胞在肺泡和组织之间起着传递氧和二氧化碳的重要作用，摄入的氧供机体进行正常的新陈代谢，产生的二氧化碳则被排出体外。红细胞的平均寿命约为 120 天，衰老的红细胞只是功能活动和理化性质发生了变化，而无形态上的特殊标志。

在外周血中也可见少量的网织红细胞，即新生的红细胞，细胞内还可见少量的残存细胞器，如残留的线粒体、游离核糖体、高尔基复合体等。网织红细胞一般经过 1～3 天成熟。

（二）白细胞

根据白细胞（leukocyte，white blood cell）的光镜涂片标本胞质内有无特殊颗粒，将其分为粒细胞（granulocyte）和无粒细胞（agranulocyte）两大类。前者包括中性粒细胞、嗜酸性粒细胞和嗜碱性粒细胞；后者又分为单核细胞与淋巴细胞。

1. 中性粒细胞　成熟中性粒细胞（neutrophilic granulocyte，neutrophil）略呈圆形，直径为 10～20μm，表面有少量短小的微绒毛，核分叶（一般为 3～4 叶），各叶间可相连，由于切面关系也可完全分开，异染色质呈粗块状分布在核膜下，不易见到核仁。偶见粗面内质网，游离核糖体较少，这说明中性粒细胞很少进行蛋白质合成。高尔基复合体亦不发达，线粒体也少见。中性粒细胞最显著的特点是胞质内含有大量大小不一、形态各异、电子密度不等的颗粒。根据其形态及电子密度可分为 Ⅰ 型颗粒和 Ⅱ 型颗粒。Ⅰ 型颗粒最大，可达 0.5μm，多为圆形或椭圆形，均质，电子密度很高，相当于光镜下的嗜天青颗粒，颗粒中含有酸性磷酸酶、过氧化物酶、吞噬素、溶菌酶等。这种颗粒多见于幼稚的中性粒细胞，所以又称初级颗粒；成熟中性粒细胞中颗粒约占 20%。Ⅱ 型颗粒很小，直径一般为 0.1μm 左右，形态不规则，有圆形、杆状、米粒状等，是中性粒细胞特有的颗粒，所以又称为特殊颗粒，含有碱性磷酸酶、溶菌酶、吞噬素、胶原酶等，约占中性粒细胞颗粒的 80%（图 17-1）。

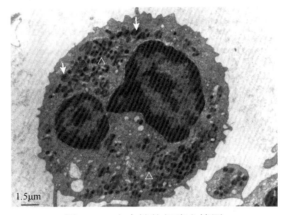

图 17-1　人中性粒细胞电镜图

↓. 嗜天青颗粒；△. 特殊颗粒

中性粒细胞的主要功能是消灭入侵机体的细菌和其他感染因子。当机体受到侵犯时，中性粒细胞受细菌产物和感染组织释放的某些化学物质的趋化作用，能以变形运动的方式穿出血管，聚集到细菌侵犯的部位（中性粒细胞一旦暴露于某一趋化因子，就会失去第二次反应的能力）吞噬细菌，形成吞噬体。吞噬体与特殊颗粒及嗜天青颗粒融合，细菌即被颗粒内的各种酶消化分解，成熟的中性粒细胞和杆状核中性粒细胞都具有这种功能。中性粒细胞在组织中可存活 2～3 天。

2. 嗜酸性粒细胞（eosinophil）　成熟的嗜酸性粒细胞直径为 10～15μm，细胞核大多分成两叶，异染色质一般分布在核周，常染色质则分布在核中央。胞质内有较发达的高尔基复合体，有少量线粒体和较多的糖原颗粒。嗜酸性粒细胞胞质内充满了高电子密度颗粒（即光镜下的嗜酸性颗粒），电镜下呈圆形或椭圆形，内含细颗粒状的基质和方形或长方形的致密结晶体，有些结晶体的电子密度不如基质高，结晶体的电子密度可能与颗粒的成熟度有关。颗粒中含有酸性磷酸酶、芳基硫酸酯酶、过氧化酶和组胺等，因此也称为溶酶体（图 17-2）。

嗜酸性粒细胞和中性粒细胞一样，也有变形运动并具有趋化作用，可吞噬异物或抗原-抗体复合物，灭活组胺或抑制其释放，从而减弱过敏反应；还可借助抗体与某些寄生虫结合，释放颗粒内的酶，杀死虫体和虫卵。因此，过敏性疾病和寄生虫感染时嗜酸性粒细胞数量增多。嗜酸性粒细胞在组织内可存活 8～12 天。

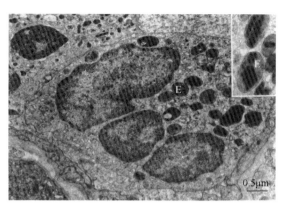

图 17-2　嗜酸性粒细胞电镜图

E. 嗜酸性颗粒

3. 嗜碱性粒细胞（basophil）　成熟的嗜碱性粒细胞直径为 10～12μm，呈球形，细胞核呈杆状或分叶状，异染色质在核膜下呈块状聚集。胞质内细胞器少，特征性的颗粒在电镜下电子密度较浅，其内充满细小的微粒，呈均匀分布，有些颗粒内可见板层状或指纹状结构，颗粒大小为 0.15～1.2μm，为水溶性，含肝素、组胺、白三烯等，这些物质可使平滑肌收缩，小血管通透性增高，从而导致过敏反应。嗜碱性粒细胞在组织内可存活 12～15 天（图 17-3）。

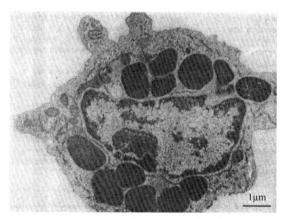

图 17-3　嗜碱性粒细胞电镜图

4. 单核细胞（monocyte）　直径为 14～20μm，是白细胞中体积最大的细胞，呈圆球形。扫描电镜下可见单核细胞表面有基部较宽的微绒毛。核为肾形或马蹄形，与其他白细胞相比常染色质较多，狭窄的异染色质位于核周缘部，有 1～2 个核仁，高尔基复合体发育较好，在核凹处有中心粒，中心粒周围有放射状排列的微管。胞质内含有许多电子密度较高的颗粒，颗粒内含有过氧化酶、酸性磷酸酶、非特异性酯酶和溶菌酶等，因此也是溶酶体；线粒体丰富，基质电子密度较高；粗面内质网较少，此外。胞质内还有核糖体、糖原颗粒及小泡（图 17-4）。

单核细胞在骨髓生成，进入血液循环并停留 1～5 天后，穿出血管进入组织分化成巨噬细胞，所以单核细胞通常与巨噬细胞统称为单核巨噬细胞系统，其基本功能也基本相同，包括：①参与免疫过程，对抗各种感染因子；②对损伤及衰亡的细胞及细胞碎片进行清除；③在一定的免疫反应中与淋巴细胞作用提高杀菌功能。

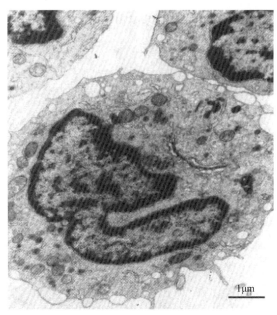

图 17-4　单核细胞电镜图

5. 淋巴细胞（lymphocyte）　根据大小分为小淋巴细胞（6～8μm）、中淋巴细胞（9～12μm）及大淋巴细胞（13～20μm），外周血小淋巴细胞最多，无大淋巴细胞。淋巴细胞核为圆形，一侧常有一个小凹陷，染色质致密呈粗块状，核质比大。细胞质少，含有少量高电子密度颗粒（嗜天青颗粒）和丰富的游离核糖体，还有少量粗面内质网或线粒体（图 17-5）。

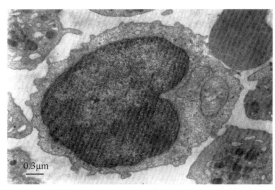

图 17-5　淋巴细胞电镜图

根据淋巴细胞功能可将其分为 T 淋巴细胞、B 淋巴细胞和大淋巴细胞三大类。T 淋巴细胞约占淋巴细胞总数的 75%，参与细胞免疫并具有调节免疫应答的作用；B 淋巴细胞占血液淋巴细胞的 10%～15%，可受抗体刺激分化为浆细胞，产生抗体参与体液免疫；大淋巴细胞包括 K 细胞与 NK 细胞，前者借助其 Fc 受体与抗体的 Fc 段结合，进而杀伤靶细胞。NK 细胞则无须抗体存在，也无须抗原刺激即可杀伤某些肿瘤细胞。

（三）血小板

血小板（blood platelet）是巨核细胞脱落下来的胞质小块，其不是一个完整的细胞，直径为 2～4μm。扫描电镜下可见血小板为双凸扁盘形，受到刺激可伸出小突起。血小板中央为颗粒区，周围为透明区。透明区周围有环形微管束，微丝位于微管之间并深达质膜下，线粒体、内质网等细胞器和颗粒成分位于透明区的基质中。颗粒成分是血小板中最突出的成分，是血小板黏性变过程中分泌物质的源泉，分为 α 颗粒和致密颗粒两种。α 颗粒数量多，可呈圆形、椭圆形或杆状，由单位膜包裹，直径为 0.15～0.2μm，内容物电子密度中等，含有纤维蛋白原、IV 因子、组织蛋白酶 A 和 D、酸性水解酶、阳离子蛋白及多种细胞因子。致密颗粒直径为 0.5～1.5μm，有膜包绕，内容物电子密度极高，膜下有较窄的空晕，颗粒内含有 5-HT、ADH、ATP、Ca^{2+}、肾上腺素、抗血纤维蛋白酶等。致密小体是血小板储存ADP、血清素、Ca^{2+}等的部位，在有关因子的作用下，可活化上述物质，扩大凝集范围。因此，致密颗粒减少或缺乏会导致血小板凝集障碍。血小板内有两套小管系统，即开放小管系和致密小管系。开放小管系与细胞表面相通，血浆能进入该小管，从而增大血小板与血浆的接触面积，有利于摄取物质和释放颗粒内容物。致密小管系是封闭小管，不与外界相通，分布于血小板周边，管腔电子密度中等，过氧化物酶反应阳性，相当于滑面内质网，具有收集 Ca^{2+} 和合成前列腺素的功能（图 17-6）。

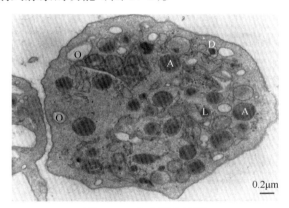

0.2μm

图 17-6　血小板电镜图

A. α 颗粒；D. 致密颗粒；L. 溶酶体；O. 开放小管系

二、血细胞的发生

（一）造血器官的正常超微结构

1. 红骨髓的超微结构及血细胞的发生　成人造血器官包括红骨髓、脾和淋巴结等。其中最重要的红骨髓广泛分布在婴儿骨髓腔内，成年后则主要分布在长骨骺端、不规则骨及扁骨中等。成人长骨干的骨髓腔为脂肪组织占据，容纳黄骨髓，不再造血，但仍保持造血的潜能，一旦机体需要，则又可转变成红骨髓进行造血。红骨髓由网状结缔组织、血窦、发育各阶段的各种血细胞及巨噬细胞等组成。除此之外，尚有少量脂肪细胞、肥大细胞、浆细胞及其他结缔组织细胞。

红骨髓有丰富的血窦，窦壁由三部分组成，即内皮细胞、基底膜和外壁细胞。内皮细胞是很薄的单层扁平细胞，胞质内含有许多小泡、微丝和微管，此外，还有核糖体、溶酶体和不发达的高尔基复合体。内皮细胞外有不连续的薄的基底膜，基底膜外是外壁细胞。外壁细胞是一种网状细胞或一种分支的成纤维细胞，能产生嗜银纤维。成纤维细胞和嗜银纤维共同构成骨髓的网状结构，各发育阶段的血细胞位于网眼内。营养动脉从骨髓中部进入骨髓腔后形成分支及末梢，在腔内形成毛细血管网。在正常情况下，外壁细胞从血窦外面掩盖了内皮细胞的大部分。在一定条件下，这种细胞的体积可以增大或缩小。此外，外壁细胞也可发生脂肪变而成为脂肪细胞，使骨髓呈黄色，称为黄骨髓，黄骨髓没有造血功能。如果造血呈活跃状态，则骨髓呈红色，其中充满幼粒细胞、红母细胞和巨核细胞；血窦壁变得很薄，几乎仅留下内皮细胞，由浸润的生血细胞取代了外壁细胞。

内皮细胞胞质可形成缝隙，成熟的血细胞由此通过窦壁进入窦腔。巨核细胞紧贴血窦外表面而附着于内皮缝隙处并通过这种缝隙将血小板释放到窦腔。巨核细胞则由于其体积很大，通常不会由缝隙进入血窦，同时也可阻止窦腔内的成分外流。各种造血细胞在骨髓内的分布虽然没有严格的定位，但其排列有一定的规律：成红细胞倾向于成串出现在窦壁附近，亦可见幼红细胞岛（erythroblastic islet）；粒细胞系统通常在造血间隙中心位置；淋巴细胞可遍及整个红骨髓。除此之外，到处可见巨噬细胞、肥大细胞、浆细胞和其他结缔组织细胞。

各种血细胞均起源于共同的干细胞，其分化成熟在骨髓中有序地进行。它们首先在多能干细胞池内增殖、分裂，然后到定向干细胞池中进行红细胞、粒细胞及巨核细胞的发育并成熟。整个过程是不可逆的，已分化的细胞不能再回到幼稚细胞阶段。成熟细胞在骨髓中保留一段时间，然后按成熟的先后顺序由骨髓向周围血液释放，在血流中保留一段时间后进入组织。衰亡的红细胞最后被单核巨噬细胞系统吞噬和清除。

2. 脾的超微结构及功能 脾在胚胎时期能产生各种血细胞及血小板。出生后，脾只能产生淋巴细胞，它是人体内最大的淋巴器官，仍保持着制造多种血细胞的潜能。机体需要时，脾能重新制造多种血细胞，称为髓外造血。

脾髓可区分为红髓与白髓两大部分。红髓由脾窦和脾索构成。脾窦窦壁内皮细胞为长杆状，沿血窦长轴平行排列，胞核所在处的胞体向窦腔内突出。内皮细胞间有缝隙，内皮细胞外有薄的基底膜。窦腔内有各种血细胞，窦壁内外贴附着许多巨噬细胞，可清除血中异物、抗原及衰亡的自身细胞。

脾索是相邻血窦之间的结构，主要由网状结缔组织构成，网眼内含有各种血细胞，但主要是 B 淋巴细胞聚集之处，此外还有巨噬细胞和一些浆细胞。这些游离的血细胞可穿过内皮细胞进入脾窦。

白髓主要由密集的淋巴组织构成，包围在中央动脉周围，构成小动脉周围淋巴鞘，为胸腺依赖区，其中的淋巴细胞多为 T 淋巴细胞。白髓中有脾小结，小结中央有生发中心。生发中心和红髓髓索为胸腺非依赖区。

红、白髓间有移行区，又称边缘区，是淋巴细胞及抗原交换的通道。脾中 B 淋巴细胞比较多，约占脾中淋巴细胞总数的 60%，是体内产生抗体的主要部位。脾除具有清除血液中异物、病菌、衰老和死亡的血细胞及具有造血功能外，还有储血和参与免疫反应等功能。

（二）各类型血细胞分化与成熟过程的超微形态学

1. 红细胞的发生　在红细胞生成素的刺激下，对红细胞生成素敏感的干细胞经历一系列的分化，从原红细胞分化成网织红细胞需要 48～72 小时，其间经过原红细胞（proerythroblast）、早幼红细胞（early erythroblast，或称嗜碱性成红细胞，basophilic normoblast）、中幼红细胞（mediate erythroblast，又称多染性红母细胞，polychromatophilic normoblast）、晚幼红细胞（1ate erythroblast）或正色成红细胞（orthochromatic normoblast）到网织红细胞（reticulocyte）等几个阶段。在细胞的分化成熟过程中，胞质和胞核均发生一系列改变。细胞体和细胞核从大到小，最后核经浓缩被排出细胞外。在分化过程中，核内异染色质从少到多、从分散到聚集，核仁从明显到消失；胞质内细胞器如核糖体、多聚核糖体、线粒体、内质网及高尔基复合体等，均由丰富到逐渐减少或消失，胞质内的血红蛋白成分则相反，随着细胞的成熟，血红蛋白数量逐渐增多，直至红细胞完全成熟时，细胞内完全被血红蛋白成分所充填。现将各发育阶段红细胞特征简述如下：

（1）原红细胞：是一种较大的原始红细胞，直径为 20～25μm，细胞呈不规则圆形或椭圆形，核大，约占细胞的 80%，核内染色质呈分散状，有 1～2 个较大的核仁，显示典型不成熟的细胞核结构。胞质内多聚核糖体十分丰富，常由 2～6 个核蛋白单体组成。线粒体呈圆形或卵圆形，此外可见高尔基复合体，但粗面内质网很少。铁蛋白分子呈单个分布在胞质中，糖原含量不等。

（2）早幼红细胞：光镜下又称嗜碱性成红细胞，由于此发育阶段的红细胞内含有丰富的多聚核糖体，其中 RNA 成分能与阳离子染料亚甲蓝和天青蓝结合，从而形成胞质的强嗜碱性。早幼红细胞比原红细胞略小，直径为 15～18μm，胞核占据细胞的 80%。胞核内异染色质凝集成粗网状，很少见到核仁。胞质内多聚核糖体仍很丰富，线粒体和内质网少，可见一个或多个高尔基复合体。在正常情况下，早幼红细胞约占骨髓幼稚成红细胞的 20%～50%，在缺铁时，早幼红细胞几乎从骨髓中消失。相反，在某些病理情况下，由于血红蛋白合成障碍，铁不能被充分利用，过剩的铁在细胞内沉积，早幼红细胞内就有较多和较大的铁分子聚集。在正常早幼红细胞阶段，细胞内已合成了一定数量的血红蛋白，同时，此阶段细胞经受了一次有丝分裂，细胞内的微管位于细胞边缘所形成的胞质突起区，微丝则通常紧靠核膜。

（3）中幼红细胞：较早幼红细胞略小，直径为 10～15μm，异染色质明显增加并呈较粗大的团块状聚集，无核仁，胞质内由于已合成较多数量的血红蛋白，多聚核糖体较早幼红细胞阶段明显减少。在细胞的边缘有噬铁蛋白现象。在骨髓中常见中幼红细胞与网状细胞紧密接触，胞质内可见单个的铁蛋白分子，也可见含铁小体。胞质内细胞器明显减少。

（4）晚幼红细胞：胞质内已合成大量血红蛋白，其特征是电镜下细胞边缘呈不规则形，这反映了细胞的一种运动状态。胞核明显缩小并移向细胞的一端，准备排出胞外。胞质内血红蛋白明显增加，细胞器明显减少，由 6 个单体组成的多聚核糖体亦逐渐减少，由两个核蛋白单体组成的多聚体和单体数目增多，这说明多聚核糖体开始解聚。

（5）网织红细胞：在红细胞发育过程中，其胞核被排出胞体后余下的胞质部分即构成网织红细胞。这时的细胞为不规则形，通常在细胞的一端呈现一些不规则的胞质突起，此端是胞核排出的地方。网织红细胞胞质内除含有大量血红蛋白外，尚可见少量残存的细胞器，如线粒体及高尔基复合体，这些细胞器在发育的后一阶段亦逐渐消失。网织红细胞不含内质网。细胞可进入骨髓中的毛细血管。

2. 中性粒细胞的发生　原始粒细胞即髓母细胞（myeloblast），一般经过 3～5 次有丝分裂而发育成早幼粒细胞（promyelocyte）、中幼粒细胞（myelocyte）和晚幼粒细胞（metam-yelocyte），以后进一步发育成杆状核粒细胞及分叶核粒细胞。晚幼粒细胞及杆状核粒细胞存在于骨髓储存池内，等待时机释放到周围血液。

（1）髓母细胞：体积较小，直径约 10μm，呈圆形或卵圆形，有一个大的卵圆形胞核，胞核内以常染色质为主，核仁为 3～5 个；胞质较稀少，无任何颗粒，但具有丰富的游离多聚核糖体。此外尚可见少数分散的内质网，还可见小的中心体及高尔基复合体位于胞核附近，线粒体位于高尔基复合体相对一侧的胞质中。

（2）早幼粒细胞：较髓母细胞增大，直径约 15μm，胞核呈不规则圆形。此阶段胞质内粗面内质网数量增加，高尔基复合体体积增大，最突出的改变是胞质内出现颗粒，颗粒大多为圆形，直径为 400～500nm，不成熟的颗粒内含絮状物，随着颗粒不断成熟而变得致密和均质化，即为光镜下的嗜天青颗粒或称 A 颗粒。成熟的 A 颗粒含有过氧化物酶及酸性磷酸酶等，因此它属于溶酶体性质。高尔基复合体、核周隙及粗面内质网池为早幼粒细胞的分泌装置，内含过氧化物酶的阳性物质，这些阳性物质是 A 颗粒的前身物质。在这一阶段，偶可见有丝分裂象。

（3）中幼粒细胞：较早幼粒细胞小，直径约 12μm，胞核变长并出现凹陷，染色质较早幼粒细胞致密，已有异染色质的聚集。本阶段细胞的另一形态特征是胞质内出现两种颗粒，即除 A 颗粒外，还有一种新生的过氧化酶阴性颗粒，称为特殊颗粒或 S 颗粒，呈圆形或棒状。与 A 颗粒相比，S 颗粒的直径为 200～300nm，呈电子密度较低的均质状结构。此种颗粒为过氧化物酶阴性，它不属于溶酶体。在成熟的 S 颗粒中含有碱性磷酸酶、溶菌酶等。在此发育阶段，胞质内仍以 A 颗粒为主，S 颗粒数量还相当少，在逐渐发育的过程中，A 颗粒不断减少，S 颗粒不断增加。除此之外，胞质内开始出现糖原和较为丰富的核糖体，但粗面内质网和线粒体较早幼粒细胞明显减少。

（4）晚幼粒细胞和杆状核粒细胞：在电镜下很难严格加以区分。杆状核细胞的核进一步发育，即发育成分叶核的早期阶段，细胞体积则略变小。两种细胞胞质内均有两种颗粒存在。此阶段细胞已不能再分裂，胞质内仅有小的高尔基复合体，并且已无活性，已不能再产生新的颗粒。

综上所述，细胞的整个发育过程遵循如下规律：细胞体积由大变小，胞核与胞质比例亦由大变小，胞核从大而光滑到出现凹陷，进一步分叶，核内染色质由主要为常染色质变成明显异染色质性。胞质内从无颗粒发展到出现 A 颗粒和 S 颗粒。随着细胞的成熟，A 颗粒不断减少，S 颗粒不断增多。胞质内各种细胞器由丰富到简单。

随着细胞的不断成熟，变形运动、细胞膜活性及胞质颗粒运动等在晚幼粒细胞阶段出现，在正常情况下，晚幼粒细胞和杆状核细胞亦可出现在周围血中，但此阶段的粒细胞并非都释放入血，在骨髓中粒细胞数量远多于周围血液中粒细胞数量。晚幼粒细胞和成熟粒细胞在骨髓中的数量约为每公斤体重 5×10^9 个，是周围血液中该种细胞数量的 16 倍。

3. 嗜酸性粒细胞的发生　嗜酸性粒细胞的发育过程与中性粒细胞基本相似，但胞体较中性粒细胞大，其发育过程大致可分为嗜酸性早幼粒细胞、嗜酸性中幼粒细胞和嗜酸性晚幼粒细胞三个阶段。

（1）嗜酸性早幼粒细胞：胞核大，呈圆形或卵圆形，主要由常染色质组成，可见 1～2 个核仁。胞质内有丰富的核糖体，高尔基复合体亦十分发达，有小的线粒体。嗜酸性早幼粒细胞阶段，胞质内出现颗粒，颗粒大而圆，内含电子密度均匀的物质，而无结晶核芯。

（2）嗜酸性中幼粒细胞：胞核开始变小和出现凹陷，核仁已不常见，细胞器亦较嗜酸性早幼粒细胞减少。此阶段胞质内除电子密度均匀的颗粒数量增多外，又出现第二种形态的颗粒，这种颗粒内含有特有的结晶核芯，这种特殊结构的出现，常成为嗜酸性中幼粒细胞与其他粒细胞区别的重要形态特征之一。上述两种颗粒之间的关系尚不清楚，一般认为，后者由前者发育而成，它们是同一类型颗粒的不同发育阶段。也有学者认为，后一种颗粒是在嗜酸性中幼粒细胞阶段重新产生的，但这两种颗粒内均含有酸性磷酸酶和过氧化物酶，因而可视之为溶酶体。

（3）嗜酸性晚幼粒细胞：胞核进一步凹陷，向分叶核发展，核仁消失，胞质内细胞器进一步减少。但此阶段已出现糖原颗粒，具有结晶核芯的嗜酸性颗粒数量明显增多，均质无核芯颗粒减少，有小的线粒体。

4. 嗜碱性粒细胞的发生　嗜碱性粒细胞（basophil）的成熟过程一般与嗜酸性粒细胞和中性粒细胞相似，但在其整个发育过程中，胞质内的嗜碱性颗粒基本上未见明显变化。在嗜碱性早幼粒细胞阶段，胞核大，呈圆形，常染色质占绝对优势，胞质内具有丰富的核糖体，但胞质颗粒很少。在以后的发育过程中，颗粒逐渐增多，但并未见形态上的明显变化，直至嗜碱性晚幼粒细胞阶段，大而电子致密的均质颗粒才占据整个胞质范围，胞质内细胞器大量减少。

5. 单核细胞的发生　单核细胞（monocyte）在骨髓中的发育过程包括胞核和胞质两个方面的变化。胞核的变化包括染色质的分布及胞核的形态改变，胞质变化则主要表现在胞质颗粒的改变上，但与中性粒细胞及嗜酸性粒细胞不同。随着单核细胞的成熟，胞质内颗粒的形态并未发生明显变化，而主要是颗粒内所含酶成分不相同。与中性粒细胞成熟过程相比，另一不同点在于中性粒细胞胞质颗粒的产生在骨髓内即已全部完成，而单核细胞两种颗粒的产生在细胞的整个发育过程中，甚至整个细胞生活周期中都是连续不断的，即使单核细胞成熟并已进入周围循环，其分泌产生胞质颗粒的功能仍然存在。因此，在形态上，单核细胞内的分泌器高尔基复合体自始至终是较为发达的。在骨髓内，单核母细胞较粒细胞稍大，但形态上两者很难区别，只有当细胞发育到较后期，即原单核细胞向幼单核细胞发育阶段时，胞质内出现少数颗粒，两者才易区别。单核母细胞呈圆形，表面较光滑或仅具有少数微绒毛，胞核大，呈圆形或卵圆形，可见 1 至多个核仁，核质比例大于 1，胞质内有丰富的核糖体。线粒体呈圆形或卵圆形，数量较多，粗面内质网少，高尔基复合体较小。当细胞发育到较后时期，胞质内可出现少数颗粒，颗粒内含有过氧化物酶和酸性磷酸酶，性质上类似于中性粒细胞的 A 颗粒，但比中性粒细胞的 A 颗粒小，并且电子致密，两者不难区别。前单核细胞或幼单核细胞，细胞体积增大，但其增大比例不等，直径为10~16μm，核质比例约为1。细胞表面出现较原单核细胞多的微绒毛突起，胞核出现凹陷，这是原单核细胞向幼单核细胞发育过程中的一个重要标志。至发育更晚期，胞核可呈马蹄形，呈一至几个核仁。胞质内多聚核糖体较原单核细胞减少，线粒体形态及数量未见明显改变，高尔基复合体发达，胞质内颗粒增多，但其总量则远少于中性粒细胞。此发育阶段的后一时期，胞质内出现第二种颗粒，这种颗粒只能从其所含酶的种类不同而加以区别，即后一种颗粒内绝无过氧化物酶，但它亦不同于中性粒细胞的S颗粒，后者含有碱性磷酸酶，而单核细胞的第二种颗粒却呈碱性磷酸酶阴性。

6. 血小板的发生 始于巨核系祖细胞，经原巨核细胞（megakaryoblast）、幼巨核细胞（promegakaryocyte）发育为成熟巨核细胞，巨核细胞胞质脱落形成血小板。原巨核细胞分化为幼巨核细胞，其体积变大，胞核呈肾形，染色质凝聚变粗，由幼巨核细胞形成多倍体的巨核细胞。巨核细胞呈不规则形，直径为40~70μm，胞核呈分叶状，染色质呈粗块状，核仁消失。胞质内有许多血小板颗粒，滑面内质网形成网状小管将胞质分隔成若干小区。巨核细胞伸出细长的胞质突起穿过血窦壁伸入窦腔，其胞质末端膨大脱落形成血小板。巨核细胞（megakaryocyte）是产生血小板的母细胞，因此其发育、成熟过程亦是血小板的产生过程。在其整个发育过程中，胞质的变化是与血小板的成熟过程一致的。

7. 淋巴细胞的发生 淋巴细胞（lymphocyte）起源于胚胎卵黄囊中的多能干细胞，以后移至胚胎肝，最后定居于骨髓。一部分多能干细胞在胚胎早期迁入胸腺，在皮质区分化成大淋巴样细胞，即定向干细胞和前T淋巴细胞。这时的细胞表面无抗原，前T淋巴细胞移至胸腺髓质，在那里发育成胸腺细胞。此时细胞经过形态和性质的改变，细胞体积变小并出现表面抗原。在逐渐成熟过程中，细胞表面抗原减少，具有免疫活性，即具有能接受抗原刺激、发生免疫反应的特性。细胞离开胸腺后经血流至脾，主要集中于白髓中的胸腺依赖区。当抗原存在时，细胞进一步成熟为具有免疫功能的细胞。另一部分骨髓多能干细胞在腔上囊（鸟类所特有）和类腔上囊器官发育成B淋巴细胞。人类没有腔上囊，对于人类类腔上囊器官的认识目前尚不完全一致，但近来多数学者认为是骨髓。因此，认为人类B淋巴细胞是在骨髓中直接发育成熟的。从前B淋巴细胞到幼稚B淋巴细胞的发育过程中，细胞表面由无表面受体到具有表面受体，即能接受抗原刺激转化为浆细胞，产生抗体。细胞通过血流至脾，主要集中在生发中心和红髓髓索，即非胸腺依赖区。脾中含有较高比例的B淋巴细胞，约占脾中淋巴细胞总数的60%，是体内产生抗体的主要部位。

事实上，血细胞的发生是一个动态变化的过程，以上所描述的每一个阶段均不可截然分开，只是为了帮助读者理解，才人为分成从幼稚到成熟不同阶段。因此，无论是电镜观察还是图片阅读，都应该根据胞核和胞质的变化综合分析，才能准确判断。应特别注意，在病理条件下，胞核与胞质发育可能不平衡，更应仔细分析。

三、电镜技术在血液疾病诊断中的应用

通过常规的血涂片和骨髓检查，涉及血细胞的疾病常可以得到明确的诊断。光镜和组织化学技术为血液疾病的形态学诊断奠定了基础，对血液疾病的类型判断和发病原理研究

起到了至关重要的作用。电镜技术和光镜技术的结合，从超微结构水平更容易解释常规检查中见到的许多形态学变化，有利于不断提高光镜诊断水平。

1. 血液和骨髓的取材　观察目的不同，取材的方式有所不同，具体操作前一定要向相关人员咨询。

（1）白细胞的取材：1%肝素抗凝的静脉血 4ml，离心 10 分钟，1000 转/分，吸去上层血浆（注意不能触动浅黄色的白细胞层），缓慢加入 4℃ 4%戊二醛固定液 2ml，固定 30～60 分钟后，小心取出白细胞层（浅黄色层），再加入 4℃ 4%戊二醛固定液进一步固定 4 小时以上，此后按常规透射电镜样品制备和切片。

如果白细胞数量过少，可以适当多抽取静脉血，或者用直径小的离心管。

（2）血小板的取材：透射电镜血小板的取材，必须使用硅化的玻璃管，经低速离心取得抗凝血，得到富含血小板的血浆，后续同白细胞的取材操作。

（3）骨髓样品的取材：把通过骨髓穿刺得到的穿刺液 1ml，在细离心管内离心分离出有核细胞层，或者把骨髓穿刺得到的颗粒挑出，用戊二醛固定液固定，其他步骤与常规透射电镜样品制备相同。

2. 几种血液疾病的电镜下超微结构变化

（1）贫血：类型较多，通过常规的检查基本可以确诊。巨幼细胞性贫血主要缺陷是 DNA 前体合成障碍，DNA 复制和细胞分裂均受到抑制，但此时胞质内的 RNA 绝对量增加，蛋白质仍能合成，表现为胞核的发育落后于胞质的成熟。电镜下细胞的体积增大，染色质比相应的正常细胞疏松，核仁多见，核质比例比正常小，见于幼红细胞，可能累及粒细胞系和巨核细胞系。铁粒幼细胞性贫血是血红素合成障碍和铁利用不良引起的，主要形态学改变为出现环形铁粒幼细胞。电镜下可见细胞核周围有载铁线粒体环绕，致密团块状或微粒状的铁质位于线粒体基质内，线粒体表现为肿胀、变形，甚至结构破坏。胞质内游离铁蛋白和含铁小体比正常情况多。应当注意的是，正常人骨髓中铁粒幼细胞只可在胞质中发现含铁小体，而无载铁线粒体，此特征在电镜观察时有利于鉴别。

（2）白血病：在白血病细胞中很容易观察到发育异常的超微结构现象。例如，细胞发育在某一阶段不能正常成熟，胞核和胞质成熟不同步，各种细胞器的发育失去正常程序和相互协调关系。细胞器水平的变化，胞核和胞质中的异常结构，如核袋、核裂、棒状小体、原纤维小体、核糖体-板层复合体等，在电镜下才能观察到。上述变化必须在电镜下观察到一定数量的细胞并对各种病变做综合分析，同时，注意结合临床和光镜下的观察结果，才能得出结论，但在判断白血病细胞类型方面，电镜观察结合细胞化学反应结构更具判断价值。

（蒋玲芳）

第十八章　心血管系统的超微结构与超微病理

20 世纪 60~70 年代，心内膜心肌活检技术的开展及心内直视手术时钳夹心肌取材，使人们对心血管系统特别是心肌超微结构的研究有了很大进展。1962 年，Sakakibara 和 Konno 首次报道用导管钳经静脉从右心室或左心室夹取心内膜组织。在我国，心内膜心肌活检技术的应用始于 20 世纪 80 年代初。

心肌取材时应注意应激反应，取材范围约在 0.5mm 内。避免应激反应的方法为固定 10 分钟后，把钳夹处四周的组织切割掉，再继续固定。同时，为了诊断或研究更准确，强调三级切片（光镜切片、半薄切片及超薄切片）的联合利用。所取心肌活体样品还可做免疫学、组织化学等分析。

一、正常心肌细胞超微结构和分子构成

心肌细胞按结构和功能可分为起搏传导细胞和收缩细胞（contractile cell）两类，后者占绝大多数，分布于心脏壁的中层，即心肌层。

心肌细胞又称心肌纤维，其超微结构与骨骼肌纤维相似，二者的主要不同点：①心肌细胞的 SER 即肌质网和横小管在肌丝之间不完整地把肌丝分割包围成束，无典型的肌原纤维结构，通常称肌丝区；②心肌细胞横小管位于相当于 Z 线处；③肌质网靠近横小管处不形成粗大的终池，并且通常只形成二联体；④心肌细胞的肌质网不如骨骼肌细胞发达，Ca^{2+} 储存能力较低；⑤心肌细胞通常只有一个核，多位于细胞中间；⑥心肌细胞内常见脂褐素，并且有随年龄增加而增多的趋势，如在心房肌细胞内常可见心房特殊颗粒（图 18-1、图 18-2）。

1. 肌膜　心肌细胞质膜称肌膜（sarcolemma），质膜加上基板于 Z 线位置横向折入形成横管或 T 管（transverse tubule），其内含细胞外液，与细胞外间隙相通。通常心室肌的横管更发达。

2. 间盘　又称闰盘（intercalated disk），为心肌细胞的连接装置，其中纵向节段主要是缝隙连接，又称侧侧连接（side to side junction）；横向节段主要为中间连接和桥粒，又称端端连接（end to

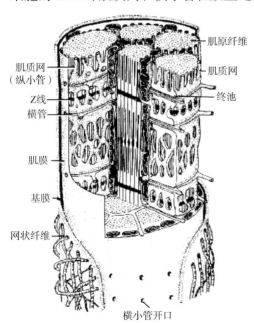

图 18-1　骨骼肌纤维超微立体结构模式图

（图中标注）肌原纤维　肌质网　肌质网（纵小管）　终池　Z线　横管　肌膜　基膜　网状纤维　横小管开口

end junction）。缝隙连接既是低电阻通道，又是传递冲动或信息的重要管道。上述肌膜、横管和闰盘统称为外膜系统（图 18-3）。

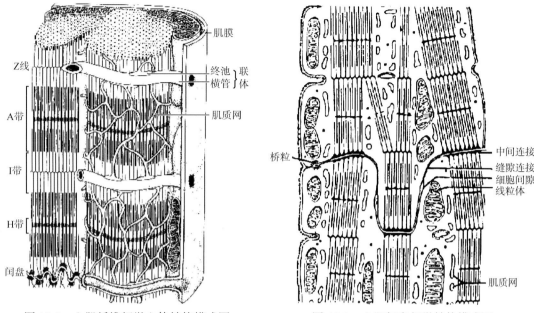

图 18-2　心肌纤维超微立体结构模式图　　　　　图 18-3　心肌闰盘超微结构模式图

3. 肌质网　又称肌浆网（sarcoplasmic reticulum，SR），即细胞质内薄壁密闭管系，也称纵管系统（longitudinal system）或 L 系统，参与二联体的组成，可进一步分为游离肌质网（free SR）和连接肌质网（junctional SR）。后者与肌膜和闰盘也形成偶联结构。偶联结构，特别是二联体的侧囊，即终池（terminal cisterna），具有明显的 ATP 酶活性，为有效的钙泵，能够摄取、储存和释放 Ca^{2+}，在心肌兴奋收缩偶联中起重要作用（图 18-4）。

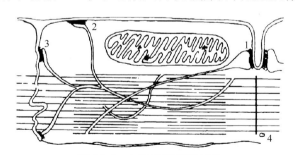

图 18-4　心肌细胞偶联结构

1. 三联体；2. 网状肌质网与质膜偶联；3. 网状肌质网与闰盘偶联；4. Z 管

4. 肌丝区不典型的肌原纤维（myofibril）　由周期性重复排列的肌节组成，终端固定于闰盘横向走行节段的内侧面。

（1）肌节（sarcomere）：为心肌收缩的基本结构单位，Z 线构成细胞内网或细胞骨架，起着连接相邻细肌丝的作用，此处含结蛋白性质的中间丝。

（2）肌丝分子结构

1）粗肌丝（thick myofilament）：为肌球蛋白（myosin）的聚合体，单个肌球蛋白为纤维蛋白，由 6 条多肽链（2 条长链和 4 条短链）组成，300～400 个肌球蛋白分子组成一根粗肌丝。

2）细肌丝（thin myofilament）：由肌动蛋白（actin）和调节蛋白组成，后者包括原肌球蛋白（tropomyosin）和肌钙蛋白（troponin）及少量的 α-辅肌动蛋白（α-actinin）等。其中的肌钙蛋白为复合体，有 3 个亚单位：Tn C、Tn T、Tn I，Tn C 为钙结合亚基，又称肌钙蛋白 A，能与两个 Ca^{2+} 结合；Tn T 为原肌球蛋白结合亚基；Tn I 为抑制亚基，可抑制肌动蛋白与肌球蛋白头部即横桥（cross bridge）接触（图 18-5）。

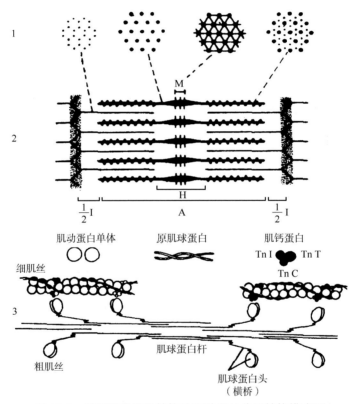

图 18-5　肌原纤维超微结构及两种肌丝分子结构模式图

1. 肌节不同部位的横切面，显示粗肌丝与细肌丝的分布；2. 一个肌节的纵切面，显示两种肌丝的排列；3. 粗肌丝与细肌丝的分子结构；Tn T. 肌钙蛋白 T；Tn C. 肌钙蛋白 C；Tn I. 肌钙蛋白 I

3）心肌细胞收缩机制：心肌细胞的收缩，可用肌丝滑动学说来解释。其主要过程如下所述。

A. 肌细胞兴奋→肌膜去极化→细胞外间隙 Ca^{2+} 经膜内流→引起外膜系统和线粒体储存的 Ca^{2+} 逸出并触发侧囊释放 Ca^{2+}→肌质 Ca^{2+} 浓度上升至 10^{-5}mol/L，Ca^{2+} 迅速与 Tn C 结合，导致肌钙蛋白-原肌球蛋白复合体构型变化→肌动蛋白活性位点暴露→与肌球蛋白横桥结合形成肌动-肌球蛋白复合体，同时横桥 ATP 酶活性增高，ATP 水解释放能量，横桥牵拉细丝沿粗丝间滑动，肌节缩短。

B. 兴奋过后→肌膜极化状态恢复→Ca^{2+}逆向循环→肌质 Ca^{2+}下降至 10^{-7}mol/L，Ca^{2+}从 Tn C 解离→肌钙蛋白-原肌球蛋白复合体构型恢复→肌动蛋白的活性区域被遮盖→与肌球蛋白头部脱离，肌节松弛。

5. 线粒体　心肌细胞线粒体占细胞体积的 25%～30%，主要分布于肌原纤维之间及肌膜下附近，其嵴数量多，多呈板层状或"Z"形。

6. 特殊颗粒（specific granule）　在右心房心肌细胞内多见，可作为心房肌和心室肌的鉴别点之一，颗粒内含心钠素，故心脏亦被认为是一个内分泌器官。

7. 包涵体及脂褐素　心肌细胞内常可见脂滴、糖原等代谢物，脂褐素也常见，多分布在核周的胞质区域，且有随年龄增加而增多的趋势。

二、心肌的超微病理改变

电镜用于心血管疾病的诊断，与临床开展心内膜下心肌活检术和心血管外科的不断发展密切相关，也为相关疾病的早期诊断、治疗方案的选择、预后判断等开辟了新途径，对于疾病的发生、转归、提高诊断水平等，也有重要的研究价值和实用价值。

心肌的超微病理改变主要表现为心肌细胞早期的非特异性代偿性肥大和后期的变性改变，可见于原发性心肌病、继发性心肌病、先天性心脏病、瓣膜性心脏病等。在临床应用方面，如能够连续动态取材观察，即可根据其超微结构的变化判断预后。心肌细胞的结构异常多为非特异性改变，包括以下几个方面。

（1）心肌细胞的大小和排列：心肌细胞肥大和萎缩，以及排列方式，可以通过光学显微镜观察进行判断。当然，石蜡切片、半薄切片和超薄切片并结合临床可以为诊断提供更为可靠的依据。一般当心肌细胞直径>20μm 时，表明肥大明显。

（2）细胞核的变化：心肌细胞肥大时，多伴有胞核增大，核形不规则、有深切迹，偶见胞核内小管形成，细胞变性时胞核的异染色质增多，常凝聚成团块状。

（3）肌原纤维的改变：心肌细胞肥大时肌丝成分丰富，变性则可见不同程度的肌丝溶解，Z 线增宽、模糊、堆积或呈棒状或呈波流样改变。严重退变的心肌细胞内可见大片肌丝溶解区。

（4）线粒体的变化：心肌细胞胞质局部线粒体增多或减少，可见巨大线粒体或线粒体内糖原沉积、基质颗粒增大、不同程度肿胀等改变。

（5）肌质网的变化：肌质网的增生、扩张为心肌细胞变性的改变，特别是在灶性肌丝溶解区常见较多扩张的肌质网和增生肿胀的线粒体。

（6）肌膜和横管的改变：肌膜增厚，呈城垛样或指突样改变，横管可增多并扩大，严重退变时可见肌膜破裂，肌质成分流失，肌膜下水分积聚，致电子密度下降，髓样结构形成。早期肌膜损伤可通过硝酸镧（lanthanum nitrate）等标记示踪观察。

（7）闰盘：在肥大心肌细胞中可见多闰盘现象，心肌细胞退变时可见闰盘间隙存在多处不同程度扩大，可能会影响细胞骨架。

（8）其他改变：心肌细胞退变时，胞质内脂褐素明显增多，坏死心肌细胞内可见大量次级溶酶体；糖原贮积病 Ⅱ 型患者的心肌细胞内有大量糖原沉积，电镜下可做出明确诊断；心肌细胞长期慢性退变时可见心肌细胞萎缩、数量减少，而间质胶原原纤维增生，可用光镜判断。

三、毛细血管的类型、超微结构及超微病理

1. 毛细血管类型

（1）连续型厚内皮：分布于肌肉、睾丸、卵巢，平均厚度为 0.2μm。

（2）连续型薄内皮：分布于肺、胃肠道、中枢神经系统等，平均厚度为 0.1μm。

（3）有窗孔内皮：分布于肾小球、内分泌器官，平均厚度为 0.08μm，窗孔大小约 70nm，孔中有隔膜，也可无膜，内皮细胞基底面有连续的基膜。

（4）血窦：分布于肝血窦内皮细胞、脾、骨髓等，部分内皮细胞基底膜不完整。

2. 毛细血管的超微结构　　毛细血管一般由内皮细胞、基底膜和周细胞组成。内皮细胞多扁平，胞核内异染色质较多，细胞器较少，胞质内常见微吞饮小泡，并可见细胞自身的紧密连接。新生毛细血管的特点为内皮细胞较大、形态幼稚，管腔较小。正常情况下毛细血管由 1～2 个内皮细胞围成，超过 3 个内皮细胞者通常不是毛细血管（图 18-6）。

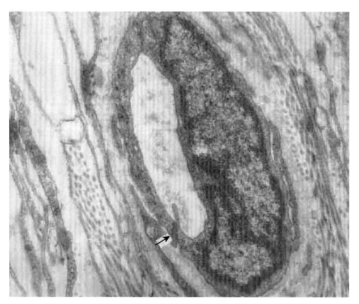

图 18-6　毛细血管电镜图（箭头所示为紧密连接）

3. 毛细血管的超微病理

（1）缺氧等可造成内皮细胞肿胀，使管腔变小甚至闭塞，或者使紧密连接打开，毛细血管外纤维蛋白沉积，最后使毛细血管崩解。

（2）缺乏维生素 C，可导致毛细血管基底膜不完整或消失，内皮细胞连接开放，造成出血。

（3）重金属如镉中毒时，睾丸毛细血管可出现肿胀、溶解性坏死。

（4）组胺可使毛细血管内皮细胞微吞饮现象增加，质膜小泡增多，使内皮细胞收缩，

细胞连接开放，造成渗出增多。

四、动脉的超微病理

动脉分为大动脉、中动脉、小动脉（直径 1mm）和微动脉（直径 300μm），其管壁结构可分为内膜、中膜和外膜。

血管内膜的内皮细胞在超微结构方面具有下列特征：①内皮突起；②质膜小泡；③Weibel-Palade 小体；④丰富的胞质微管、微丝。血管内皮细胞的功能：①产生 AB 血型抗原；②胞质内杆状小体含促凝血因子（凝血因子Ⅷ）；③产生抗凝血因子——前列环素；④灭活去甲肾上腺素、缓激肽、5-HT、组胺等；⑤使血管紧张素Ⅰ转变为血管紧张素Ⅱ，促使血管收缩等。需要指出的是，大动脉中层没有成纤维细胞，其平滑肌细胞具有合成胶原原纤维和吞噬的功能，在动脉硬化时吞噬脂质后形成泡沫细胞。血管内皮细胞之间为紧密连接，但在动脉壁的某些部位可见肌内皮连接，其作为一种较特殊的连接方式，可感受血管内压力、化学成分的变化。

常见的动脉超微病理：

（1）由于多种有害因素造成的内皮细胞大泡形成，甚至内皮脱落。

（2）高血压动脉改变：早期内皮细胞内肌动蛋白丝增多，平滑肌细胞肥大，吞饮活动增强，之后内皮细胞连接打开，血浆渗入中膜，纤维蛋白沉积，管壁增厚、硬化、破裂、出血，免疫复合物的沉着则引起免疫损伤。

（3）多发性大动脉炎：内皮细胞大多脱落，残存者也变性退变，少数平滑肌细胞及泡沫细胞直接裸露于管腔，中膜弹性纤维破坏或增生，广泛纤维化使平滑肌细胞排列紊乱、形态改变，可出现增生、肥大或变异为成纤维细胞样，以及泡沫化形成泡沫细胞（大量吞噬脂滴），外膜明显增厚，常见新生微血管，偶有炎性细胞浸润。

（蒋玲芳）

第十九章　肝、胃、肠、胰的超微结构与超微病理

一、肝的超微结构与基本病变

电镜技术在肝病的研究中已经使用了数十年，肝是电镜技术最早在医学生物学研究中使用的器官之一。这是因为肝是全身代谢最旺盛的器官之一，并且其细胞器具有代表性，采用快速针吸活检技术，容易在肝取得接近生理状态下的样品。肝活检已经是临床上诊断的直接证据手段之一，在肝病的诊断和治疗过程中，电镜技术发挥了非常重要的作用。

（一）肝细胞

肝细胞构成了肝的主要结构，其数量和体积占肝实质的 80%。肝细胞是高度分化的细胞，呈多边形，细胞内各种细胞器发达，因此常作为生理、生化、药理和病理学的研究对象。肝细胞的直径为 20～30μm，但随着生理、病理状态的变化而不同。

肝细胞质膜因其功能和接触环境的不同分为 3 种表面。①窦周间隙面：直接暴露于窦周隙，占 50%，为肝-血物质交换面，大量不规则微绒毛伸入窦周隙。②毛细胆管面：占 15%，为两个相邻的肝细胞表面内陷出现的细胞间隙，即毛细胆管腔，腔面有微绒毛，两端有紧密连接的封闭管腔，附近的胞质内富含微丝，以促进胆汁分泌。③肝细胞间面：是相邻肝细胞接触的面，占 35%。三个面均有钠钾 ATP 酶活性，可通过电镜组织化学方法显示其存在（图 19-1）。

1. 肝细胞核　大而圆，居于细胞中央，直径为 5～11μm，核内常染色质丰富，异染色质少而分散位于核周，核仁明显，细胞功能活跃时，核仁会移向核的周边，部分细胞有双核。

2. 肝细胞质

（1）线粒体：是肝细胞内重要的细胞器，每个肝细胞有 1500～2000 个线粒体，其数量随细胞功能状态和细胞在小叶内的位置而有差异，形态多为圆形或长圆形。病变状态下可出现线粒体肿胀，为可逆性改变。线粒体固缩、变形，最终降解而破碎，为不可逆改变。线粒体体积增大，形成巨大线粒体或畸形线粒体，其基质内可出现结晶状结构。线粒体数量增多伴体积增大，甚至可以充满整个肝细胞，常见于慢性活动性肝炎和肝硬化。

（2）内质网：也是肝细胞内重要的细胞器。粗面内质网十分丰富，常呈层状排列。滑面内质网呈小泡状，增生时可有较多的分支，呈珊瑚状或积聚成簇的小泡。内质网参与脂质代谢、解毒和激素的灭活及糖原的代谢。药物中毒和胆汁滞留时，可见内质网明显增生。

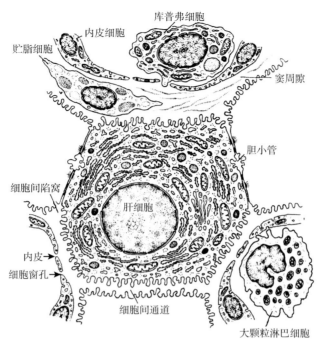

图 19-1　肝细胞、肝血窦、窦周隙和胆小管超微结构关系模式图

（3）高尔基复合体和溶酶体：高尔基复合体多位于邻近毛细胆管的肝细胞质内，参与脂质的合成和转运。溶酶体具有消化功能，其形态多样。

（4）微体：为单层界膜包绕的圆形小体，其内无定形基质的致密度高于线粒体基质，内含多种氧化酶，参与过氧化氢、脂类、嘌呤、乙醇代谢等。人类肝细胞中没有尿酸氧化酶，因此人的微体中没有核样体。

（5）细胞骨架：组成肝细胞的细胞骨架有微管、微丝及中间丝。微管参与调节细胞吞噬、分泌活动和在细胞内的转运；中间丝在肝细胞内弥散存在或集中成束，调节细胞的形态；微丝为肌动蛋白丝，在细胞膜和毛细胆管中形成网络结构，在保持细胞外形和促进胆汁的分泌中起重要作用。肝细胞受到损伤时，细胞骨架会发生明显变化，形成微丝束，甚至形成透明小体。

（6）肝细胞质内包涵体：糖原、脂质、蛋白质、分泌颗粒和色素颗粒等包涵体，其数量、形态可随不同的生理和病理情况有较大的差异。

3. 肝细胞常见病变

（1）肝细胞肿胀和气球样变性（ballooning degeneration）：是各种致病因子急性损伤所致的常见病变之一。细胞内水分增多引起细胞肿胀、体积增大、胞质电子密度变浅。电镜下粗面内质网呈囊状扩张，伴有脱颗粒现象；滑面内质网也扩张成大小不等的囊泡状。线粒体肿胀、基质密度降低，进一步发展呈气球样，胞核也可肿胀，最后因水分过多致细胞膜破裂，细胞死亡，称之为肿胀溶解坏死。

（2）肝细胞的固缩坏死：又称凋亡（apoptosis），是由细胞的遗传基因控制的死亡过程，可见于生理或病理过程中。早期染色质在皱缩的核膜下凝集，胞质凝聚，微绒毛消失，细胞表面有一些泡状胞质膨隆；晚期核碎裂，连同胞质脱落，形成由膜包绕的细胞碎片或称为凋亡小体。后者可被周围健康细胞吞噬，继而细胞器逐渐变性、崩解。

（3）肝细胞脂肪变性：是极为常见的基本病变之一。肝细胞体积增大、变圆，胞质内散在大小不等、电子密度中等的均质性无界膜的脂滴。严重时，小脂滴融合成一个大脂滴，将胞核压向胞体周边。其他超微结构改变因损伤因子不同而异。

此外，肝细胞受损可致肝细胞窦面的微绒毛缩短、减少或消失。慢性肝病肝细胞间面间隙增宽，可出现微绒毛，肝细胞窦面可有基底膜形成等。

（二）肝小叶的间质细胞

1. 血窦内皮细胞　血窦内皮细胞核呈卵圆形，突向窦腔，染色质较致密。胞质周边部很薄，有许多窗孔，其大小可随生理状态和受药物的影响而变化。窦隙外不形成连续的基板，因而血液与肝细胞之间无严密的屏障结构，大分子物质可自由通过。细胞器发育较差，但微丝、微管较发达。胞质内有较多的吞饮泡。内皮细胞在各种损伤因子作用下，常见水肿、窗孔减少，外侧可有断续的基底膜形成，称为肝窦毛细血管化（capillarization of sinusoids），可造成微循环障碍。

2. 库普弗细胞（Kupffer cell）　为肝内巨噬细胞，形态多样，胞体大部分突出腔内，靠众多的伪足依附于内皮细胞上或穿过窗孔伸入窦周间隙。其表面质膜有内陷，有较长的微绒毛和较厚的绒状外衣，以帮助细胞识别和捕捉异物并结合受体。细胞内溶酶体丰富，约占细胞器的 68%，吞噬体也极常见，内含衰老的红细胞或其他特定物质并可见大小吞饮泡。

3. 贮脂细胞（fat-storing cell）　外形不规则，多分布于窦周隙内成角处，最明显的特征是胞质中的脂滴数量不一，大小不等，电子密度较低。细胞核似成纤维细胞，异染色质较丰富，由于脂滴挤压，胞核常凹陷并位于细胞一侧。细胞器小而少，粗面内质网呈短管状，细胞膜下可见吞噬泡及小束微丝。贮脂细胞主要功能：一是储存维生素 A；二是当病理状态下肝细胞受损，贮脂细胞增生、肥大，肝发生纤维化时，贮脂细胞可转化为成纤维细胞，其特征为胞质中脂滴减少，粗面内质网发达、腔扩张，胞体周围胶原原纤维增多。

（三）某些肝病的超微结构特征

肝为全身代谢最旺盛和各种细胞器最丰富的器官之一。无论是原发性或继发性，也不论是理化或生物等损伤因素，都会直接或间接影响肝细胞的超微结构。观察肝超微结构变化，可以不同程度地反映其病理状态。例如，不少代谢性疾病的肝超微结构变化具有诊断意义；一些肝原发性或转移性肿瘤具有特异的超微结构特点；电镜观察到的细胞器量和质的变化，是评价药物或毒物对肝损伤，以及药物在肝病治疗中效果的重要形态学指标。电镜检查中须特别注意的是，由于肝细胞富含蛋白水解酶，离体后仍有一定的活性，因此要及时进行冷固定。此外，肝小叶不同区域肝细胞的形态和功能有一定的差异，不同病理条件下，不同区域的肝细胞变化也不相同，因此需半薄切片定位，再选择有意义或相似区域进行观察。电镜诊断必须结合临床资料和光镜检查结果，以避免由于观察样品有限或非特异改变而致误诊。

以下为某些肝病的主要超微结构改变：

1. Ⅱ型糖原贮积病 为先天性常染色体隐性遗传性疾病，由于影响糖原合成、分解的某些酶缺乏或有缺陷，细胞内糖原贮积。此类疾病可分为多种亚型，肝病变明显的是Ⅰ型和Ⅱ型。Ⅱ型是由于细胞内溶酶体酸性糖苷酶（α-葡萄糖苷酶）缺乏，病变累及全身所有组织，电镜下胞质中有大量散在分布的糖原颗粒贮积，其特征性变化是单颗粒糖原聚集在肝细胞和库普弗细胞的溶酶体内，胞质中还有较多的残余溶酶体、自噬小体等。

2. 酒精、药物及中毒性肝病 酒精性肝病是慢性酒精中毒的主要表现之一，可引起脂肪肝、酒精性肝炎，重者导致肝硬化。脂肪肝是最常见的病变，电镜下脂肪变性分为大空泡性脂变（中性脂）及小泡性脂变（类脂），以前者多见。肝细胞内线粒体增大、畸形，正常基质颗粒消失，偶有巨大线粒体和类结晶体。此外，粗面内质网、高尔基复合体均可增生。小叶中央静脉壁增厚、纤维化，贮脂细胞增生活跃，后期数量减少，转化为成纤维细胞，胶原原纤维明显增多。

许多药物和环境毒物都在肝代谢，都会引起不同程度的肝损害，急性肝损害可导致肝细胞变性、坏死及胆汁淤滞，慢性肝损害则可表现为慢性活动性肝炎、脂肪肝、肝纤维化、肝肿瘤等。常见的超微结构改变：①滑面内质网增生。这是药物诱导的适应性改变，但过度增生、密集排列，都是代偿失调、酶活性降低的形态学标志。②脂褐素增多。脂褐素是一种残余体，故其增加可视为轻度慢性中毒的指标。③某些药物可引起肝细胞内过氧化物酶体增加，但这是适应性变化还是病理性改变尚难确定。④其他如粗面内质网扩张、多聚蛋白体解聚、线粒体肿胀、脂滴增多、毛细胆管扩张、胆汁淤积、小叶内及汇管区炎性细胞浸润、窦周及肝细胞间隙胶原原纤维增生等，严重时可出现肝细胞广泛性坏死。

3. 肝炎 电镜检查对病毒性肝炎的研究具有重要作用，特别是慢性迁延性肝炎与慢性活动性肝炎，对肝炎后肝硬化的诊断也具有一定的参考价值。

（1）急性病毒性肝炎（acute viral hepatitis）：光镜下表现为肝细胞弥漫性肿胀、气球样变、灶性坏死及单核细胞浸润。电镜下最常见粗面内质网扩张、线粒体肿胀、溶酶体增多，面向窦周隙的肝细胞膜常有水肿或大泡形成，局部胞质溶解。肝细胞肿胀可压迫毛细胆管，使其管腔狭窄。有时毛细胆管扩张，内有胆汁淤积。部分肝细胞胞体缩小，电子密度增高，核固缩或破碎，细胞器模糊不清，即为光镜下的嗜酸性坏死或嗜酸性小体。肝窦中库普弗细胞增生，胞质中溶酶体增多。汇管区炎性细胞浸润明显，主要为淋巴细胞、组织细胞、中性粒细胞及嗜酸性粒细胞，甲型肝炎时浆细胞浸润比较明显。

（2）慢性病毒性肝炎（chronic viral hepatitis）：慢性迁延性肝炎时肝组织超微结构变化不明显。肝细胞内线粒体增生只见于少数病例，其基质密度增大，形态不规则，显著增大时可形成巨大线粒体，其中可见类晶体。丙型肝炎时，可见明显的滑面内质网增生，可呈分支管状或囊泡状。脂滴在丙型肝炎中比乙型肝炎更多见。肝细胞核外形不规则，核膜皱褶，核异染色质边集。慢性迁延性肝炎时肝细胞3个面的变化较肝细胞中各种细胞器的变化更具有诊断价值，肝细胞面间隙增宽并出现微绒毛；毛细胆管面微绒毛减少，管腔扩张；窦周间隙微绒毛轻度减少。丙型肝炎时可见肝细胞间隙及窦周间隙中胶原原纤维增多。肝窦内库普弗细胞、淋巴细胞数量增多，在丙型肝炎表现更突出，但炎性细胞浸润多见于窦内或窦周间隙，攻击肝细胞的现象十分少见。

慢性活动性肝炎时，肝细胞变性明显，与急性肝炎相似。肝细胞间隙中胶原原纤维进一步增生。小叶内淋巴细胞浸润增多，在乙型肝炎时常见淋巴细胞游走至肝细胞间隙并有突起伸向肝细胞，与肝细胞密切接触。近年来，通过用单克隆抗体和免疫细胞化学技术对肝组织内浸润的细胞进行研究发现，杀伤性 T 淋巴细胞及 NK 细胞的直接作用是引起病毒感染肝细胞损伤的主要因素。电镜下可见被攻击的肝细胞部分胞质溶解，小叶周边淋巴细胞入侵或包绕肝细胞现象更加显著，肝细胞通常破碎成片或被巨噬细胞吞噬。这些变化即为光镜下的碎片坏死灶，这是慢性活动性肝炎的重要诊断标准。间质胶原原纤维增多，贮脂细胞增生旺盛，随着体积的增大，其胞质中的脂滴减少，粗面内质网增多，提示贮脂细胞向成纤维细胞转化，这是肝硬化形成过程中纤维间隔形成的重要形态依据。

4. 肝细胞癌　在光镜下可以观察到不同形式的癌细胞排列，可呈现小梁状、带状、片块状或假管状。电镜下不同分化程度的肝细胞癌超微结构表现不一。

（1）低分化肝细胞癌的胞核常不规则，有深凹陷，常出现胞质包涵体，即核内假性包涵体。胞核内常染色质多，相当于光镜下的空泡状核，核仁大、多个。

（2）胞质细胞器数量、质量都有很大差别，线粒体数量、形状、大小变化不定。高分化癌线粒体常较多，呈圆形或卵圆形；低分化癌线粒体常较少，大小不一，形状不规则，可出现巨大线粒体，嵴排列不整齐。高分化癌粗面内质网较丰富，滑面内质网常增多，有时扩张呈大泡，有较丰富的糖原、发达的高尔基复合体及少量溶酶体。分化差的癌细胞，核糖体多而糖原减少，其他细胞器少。癌细胞间常见毛细胆管形成，腔面有微绒毛、紧密连接，有或无胆汁淤积，附近胞质中可见高电子密度胆色素颗粒。血窦呈狭隙状，癌细胞与内皮细胞紧密相连，微绒毛伸向窦周隙，无基板。

二、胃、肠上皮细胞的超微结构

（一）胃黏膜及胃底腺细胞的超微结构

胃黏膜上皮为单层柱状上皮，主要由表面黏液细胞组成，被覆于胃黏膜表面并向下延伸形成胃小凹，与胃底腺颈部相延续。胃底腺由主细胞、壁细胞、颈黏液细胞、干细胞和内分泌细胞组成。

1. 表面黏液细胞　胃黏膜的表面黏液细胞（surface mucous cell）在光镜下呈糖原染色（PAS）强阳性，此细胞可分泌含高浓度 HCO_3^- 的不溶性黏液。电镜下细胞游离面有短而稀疏的微绒毛，细胞间紧密连接发育好，细胞顶部充满电子密度较高的黏液颗粒，大部分致密而均匀，高尔基复合体、线粒体、游离核糖体丰富，内质网稀疏。胞核呈圆形或卵圆形，位于细胞基部。

2. 主细胞　胃主细胞（chief cell）又称胃酶细胞（zymogenic cell），数量最多，主要分布于腺底部，具有典型的外输性蛋白质分泌细胞的超微结构特点。电镜下细胞呈柱状，胞核呈圆形，位于基部，胞核内常染色质丰富，核周有大量呈板层排列的粗面内质网，线粒体丰富，胞核上方有发达的高尔基复合体，细胞顶部有许多电子密度不一、大小不等的圆形胃蛋白酶原颗粒（pepsinogen），细胞表面则有短而排列较稀疏的微绒毛（图 19-2）。

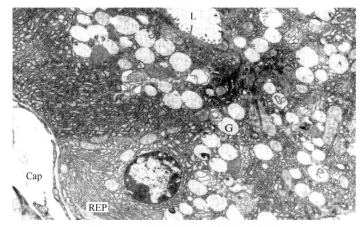

图 19-2　大鼠胃底腺主细胞电镜图
G. 酶原颗粒；RER. 粗面内质网；L. 腺腔；Cap. 毛细血管

3. 壁细胞（parietal cell）　又称泌酸细胞（oxyntic cell），此细胞体积大，多呈圆锥形，光镜下胞质呈均质而明显的嗜酸性。电镜下最典型的特征是胞质中有迂曲分支的细胞内分泌小管（intracellular secretory canaliculus），管壁和细胞顶部质膜相连，细胞表面和小管内富有微绒毛。分泌小管周围有表面光滑的小管和小泡，称微管泡系统（tubulovesicular system），其膜结构与细胞表面及分泌小管的膜相同。壁细胞的此种特异性结构在细胞的不同分泌时期有显著性差异。在静止期，分泌小管多不与腺腔相通，微绒毛短而稀疏，微管泡系统却极发达；在分泌期，分泌小管开放，微绒毛增多增长，使细胞游离面扩大 5 倍而微管泡数量锐减。这表明微管泡系统实为分泌小管膜的储备形式。壁细胞还有极丰富的线粒体（这是壁细胞胞质呈嗜酸性的原因），少量粗面内质网和高尔基复合体（图 19-3，图 19-4）。

分泌小管膜中有大量质子泵（即 H^+，K^+-ATP 酶）和 Cl^- 通道，能分别把壁细胞内形成的 H^+ 和从血液摄取的 Cl^- 运入小管，二者结合成盐酸后进入腺腔。线粒体为这一耗能过程提供了大量 ATP。盐酸（也称胃酸）能激活胃蛋白酶原，使之转变为胃蛋白酶并为保障其活性提供酸性环境，以使其对食物蛋白质进行初步分解；盐酸还有杀菌作用。人的壁细胞

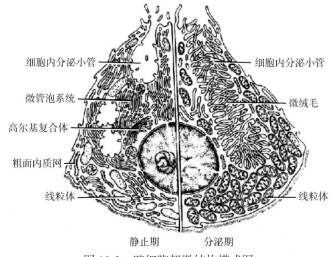

细胞内分泌小管　　　　　　　细胞内分泌小管
微管泡系统　　　　　　　　　微绒毛
高尔基复合体
粗面内质网
线粒体　　　　　　　　　　　线粒体

静止期　　　分泌期

图 19-3　壁细胞超微结构模式图

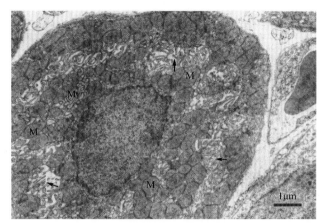

图 19-4　人胃壁细胞（分泌期）电镜图

Mv. 微绒毛；M. 线粒体；↑. 细胞内分泌小管

还分泌内因子（intrinsic factor），这种糖蛋白在胃腔内与食物中的维生素 B_{12} 结合成复合物，使维生素 B_{12} 在肠道内不被酶分解并能促进回肠吸收维生素 B_{12} 入血，供红细胞生成所需。萎缩性胃炎等疾病，由于内因子缺乏，维生素 B_{12} 吸收障碍，可出现恶性贫血。

4. 颈黏液细胞（neck mucous cell）　较少，位于胃底腺颈部，常呈楔形夹在其他细胞之间。胞核扁平，位于细胞基底，胞核上方有很多黏原颗粒，其分泌物为可溶性的酸性黏液。

5. 干细胞（stem cell）　存在于从胃底腺颈部至胃小凹深部一带，于普通制备的样品中不易辨认。细胞处于活跃的增殖状态，增殖的子细胞，有的向上迁移，分化为表面黏液细胞，有的停留在局部或向下迁移，分化为其他胃底腺细胞。

6. 内分泌细胞　主要为肠嗜铬细胞和 D 细胞。肠嗜铬细胞分泌的组胺主要作用于邻近的壁细胞，强烈促进其泌酸功能。D 细胞分泌的生长抑素既可直接抑制壁细胞的功能，又可通过抑制 ECL 细胞而间接地作用于壁细胞。

胃液含高浓度盐酸，pH 值为 0.9～1.5，腐蚀力极强，胃蛋白酶能分解蛋白质，而胃黏膜却耐腐蚀，不受破坏，这主要是由于其表面存在黏液-碳酸氢盐屏障。胃上皮表面覆盖的黏液层厚 0.25～0.5mm，主要由不溶性黏液凝胶构成并含大量 HCO_3^-。黏液层将上皮与胃蛋白酶隔离，而高浓度的 HCO_3^- 使局部 pH 值为 7，既抑制了酶的活性，又可中和渗入的 H^+，形成 H_2CO_3，后者被胃上皮细胞的碳酸酐酶迅速分解为 H_2O 和 CO_2。此外，胃上皮细胞的快速更新也使胃能及时修复损伤。正常情况下，胃酸的分泌量和黏液-碳酸氢盐屏障保持平衡；一旦胃酸分泌过多或黏液产生减少，或者是屏障受到破坏，都会导致胃组织的自我消化，形成胃溃疡。

（二）肠黏膜上皮细胞的超微结构

1. 肠吸收细胞　量最多，为柱状，胞核呈卵圆形，位于细胞基底部，游离面有纹状缘，电镜下可见由微绒毛（microvillus）组成。相邻细胞的侧面有连接复合体。发达的高尔基复合体常位于胞核上方及侧面。滑面内质网、粗面内质网、线粒体分布于高尔基复合体和终末网之间的胞质内。溶酶体多位于细胞顶部胞质中。

2. 杯状细胞　不规则分布于吸收细胞之间，呈高脚酒杯状。胞质内充满低电子密度膜包绕颗粒，细胞器被挤向细胞的周边。胞核位于细胞基底部，呈扁平或三角形。胞质富含核糖体、内质网和线粒体。高尔基复合体位于胞核上方。细胞游离面微绒毛稀少、短小。

3. 未分化细胞　位于肠腺的下半部。细胞呈柱状，胞核较大，位于基底部。细胞内线粒体、内质网均较少，高尔基复合体发育差，但游离核糖体较多。随着细胞的分化成熟，细胞器逐渐增多，游离缘微绒毛也增多。同时细胞向上迁移以补充顶端脱落的吸收细胞和杯状细胞。一般认为内分泌细胞、潘氏细胞也源于未分化细胞，故这种细胞又称增殖细胞（generative cell）。

4. 潘氏细胞（paneth cell）　多位于肠腺的基底部，常三五成群。细胞呈锥形，胞核呈圆形或卵圆形，位于基底部。最显著的特征是顶部胞质中含有很大的圆形分泌颗粒，由单层界膜包绕，呈致密、均质的颗粒状，组织化学及免疫组织化学显示颗粒内含有黏蛋白、糖类、溶菌酶及锌。线粒体、粗面内质网、高尔基复合体位于细胞基底部。潘氏细胞在调节肠道菌群平衡中可能发挥作用。

5. 内分泌细胞　细胞呈锥形、卵圆形、柱状或不规则形，多数细胞基底面附于基底膜上并有基底侧突与邻近的细胞相连。有的细胞顶端常达到管腔，在游离面上有少数微绒毛伸入管腔，这可能与接受管腔内化学刺激有关，属"开放型细胞"；有的细胞顶端无微绒毛，不暴露于消化管或腺腔，属"封闭型细胞"。胞质中含有一些粗面内质网和高尔基复合体。内分泌细胞最显著的形态学特点是，底部胞质中含有大量外被界膜的颗粒，故又称基底颗粒细胞（basal granular cell）。各种内分泌细胞颗粒的大小、形状、电子密度、有无晕轮及免疫组化染色特征等各不相同，这是鉴别各种内分泌细胞的依据。肠的内分泌细胞可分泌 5-羟色胺、肠高血糖素、促胰液素、胆囊收缩素、生长抑素、血管活性肠肽等（图 19-5）。

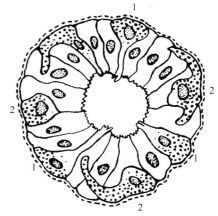

图 19-5　消化管内分泌细胞模式图
1. 开放型；2. 封闭型

6. 肠上皮内淋巴细胞及微皱褶细胞　上皮内淋巴细胞（intraepithelial lymphocyte）是肠黏膜内的一种特殊细胞，多位于上皮细胞之间。有些细胞体积小、胞质透亮、细胞器少，胞核位于细胞中央，与小淋巴细胞相似；有些似母细胞，核染色质稀疏，胞质内核糖体多，其他细胞器少；还有些与吞噬细胞相似，胞核大而呈锯齿状，胞质内有较多的核糖体、滑面和粗面内质网及发达的高尔基复合体。近年来已证实在人体内它们属于 T 淋巴细胞，可能是致敏的 T 淋巴细胞。

在肠集合淋巴小结处，局部黏膜向肠腔内呈圆顶状隆起，无绒毛和小肠腺。此部位上皮内有散在的微皱褶细胞（microfold cell，M 细胞），因其游离面有微皱褶而得名。M 细胞基底面质膜内陷形成一较大的穹隆状凹腔，内含多个淋巴细胞。M 细胞在光镜下难以分辨，只能根据其基底部是否包含淋巴细胞推断。电镜下可见其胞质中有丰富的囊泡。M 细胞是一种抗原提呈细胞，可摄取肠腔内抗原物质并以囊泡的形式转运，传递给下方的淋巴细胞。后者进入黏膜淋巴小结和肠系膜淋巴结内增殖分化为幼浆细胞，然后经淋巴细胞再循环途径，大部分返回消化管黏膜并转变为浆细胞。浆细胞除产生少量免疫球蛋白 G（IgG）进入循环系统外，还主要产生免疫球蛋白 A（IgA）。IgA 能与吸收细胞基底面和侧面膜中的一种称为分泌片（secretory piece）的镶嵌糖蛋白相结合，形成分泌性 IgA（secretory IgA，sIgA）。sIgA 被吸收细胞内吞入胞质，继而释入肠腔。sIgA 可特异性地与抗原结合，从而抑制细菌增殖、中和病毒，降低抗原物质与上皮细胞的黏着和进入。部分幼浆细胞还随血液进入唾液腺、呼吸道黏膜、女性生殖道黏膜和乳腺等部位，产生 sIgA，发挥相似的免疫作用，使消化道免疫成为全身免疫的一部分（图 19-6）。

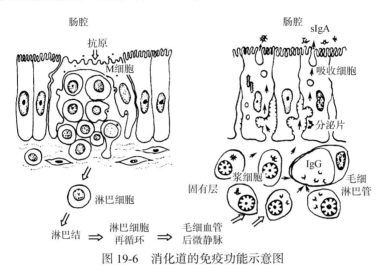

图 19-6　消化道的免疫功能示意图

三、胰腺细胞的超微结构

胰腺的实质由外分泌部和内分泌部组成。前者占绝大部分，能分泌胰液，有重要的化学性消化作用；后者是散在分布于外分泌部之间的细胞群，称胰岛，人胰岛主要有 A、B、D、PP、D_1 五种类型细胞，电镜下可辨认各类细胞分泌颗粒的形态特征，现多用免疫细胞化学方法鉴别和研究各类胰岛细胞。胰岛分泌的激素可进入血液或淋巴，主要参与糖代谢的调节。

1. 胰腺外分泌细胞　具有典型的外输性蛋白质合成细胞的超微结构特点，其基部胞质含有丰富的粗面内质网和核糖体，高尔基复合体也很发达，位于胞质的核上区，分泌颗粒（酶原颗粒）居于细胞顶部，颗粒数量随细胞的功能状态而变化，饥饿时细胞分泌颗粒增多，进食后颗粒被释放，数量减少。胰液中的消化酶主要有胰淀粉酶、胰脂肪酶、胰蛋白酶和糜蛋白酶等（图 19-7）。胰液的分泌受神经和体液的双重调节并以体液调节为主。胰腺细胞还分泌一种胰蛋白酶抑制物，可防止胰蛋白酶对胰腺组织的自身消化并可阻止胰蛋白酶对其他蛋白水解酶的激活作用。在病理情况下，胰蛋白酶抑制物作用受到遏制，胰蛋白水解酶活化，迅速破坏胰腺组织，导致急性胰腺炎。

2. A 细胞　占胰岛细胞总数的 10%～20%，细胞较大，常呈多边形，多分布于胰岛的周边，电镜下分泌颗粒较大（190～310nm），呈圆形或卵圆形，含有偏于一侧的致密芯，芯与膜之间有一新月形的帽样间隙，内含低电子密度的无定形物质。A 细胞分泌胰高血糖素（glucagon），故又称胰高血糖素细胞。

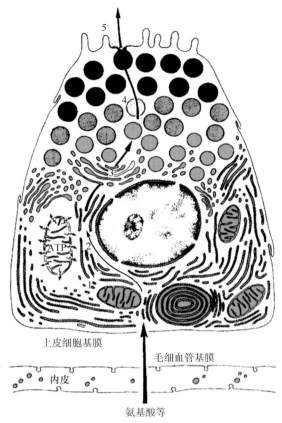

图 19-7 胰腺浆液性细胞分泌过程示意图
1. 合成；2. 输送；3. 包裹；4. 聚集；5. 排出

3. B 细胞 数量较多，占胰岛总数的 60%～70%，主要位于胰岛的中央部，分泌颗粒大小不等，直径为 225～375nm，电镜下其形态结构因动物种属而异，人和猫、犬等的 B 细胞颗粒内有一至数个电子致密芯，芯的形态多样，可为圆形、矩形、针状或呈菱形的类晶体，芯与胞膜之间的间隙较大。B 细胞分泌胰岛素（insulin），故又称胰岛素细胞。

此外，D 细胞数量较少，约占 5%，分泌颗粒较大（190～370nm），颗粒芯电子密度较低，包膜紧贴芯，没有明显间隙，分泌生长抑素（somatostatin）；PP 细胞数量很少，分泌颗粒较小（110～170nm），内含胰多肽（pancreatic polypeptide），是一种抑制性激素；D_1 细胞在人胰岛内较少，占 2%～5%，电镜下可见细小分泌颗粒（140～190nm），内含血管活性肠肽（VIP），能引起胰腺腺泡细胞分泌并刺激胰岛素和高血糖素的分泌。

除 B 细胞外，胰岛中的其他几种细胞也可见于胃肠黏膜内，其结构相似，在接受刺激、产生肽类或胺类激素及癌变等方面均有相似之处，在发生上有共性，因此有学者将胃、肠、胰中这些性质类似的内分泌细胞统称为胃肠胰内分泌系统，简称 GEP 系统。

（李 英）

第二十章　呼吸系统的超微结构与超微病理

呼吸系统包括鼻、咽、喉、气管、支气管和肺等结构。整个呼吸系统包括导气和气体交换两个部分：从鼻腔开始至肺内的终末细支气管为导气部分，而从呼吸性细支气管开始至肺泡管、肺泡囊和肺泡则为气体交换部分。

一、气管、主支气管上皮细胞超微结构

气管、主支气管上皮为假复层纤毛柱状上皮，至细支气管则逐渐变为单层纤毛柱状上皮，呼吸性细支气管上皮则为单层立方上皮。气管、主支气管上皮在电镜下可见约 6 种细胞：纤毛细胞、杯状细胞、基细胞、刷细胞、小颗粒细胞、克拉拉细胞（Clara 细胞）。其中前五种在气管和支气管上皮多见，终末细支气管上皮主要有两种，即纤毛细胞和克拉拉细胞，且以后者居多（图 20-1）。

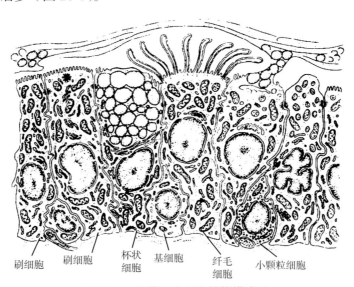

刷细胞　刷细胞　杯状　基细胞　纤毛　小颗粒细胞
　　　　　　　细胞　　　　　细胞

图 20-1　气管上皮超微结构模式图

1. 纤毛细胞（ciliated cell）　为气管、支气管上皮中的主要细胞，胞体呈柱状，游离面有纤毛。纤毛向咽部定向摆动，可以将黏液及其黏附的尘埃和细菌等推向咽部，然后咳出。在吸入有害气体和慢性支气管炎时，纤毛可出现减少、变形、膨胀，甚至消失。

2. 杯状细胞（goblet cell）　即黏液细胞，散在于纤毛细胞之间，与纤毛细胞比例为 1：（4～5），表面有短小微绒毛。杯状细胞分泌的黏液覆盖在黏膜表面，与气管腺的分泌物共

同构成黏液屏障，可以黏附和溶解气体中的尘埃颗粒、细菌和其他有害物质。

3. 刷细胞（brush cell）　表面微绒毛较多，长而直，排列如刷状，与肠道刷状细胞相似，具有吸收功能，可能为发育中的纤毛细胞，进一步可将其细分为刷 I 型细胞和刷 II 型细胞，也有学者认为该细胞具有感受刺激的功能。胞质内粗面内质网发达，没有分泌颗粒。

4. 小颗粒细胞（small granule cell）　又称弥散神经内分泌细胞（diffuse neuroendocrine cell），位于呼吸道上皮的基底部，数量少，呈锥体形，胞质中含小的分泌颗粒，与肾上腺髓质间质细胞分泌的儿茶酚胺等多肽物质（前列腺素）神经分泌颗粒相似，也与支气管类癌及燕麦细胞癌的癌细胞中颗粒相似。该细胞的分泌颗粒含有 5-羟色胺、铃蟾素、降钙素、脑啡肽等成分，能调节呼吸道和血管壁平滑肌的收缩和腺体的分泌。

5. 基细胞（basal cell）　亦位于呼吸道上皮的基底部，细胞呈锥体形、矮小，细胞顶部没有到达上皮的游离面。基细胞具有较强的分化能力，可分化为纤毛细胞和杯状细胞，慢性支气管炎时，能化生为鳞状上皮细胞。

6. 克拉拉细胞　以终末细支气管和呼吸性细支气管为多，电镜下细胞呈高柱状，顶部呈圆锥状突向管腔，微绒毛少、短、小，顶部胞质含有较多致密分泌颗粒。推测其功能有 3 种：①分泌蛋白水解酶，分解黏液，保持气道通畅；②含细胞色素 P450 氧化酶系，参与药物或毒物的生物转化及部分物质代谢；③有增殖、修复能力，可形成纤毛细胞等。

此外，气管、支气管黏膜下层有腺体，腺细胞分泌溶菌酶与分泌片，间质内的浆细胞分泌的 IgA 经腺细胞转运时，IgA 与分泌片结合形成 sIgA，排泌至黏膜表面，使其具有防御功能。

二、各级支气管的超微结构特点

各级支气管的管径逐渐变小，管壁变薄，结构逐渐简单。

1. 叶支气管和小支气管　结构与主支气管基本相似，超微结构的主要变化：①黏膜上皮为假复层纤毛柱状上皮，但管径变小，上皮变薄，杯状细胞逐渐减少；②固有层出现少量的环形平滑肌；③黏膜下层内的气管腺逐渐减少；④软骨由完整的气管软骨变成不规则的软骨片。

2. 细支气管（bronchiole）　管径在 1mm 左右，黏膜上皮由假复层纤毛柱状上皮逐渐移行为单层柱状纤毛上皮，杯状细胞减少直至消失，管壁的腺体也逐渐减少直至消失。环形平滑肌逐渐增加。

3. 终末细支气管（terminal bronchiole）　管径约为 0.5mm，上皮为单层柱状纤毛上皮，但没有杯状细胞。环形平滑肌纤维完整，腺体和软骨片消失。电镜下可见终末细支气管的上皮包括两种细胞，即纤毛细胞和分泌细胞。纤毛细胞数量少，分泌细胞数量多。此处的分泌细胞即克拉拉细胞，该细胞的游离面略高于纤毛细胞，呈圆锥形凸向管腔，顶部可见发达的内质网和分泌颗粒。上皮损伤时克拉拉细胞增殖分裂，可以分化为纤毛细胞（图 20-2）。

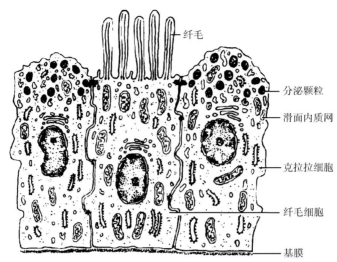

纤毛

分泌颗粒

滑面内质网

克拉拉细胞

纤毛细胞

基膜

图 20-2 终末细支气管上皮的纤毛细胞和克拉拉细胞的超微结构模式图

三、肺的呼吸部

肺的呼吸部是呼吸系统进行气体交换的部位，共同特点是都有肺泡。

终末细支气管形成 2～3 根呼吸性细支气管（respiratory bronchiole），后者的结构和终末细支气管相似，但管壁上连接有少量肺泡。呼吸性细支气管上皮为单层立方上皮，包括纤毛上皮和分泌细胞，在肺泡开口处移行为单层扁平上皮。每根呼吸性细支气管再分支形成 2～3 根肺泡管（alveolar duct），每根肺泡管连接有 20～60 个肺泡，肺泡管结构少，表面覆盖单层立方上皮或单层扁平上皮，相邻肺泡之间有结节状的膨大，多个肺泡共同开口形成的囊腔称为肺泡囊（alveolar sac）。

肺泡（pulmonary alveoli）是进行气体交换的主要场所，为肺支气管树的终末部分。每侧肺有 3 亿～4 亿个肺泡，肺泡由单层肺泡上皮和基膜组成，总面积可以达到 70～80m²，相邻肺泡之间的少量结缔组织称为肺泡隔，含有丰富的血管和弹性纤维。

肺泡表面为单层连续上皮细胞覆盖，其上皮细胞有两种类型：

1. Ⅰ型肺泡上皮细胞（type Ⅰ alveolar cell） 为单层扁平状，较薄（0.2μm），长 50～100μm，Ⅰ型肺泡上皮细胞与Ⅱ型肺泡上皮细胞之间有紧密连接，有核部位较厚，向肺泡腔突出，胞质内细胞器少，吞饮小泡稍多，覆盖肺泡表面积的 96%。一般认为，Ⅰ型肺泡上皮细胞无增殖与自我更新能力，而是由Ⅱ型肺泡上皮细胞增殖分化补充。

2. Ⅱ型肺泡上皮细胞（type Ⅱ alveolar cell） 单个散在，但数量比Ⅰ型肺泡上皮细胞多，多分布在多面形肺泡的成角处。细胞体积较大，呈矮立方状，表面有短小的微绒毛。此种细胞最突出的特点是含有单层膜被的嗜锇性圆形或卵圆形板层小体，内容物的主要成分为卵磷脂和神经磷脂等蛋白脂类和糖的复合物，可排泌到肺泡表面形成一层液膜，降低肺泡表面张力，从而维持肺泡稳定，减少液体自毛细血管向肺泡腔的渗出。Ⅱ型肺泡上皮细胞能分裂、转化为Ⅰ型肺泡上皮细胞。由Ⅱ型肺泡细胞及克拉拉细胞发生的癌称为细支气管肺泡癌（图 20-3）。

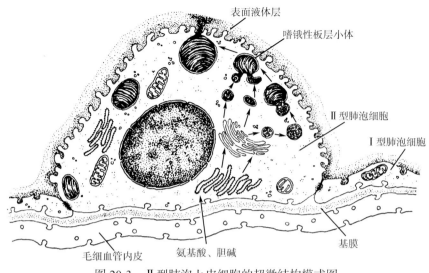

图 20-3　Ⅱ型肺泡上皮细胞的超微结构模式图

3. 气血屏障（blood-air barrier）　包括肺泡表面液膜（表面活性物质）、肺泡上皮细胞胞质及基底膜、间隙、毛细血管内皮细胞基底膜和内皮细胞胞质，平均厚度为 0.5μm 左右。肺泡毛细血管为连续型薄内皮毛细血管，肺泡与毛细血管之间的气体交换是通过呼吸膜及气血屏障来实现的，因此呼吸膜的变化具有重要的病理意义。

四、肺　泡　隔

肺泡隔为相邻肺泡之间的少量结缔组织，含有丰富的营养性毛细血管、弹性纤维、网状纤维和胶原原纤维及多种细胞成分，电镜下弹性纤维为无定形基质和周围的微原纤维。肺泡一面开口于肺泡囊、肺泡管或呼吸性细支气管，另一面则与肺泡隔的结缔组织和毛细血管密切接触。肺泡隔中的弹性纤维与吸气后肺泡的弹性回缩有关。肺泡巨噬细胞又称尘细胞，常位于肺泡隔或肺泡腔，来源于血液中的单核细胞，在心力衰竭时可明显增多，胞质内有大量吞噬溶酶体，故又称为心衰细胞（heart failure cell）。

呼吸系统的主要功能为气体交换。除了气体交换外，肺尚具有其他一些重要的功能：①肾产生的肾素，作用于血液内 α_2 球蛋白，然后形成血管紧张素Ⅰ，后者在肺毛细血管内皮细胞被激活成高活性的血管紧张素Ⅱ，再被运输到相应部位发挥作用；②肺能将不饱和脂肪酸合成为前列腺素；③肺能灭活 5-HT、去甲肾上腺素、乙酰胆碱和缓激肽等；④肺内毛细血管有高效的溶解纤维素作用。总之，呼吸系统，特别是肺，除了具有气体交换的功能外，还有许多其他的功能。

五、呼吸道的超微病理改变

呼吸道是机体与外界相通并进行气体交换的场所，因此体内外的各种损伤因素如失血、缺氧、高氧、激素、化学毒物、营养缺乏等均可引起呼吸道上皮的超微病理改变。

1. 常见的基本病变

（1）纤毛肿胀、融合或运动功能障碍。

（2）支气管上皮细胞坏死、脱落、鳞状化生。

（3）肺泡Ⅰ型上皮细胞肿胀、坏死、溶解；Ⅱ型上皮细胞增生、板层小体减少，转变为Ⅰ型上皮细胞并使气血屏障增厚，导致气体弥散功能障碍。

（4）毛细血管内皮细胞肿胀、肺间质水肿等。

2. 慢性支气管炎的超微结构改变

（1）黏膜上皮细胞纤毛减少，胞质内线粒体肿胀，内质网扩张，核固缩，甚至纤毛细胞从基底膜上脱落。

（2）杯状细胞明显增多，胞质内有大量黏液颗粒，严重时可引起细支气管炎、肺气肿，肺泡Ⅰ型上皮细胞损伤明显，而Ⅱ型上皮细胞损伤较轻。

此外，表面活性物质消耗增加（如创伤、休克），直接破坏、变性（吸入毒气、肺水肿），合成减少，分泌抑制（病毒性肺炎，长期缺氧）及肺泡表面血清性渗出（肺动脉栓塞）等都可破坏肺泡表面的稳定性，引起肺泡塌陷，临床上表现为进行性呼吸困难（ARDS）和低氧血症，从而导致急性肺衰竭。早产儿或新生儿可因先天性缺陷致Ⅱ型肺泡上皮细胞发育不良而出现新生儿呼吸窘迫综合征。

（宋艾珈）

第二十一章　肾的超微结构与超微病理

经皮肾穿技术始于 20 世纪 60 年代，活检组织的免疫学检查和电镜超微病理检查对了解肾小球疾病的发生机制、病变进程、病理分型及选择治疗方案和判断预后等都具有重要的指导作用。电镜下可清晰显示肾小球和肾小管各部位的微细结构，较易区分细胞类型，精确定位电子致密物沉积部位及细胞或组织损伤程度。因此，肾超微病理学已成为肾病学的重要组成部分之一，并且从广度和深度上推动了肾病理学的迅猛发展。

据统计，20 世纪 80 年代，美国约有 30%肾病依靠肾穿刺做出诊断，有学者通过国内外的前瞻性或回顾性活检的前后对比分析，证实肾活检对疾病临床诊断的修正率为 34%～63%。在我国，利用透射电镜对肾穿样品进行观察分析已普遍应用。

实际工作中应注意，穿刺取材的部位应是皮质，包埋组织块时先做半薄切片光镜定位，为了避免片面性，每例样品电镜观察至少 2 个以上的肾小球，镜下观察的主要内容包括肾小球的大小、球内细胞数、内皮细胞、系膜细胞及上皮细胞（脏层及壁层）的形态变化，毛细血管腔的大小、基膜形态及厚度、系膜基质及系膜区的变化、电子致密物的形态、大小和沉积物的部位等。此外，穿刺样品的另一部分可用于光镜组织学、免疫荧光及酶标技术检查等。

一、正常肾小球的超微结构

肾小球由毛细血管球和呈杯状的肾小囊组成，其详细结构如下所示（图 21-1）。

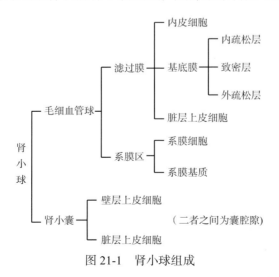

图 21-1　肾小球组成

1. 内皮细胞（endothelial cell） 为有窗孔（fenestra）内皮，直径为 70～100nm，窗孔总面积约占肾小球总滤过面积的 60%，内皮细胞胞质内有丰富的微丝和微管。一个毛细血管腔内通常只见 1～2 个内皮细胞。

2. 基底膜（basilar membrane） 位于内皮细胞和足细胞之间，由中间的致密层和两侧电子密度较低的内外疏松层构成。正常基底膜厚度均匀一致，成人为 270～350nm，儿童较薄，约为 110nm，主要功能是保证毛细血管壁的完整性和一定的通透性。

3. 脏层上皮细胞（visceral epithelial cell） 贴伏于基底膜外侧，因其胞质伸出许多足突（foot process），又称为足细胞（podocyte）。为肾小球内细胞中最大的细胞，胞核也较大，胞质内具有丰富的微丝、微管及中间丝。足突之间的间隙称裂孔（slit pore），宽度约 40nm，裂孔接近基底膜处有一层裂孔膜（slit membrane），厚约 5nm，这种结构有利于肾小球滤过膜实现选择性滤过功能（图 21-2）。

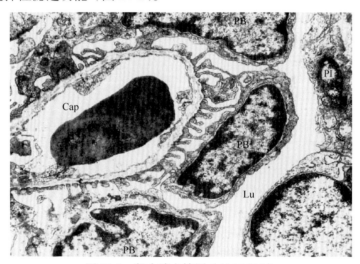

图 21-2　肾小球电镜图（×14 500）
PB. 足细胞体；PI. 肾小囊壁层；Lu. 肾小囊腔；Cap. 毛细血管

以上三层结构组成肾小球滤过膜，或称血尿屏障，各层均有一定的孔隙，构成滤过膜的孔径屏障（size barrier）。内皮细胞和足细胞表面还存在有许多阴离子的细胞衣（polyanionic surface coat），其主要成分为唾液酸、硫酸肝素，它们均带负电荷，构成电荷屏障（charge barrier），对滤过物质的选择性有重要作用，因此有学者称之为分子筛（图 21-3）。

4. 系膜（mesangium） 由系膜细胞（mesangial cell）和系膜基质（mesangial matrix）组成，位于肾小球毛细血管袢（capillary loop）的中央部分。一个系膜区一般有 1～2 个系膜细胞，其外形不规则，表面有多个长短不一的突起，个别较长的突起可伸到内皮细胞下，核形不规则，核内异染色质较多，胞质电子密度亦较高。系膜基质由系膜细胞产生，为充填于系膜细胞间的基底膜样物质，高倍放大下有时可见 7～10nm 的系膜纤维（mesangial fiber），其在病理状态下可转变为胶原原纤维。邻近系膜区的毛细血管内皮细胞与系膜基质直接相连。

系膜细胞的主要功能：①吞噬作用，如吞噬抗原-抗体复合物等；②收缩功能，胞质内有丰富的微丝、微管，可以收缩；③参与基底膜的形成和更新，病理情况下产生胶原原纤维；④可能产生肾素（实际上指球外系膜细胞，且须转化为球旁细胞后）。

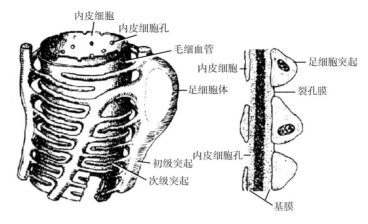

图 21-3　肾血管球毛细血管超微结构及滤过膜模式图

5. 肾小球旁器（juxtaglomerular apparatus，JGA）　又称近血管球复合体，是位于入球小动脉（afferent arteriole）、出球小动脉（efferent arteriole）和远曲小管之间的区域，具有分泌肾素功能，由下述三种细胞组成（图 21-4）。

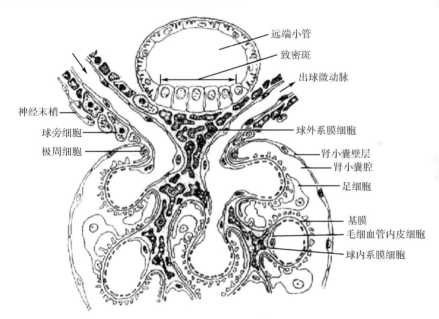

图 21-4　近血管球复合体模式图

（1）球旁细胞（juxtaglomerular cell，JGC）：主要由入球小动脉壁上的平滑肌细胞衍化而成，胞质中有较多内分泌颗粒，多数呈均质状，少数有结晶状物质，直径约 500nm，免疫组织化学证实主要含肾素。此外，球旁细胞还分泌红细胞生成素。

（2）致密斑（macula densa，MD）：指远曲小管接近肾小球血管极，紧靠肾小球一侧的上皮细胞椭圆形隆起。致密斑是感受尿中 Na^+ 浓度变化的化学感受器。

（3）球外系膜细胞（extraglomerular mesangial cell）：亦称极垫细胞，为入球和出球小动脉及致密斑之间的细胞群，与肾小球内的系膜细胞相延续，细胞间有基底膜样物质包绕，在一定条件下可转化为具有肾素分泌颗粒的细胞。

6. 壁层上皮细胞（parielal epithelial cell） 覆盖肾小囊外壁，细胞呈立方或扁平状，游离面偶见微绒毛，有较少的线粒体、吸收小泡及高尔基体。壁层上皮细胞在肾小体尿极与近端小管上皮细胞相延续，在血管极与脏层上皮细胞相连。

二、肾小球的基本超微病理改变

肾小球疾病的基本病变位于肾小球，肾小管、肾间质的改变多为继发性病变，故此处重点介绍肾小球各组成部分的基本超微病理改变。

（一）滤过膜的超微病理改变

1. 内皮细胞

（1）内皮细胞增生：每个毛细血管壁出现两个以上内皮细胞的核则为增生，同时还可以伴随有其他超微结构的改变，如细胞核形态不规则、肿胀、异染色质边集等，同时伴随胞质肿胀，致使毛细血管腔狭窄。内皮细胞增生多见于毛细血管内增生性肾小球肾炎、妊娠期肾病等。

（2）内皮性泡沫细胞：胞质内含大量脂滴使细胞呈泡沫状，光镜下呈现泡沫样改变。内皮性泡沫细胞多见于高脂血症、糖尿病、肾病综合征。

2. 基底膜 肾小球基底膜的病变形态多样，对肾小球疾病的诊断和分型具有非常重要的意义。

（1）基底膜均质性增厚（homogenous thicking of basilar membrane）：可见基底膜三层微细结构消失，代以高电子密度均质状，常伴有基膜皱缩，甚至血管腔闭塞。均质性增厚多见于增生硬化性肾小球肾炎。糖尿病时，肾小球毛细血管基底膜致密层明显增厚。

（2）基底膜双层化（doubling of basilar membrane）：是系膜增生插入的结果，见于系膜增生性肾炎。不伴有系膜插入的基膜双层化则多见于肾移植术后，与内皮细胞损伤及内皮下沉积物刺激有关，形态特点不如前者明显。

（3）沉积物性增厚（appositional basilar membrane thicking）：又称基底膜外加性增厚，多由免疫球蛋白、纤维蛋白、淀粉样物质或免疫复合物等沉积所致，电镜下可确定沉积部位。例如，沉积物位于上皮下，可形成驼峰（hump）、钉突（spike），前者易见于链球菌感染后肾炎，后者多见于膜性肾病；沉积物位于内皮下，多见于膜增生性肾炎，局灶性、硬化性肾小球肾炎，系统性红斑狼疮（systemic lupus erythematosus，SLE）；沉积物位于基底膜内，多见于膜性肾病晚期和致密沉积物性肾小球肾炎。

（4）基底膜变薄：指基底膜变薄至正常的50%以下，多为先天性发育异常，如良性家族性血尿。

（5）基底膜疏松：是由于基底膜溶解破坏，或者沉积物被吸收，基底膜部位表现为水肿、疏松、透亮、断裂、缺损等病变，在各型肾炎中均有可能见到。

3. 足细胞

（1）足突融合：是足突最常见的改变，电镜下可见足突相互粘连，扁平，裂孔减少，临床上可出现大量蛋白尿。足突融合可见于多种肾小球疾病，还可伴有胞核肿胀、足突微绒毛化或足突肿胀等。

（2）足突胞质的变化：足突胞质内出现较多脂滴、吞噬的免疫复合物、较大空泡形成等，或者足突的胞质内出现细胞器的异常，如线粒体肿胀、内质网增生、高尔基复合体肿胀等超微病理变化。

（二）系膜的超微病理改变

1. 系膜增宽不伴有细胞增生（硬化） 系膜区面积超过肾小球总面积的 10%即为系膜增宽，多见于肝病性、糖尿病性肾小球硬化症，淀粉样变性肾病，IgA 肾病等。

2. 系膜增宽伴有细胞增生 每个系膜区含 3 个以上系膜细胞，有时可见系膜细胞胞质突起插入内皮细胞与基底膜之间，同时伴有内皮下沉积物形成，即双轨（double contours）现象。系膜增宽伴有细胞增生多见于膜增生性肾小球肾炎。

3. 壁层上皮细胞的超微病理改变 壁层上皮细胞增生可形成新月体，增生的上皮细胞间常见纤维蛋白。

三、常见原发性肾小球疾病的主要超微病理改变

1. 急性肾小球肾炎（acute glomerulonephritis，AGN） 简称急性肾炎，是急性起病，以急性肾炎综合征（血尿、蛋白尿、高血压和水肿等）为临床特征的一组疾病。本病以儿童多见，尤其是 5～14 岁儿童，偶见于 40 岁以上的患者。男性发病多于女性。急性肾炎可由细菌、病毒、支原体、霉菌及寄生虫感染引起，尤其多见于链球菌感染后。电镜下可见驼峰状电子致密物沉积于肾球囊脏层上皮细胞下，也可见于内皮细胞下和基底膜或系膜区域。

2. 急进性肾小球肾炎（rapidly progressive glomerulonephritis，RPGN） 是急性快速进展性肾小球肾炎的简称，是以急性肾炎综合征、肾功能急剧恶化、早期出现少尿性急性肾衰竭为主要临床特征，以新月体性肾小球肾炎为病理特征的一组原发性和继发性肾小球疾病。电镜下可见肾小球毛细血管基底膜断裂或缺损，新月体形成，有时可见电子致密物沉积。

3. IgA 肾病（IgA nephropathy） 指肾小球系膜区以 IgA 沉积为主的原发性肾小球疾病，是临床上肾小球源性血尿最常见的病因。本病发病具有种族和地域差异。在我国，IgA 肾病是最常见的原发性肾小球疾病，占 40%～50%，约占我国终末期肾病的 18%，在欧洲和北美洲分别约占原发性肾小球疾病的 20%和 10%。在电镜下，较多病例可见肾小球系膜细胞增生和系膜基质明显增多，系膜区有大块的电子致密物沉积。

IgA 肾病的分型在不断修订。临床上广泛采用 2009 年国际肾脏病理协会和国际 IgA 肾病工作组制订的 IgA 肾病牛津分型（MEST），但在 2017 年公布了修订后的 IgA 肾病牛津分型（MEST-C），包括系膜细胞增生（M0/1），内皮细胞增生（E0/1），节段性硬化或粘连（S0/1），肾小管萎缩或肾间质纤维化（T0/1/2），细胞新月体、细胞纤维性新月体或纤维性新月体（C0/1/2）等五项主要病理指标。目前推荐使用 MEST-C 对肾活检病理结果进行评分。

4. 微小病变性肾病（minimal change nephropathy，MCN） 是肾综合征的主要病理类型，多见于儿童，在 10 岁以下原发性肾病综合征患儿中占 70%～90%，在原发性肾病综

合征成人患者中占 10%~25%，但老年人发病又有增多趋势。本病又称足突病或上皮细胞病，光镜下肾小球形态正常或缺乏明显的病变。电镜下以肾小球脏层上皮细胞足突融合为特点，临床上以单纯性肾病综合征为表现。电镜下可见：①基底膜局限性不规则增厚或改变不明显，无电子致密物沉积；②足细胞肿胀，胞质空泡形成，表面微绒毛化，足突广泛性融合，所以又称足突病（foot process disease）；③系膜细胞和基质可轻度增生。

5. 膜性肾病（membranous nephropathy，MN） 是临床上以大量蛋白尿或肾病综合征为主要表现，以肾小球毛细血管基底膜均匀增厚、弥漫性上皮下免疫复合物沉积为特点的一种肾小球疾病，包括原发性和继发性膜性肾病，约占我国原发性肾病综合征的 20%，而成人肾病综合征中约 50% 为本病。

本病可分为原发性和继发性，电镜下的特征性改变以上皮下免疫复合物沉积、钉突形成为特点，继而基底膜增厚变形，一般无系膜、内皮或上皮细胞增生，亦无细胞浸润。光镜下可见毛细血管壁增厚，为大量电子致密物（免疫复合物）沉积所致。电镜下免疫复合物形成的沉积物被基膜钉突分隔，大小为 2000~12 000Å，均匀或颗粒状，最初贴于上皮细胞足突，然后钉突顶部逐渐扩大并相互连接，基底膜变成双层梯状结构。晚期基底膜融合增厚，可达正常基底膜的 2~3 倍，甚至 10 倍。修复后沉积物在基底膜内逐渐溶解，电镜下呈虫蚀或者链条样改变。病变发展分四期：Ⅰ期，光镜下难以见到钉突，上皮细胞下的沉积物量少、小，沉积物区有足突融合；Ⅱ期，光镜下毛细血管增厚，嗜银染色可见清晰的钉突，电镜下见大量沉积物覆盖在整个毛细血管，沉积物可以陷入基底膜的致密层；Ⅲ期，光镜下毛细血管腔阻塞，肾小球硬化，基膜上可见钉突连接成片，沉积物包于基膜中，电镜下沉积物界限不清；Ⅳ期，电镜下沉积物包含在基膜中，沉积物和基底膜难以区分，部分可见沉积物溶解，出现透亮区（图 21-5）。膜性肾病在同一病例中也可见上述四期所有的改变。

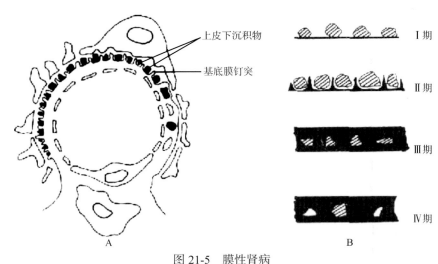

图 21-5　膜性肾病
A. 膜性肾病病变特点；B. 膜性肾病病变发展过程

6. 系膜增生性肾小球肾炎（mesangial proliferative glomerulonephritis，MSPGN） 是以弥漫性肾小球系膜细胞增生及不同程度的系膜基质增多为特征的原发性肾小球疾病。按免疫病理又可将其分为 IgA 肾病和非 IgA 肾病。本节主要介绍非 IgA 系膜增生性肾小球肾炎。这类疾病在我国发病率高，占原发性肾病综合征的 20%～30%。

光镜下可见肾小球系膜细胞和系膜基质不同程度增生，增生的程度分为轻度、中度和重度，中度和重度系膜增生可导致肾小管灶状萎缩，肾间质灶状淋巴细胞和单核细胞浸润，伴或不伴纤维化。

电镜下，该病具有与光镜下相对应的弥漫性系膜增殖性病变，包括系膜细胞增生、基质增多，大部分在系膜区可以出现散在或均匀的细颗粒状电子致密物，部分在系膜区可见边界不清的沉积物、透明带、小空泡或纹状膜结构，上皮细胞足突肿胀，出现节段性或弥漫性足突消失、融合；基底膜一般正常。

7. 系膜毛细血管性肾小球肾炎（mesangiocapillary glomerulonephritis）　又称膜增生性肾小球肾炎（membranoproliferative glomerulonephritis，MPGN），是以系膜细胞增生、系膜基质弥漫性重度增生为特点的一类肾小球疾病，并且可插入肾小球基底膜和内皮细胞之间，使毛细血管袢呈"双轨征"，常有低补体血症。免疫病理检查中常见 IgG 和 C3 呈颗粒状在系膜区及毛细血管壁沉积。根据电镜下电子致密物沉积的部位不同，可以将这类疾病分为三型：I 型，内皮下致密物沉积；II 型，特征性基底膜内致密物沉积；III 型：上皮下和内皮下致密物同时沉积。其中 I 型最多见，占 45%。本病占原发性肾小球疾病的 10%～20%。

系膜毛细血管性肾小球肾炎病变的特点是肾小球内皮细胞、系膜细胞增生，系膜基质增多，可为原发性，也可为继发性。

肉眼可见早期双侧肾增大，中晚期肾体积缩小，甚至发展为颗粒性固缩肾。

光镜下可见肾小球毛细血管袢呈分叶状。弥漫性肾小球系膜细胞增生和系膜基质增多，插入毛细血管基底膜和内皮细胞之间，使毛细血管基底膜明显增厚并呈"双轨状"。

电镜下，根据超微结构和免疫荧光的特点，系膜毛细血管性肾小球肾炎分为两个主要类型。I 型的主要特征是内皮下和系膜区出现电子致密物沉积，III 型的主要特征是内皮下和上皮下同时出现电子致密物沉积。

免疫荧光可见 IgG、C3 在系膜区呈颗粒状及团块状沉积，或者沿基底膜内侧呈颗粒状沉积，呈花瓣状改变。

8. 狼疮性肾炎（lupus nephritis，LN）　是系统性红斑狼疮最常见和最严重的靶器官损害。45%以上的系统性红斑狼疮患者临床上有肾受累，多在病程早期出现，肾活检显示肾受累几乎为 100%。除具有系统性红斑狼疮的全身性表现外，狼疮性肾炎的临床表现主要有血尿和（或）蛋白尿，肾病理改变具有多样性。

电镜下，各型狼疮性肾炎的肾小球内均可见多少不等的电子致密物沉积。I 型、II 型以系膜区沉积为主，III 型、IV 型则可见大块电子致密物在系膜区、肾球囊脏层上皮下、基底膜内和内皮下多部位沉积，V 型以上皮下和系膜区电子致密物沉积为主。

9. 过敏性紫癜（anaphylactoid purpura，henoch-schonlein purpura，HSP）　是一种以小血管炎（包括毛细血管炎、小动脉炎、小静脉炎）与 IgA 为主的免疫复合物沉积为主要病理改变的全身性疾病。通常累及皮肤、胃肠道、关节、肾等。疾病发展多数呈良性自限性过程，部分出现胃肠道出血和肾功能损害等严重并发症。过敏性紫癜是儿童最常见的血管炎，多发生于 2～8 岁的儿童，男童多于女童。

电镜下可见肾小球系膜细胞和系膜基质增生，系膜区可见电子致密物沉积。

10. 糖尿病肾病（diabetic nephropathy）　是糖尿病最主要的并发症之一，有高致残率与致死率，已严重影响糖尿病患者的生活质量与生命健康。电镜下，糖尿病早期即可出现肾小球基底膜增厚，以后可出现系膜基质增生甚至出现结节状团块，基底膜弥漫性均匀增厚。

11. 乙型肝炎相关性肾小球肾炎（hepatitis B associated glomerulonephritis）　是由慢性乙型肝炎病毒（hepatitis B virus，HBV）感染导致的免疫复合物性肾小球疾病，HBV 感染后会激发一系列免疫反应，产生免疫复合物沉积于肾，这是导致肾小球损伤的主要致病机制。HBV 相关性肾炎多见于儿童及青年人。电镜下，肾小球毛细血管管壁和系膜区可见电子致密物沉积。病变肾小球内可见 HBV 样颗粒。

12. 急性肾损伤（acute kidney injury，AKI）　指在各种致病因素作用下，机体在数小时至数天内出现肾排泄功能降低的临床失衡综合征，临床上最常表现为少尿或无尿、血肌酐进行性升高、电解质及酸碱失衡。大多数情况下，AKI 患者只出现肾排泄功能降低的症状及体征，但如果致病因素不能及时控制，病情进行性发展将会逐渐累及肾的其他功能，最终发展为慢性肾功能不全。AKI 在临床上非常常见，其总体发生率大约为 100/100 万，但在住院患者，尤其是 ICU 的重症监护患者中其发生率非常高，可达到 20% 左右。

电镜下，AKI 主要表现为肾小管上皮细胞线粒体和内质网肿胀，溶酶体增多，吞噬泡增多及微绒毛脱落，坏死的细胞正常结构消失，凋亡的细胞可见部分核膜内陷、凋亡小体及染色质边集现象。

13. 先天性肾病综合征（congenital nephrotic syndrome，CNS）　通常出生后 3 个月内发病，临床表现符合肾病综合征并除外继发因素所致者（如 TORCH 或先天性梅毒感染所致等）。免疫荧光电镜检查一般无 Ig 和补体沉着。随疾病进展，系膜区可有少量 IgM 或 C3 沉积。电镜下可见内皮细胞肿胀、足细胞足突广泛融合、基膜皱缩等。

14. 奥尔波特综合征（Alport syndrome，AS）　又称遗传性肾炎，是一种主要表现为血尿、肾功能进行性减退、感音神经性耳聋和眼部异常的遗传性肾小球基底膜疾病，是由于编码肾小球基底膜的主要胶原成分——Ⅳ型胶原基因突变而发生的疾病。基因突变的发生率为 1/10 000～1/5000。根据遗传方式可分为：①X 连锁显性遗传，致病基因在 X 染色体上，遗传与性别有关，约占 80%；②常染色体隐性遗传，致病基因在常染色体上，约占 15%；③常染色体显性遗传，极为少见，分别因编码Ⅳ型胶原不同 α 链的基因 *COL4A5* 和（或）*COL4A6*、*COL4A3* 和（或）*COL4A4* 突变所致。

电镜检查是诊断遗传性肾炎的主要手段。肾小球基底膜弥漫性增厚或厚薄不均，致密层增厚，呈纤维状、撕裂状或蛛网状结构，其中常混有微小的电子致密颗粒。肾小管基底膜也可见这种改变。

15. 薄肾小球基底膜病（thin glomerular basement membrane disease，TBMN）　组织学表现为肾小球基底膜变薄，临床以肾小球性血尿为特征。电镜检查是诊断薄基底膜肾病的唯一方法。肾小球毛细血管基底膜弥漫性变薄，仅为同龄人的 1/3～1/2。偶见基底膜断裂，红细胞漏出。内皮细胞和肾球囊脏层上皮细胞无明显病变，无电子致密物沉积。

（陈　玲）

第二十二章　内分泌系统的超微结构

内分泌系统（endocrine system）是机体的重要调节系统，它与神经系统、免疫系统相互调节，共同维持机体的正常状态。内分泌系统由内分泌腺和分布在其他器官内的内分泌细胞组成。内分泌腺的结构特点：腺细胞排列成索状、网状、团状或滤泡状，无排放分泌物的导管，毛细血管丰富。内分泌细胞的分泌物为激素（hormone）。大多数内分泌细胞分泌的激素通过血液循环运抵远处并作用于特定细胞，少部分内分泌细胞的分泌物可直接作用于邻近的细胞，将此称为旁分泌（paracrine）。内分泌细胞分泌的激素，按化学性质分为含氮激素（包括氨基酸衍生物、胺类、肽类和蛋白质类激素）和类固醇激素两大类。

分泌含氮激素的细胞包括下丘脑、腺垂体、甲状腺、甲状旁腺、胰岛、肾上腺髓质、交感神经节及胃肠道的一些内分泌细胞。其超微结构特点：①丰富的粗面内质网，合成功能旺盛时粗面内质网池扩张；②发达的高尔基复合体；③较多板状嵴的线粒体；④有膜包被的分泌颗粒，电子密度和核芯形状可不同，膜与核芯之间常有空晕。

分泌类固醇激素的细胞包括肾上腺皮质、睾丸和卵巢中分泌性激素和孕酮的细胞。其超微结构特点：①大量的滑面内质网。②发达的管泡状嵴的线粒体；③胞质内含有丰富的脂滴，其中的胆固醇等是合成激素的原料。激素所作用的器官和细胞称为该激素的靶器官（target organ）或靶细胞（target cell）。靶细胞具有与相应激素结合的受体，受体与相应激素结合后发生效应。含氮激素的受体位于靶细胞的质膜上，而类固醇激素受体一般在靶细胞的胞质内。

分泌细胞来源的肿瘤在结构和功能上都会保持其来源细胞的特点，根据肿瘤细胞的超微结构特点可对肿瘤细胞的来源做出可靠的判断，具有独特的诊断价值。

内分泌系统可分为内分泌腺和弥散神经内分泌系统（即散在于各个器官的内分泌细胞，也称摄取胺前体脱羧细胞，即 APUD 细胞）。

内分泌腺包括腺垂体、甲状腺、甲状旁腺、肾上腺、胰腺内分泌部、松果体等，本章只讲述腺垂体、甲状腺、甲状旁腺、肾上腺的超微结构，胰腺内分泌部的超微结构已在消化系统章节中讲解。

一、腺垂体的超微结构

垂体由腺垂体（adenohypophysis）和神经垂体两部分组成。腺垂体来自胚胎口凹的外胚层上皮，神经垂体由间脑底部的神经外胚层向腹侧突出的神经垂体芽（neurohypophyseal bud）发育而成。神经垂体分为神经部和漏斗两部分，漏斗与下丘脑相连。腺垂体分为远侧部、中间部及结节部三部分，远侧部最大，中间部位于远侧部和神经部之间，结节部围在漏斗周围。

远侧部又称前叶，神经部和中间部合称后叶（图 22-1、图 22-2）。

- 垂体
  - 腺垂体
    - 远侧部（前叶）
    - 结节部
    - 中间部 ｝后叶
  - 神经垂体
    - 神经部 ｝后叶
    - 漏斗
      - 后中隆起
      - 漏斗柄

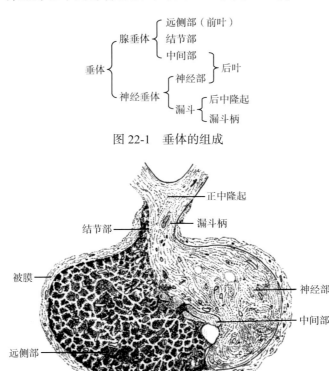

图 22-1　垂体的组成

图 22-2　垂体矢状切面

在 HE 染色切片中，根据染色性质不同，可将腺细胞分为嗜酸性细胞、嗜碱性细胞和嫌色细胞。近年来，随着电子显微技术的应用，可以根据各种腺细胞的超微结构特点，分泌颗粒的大小、数量、结构及所含激素的性质，区分各种分泌不同激素的细胞并以其分泌的激素予以命名。腺垂体分泌的激素目前确定的已有 7 种，即生长激素（GH）、催乳激素（PRL）、促甲状腺激素（TSH）、促肾上腺皮质激素（ACTH）、卵泡刺激素（FSH）、黄体生成素（LH）和黑素细胞刺激素（MSH）。分泌上述各种激素的部分细胞超微结构特点如下。

1. 生长激素细胞（somatotroph，STH cell）　合成和释放的生长激素能促进体内多种代谢过程，尤其能刺激骺软骨生长，使骨增长。在幼年时期，生长激素分泌不足可致垂体性侏儒症，分泌过多则引起巨人症，成人则发生肢端肥大症。细胞外形为卵圆形，胞核位于中央，核仁明显，胞质丰富；内含有丰富的粗面内质网，多与细胞表面平行排列，偶见同心圆状；高尔基复合体发育良好；线粒体呈杆状或圆形，嵴为板层状。细胞内含有大量电子密度高且均匀的圆形分泌颗粒，颗粒在胞质内的分布较均匀，其直径为 300～400nm，由单层界膜包裹，界膜与颗粒核芯紧贴，无空晕。

2. 催乳激素细胞（mammotroph，prolactin cell）　男女两性均有催乳激素细胞，但以女性数量更多。催乳激素细胞分泌的催乳激素能促进乳腺发育和乳汁分泌。在正常生理情况下分泌颗粒较小，而在哺乳期分泌颗粒则增大，直径为 550～600nm，电子密度高，颗粒为圆形或不规则形，数量较生长激素细胞少。

3. 促甲状腺激素细胞（thyrotroph，TSH cell）　能合成和分泌促甲状腺激素，促甲状腺激素具有促进甲状腺滤泡增生及甲状腺激素合成和释放的作用。细胞呈细长或多边形，细胞内颗粒小而少，并且是各种细胞中颗粒最小的，直径仅 100～150nm，颗粒多分布在细胞周边，通常呈单行分布。

4. 促肾上腺皮质激素细胞（ACTH cell）　形状不规则，有细长突起，分泌颗粒较少，直径为 150～250nm，沿细胞边缘排列，电子密度深浅不一，常是几种不同电子密度的颗粒同时存在于细胞内。促肾上腺皮质激素细胞分泌促肾上腺皮质激素和促脂素，前者可促进肾上腺皮质束状带细胞分泌糖皮质激素，而促脂素作用于脂肪细胞，促使其产生脂肪酸。

5. 促性腺激素细胞（gonadotroph，Gn cell）　体积较大，胞核呈圆形或椭圆形，胞质内含中等大小的颗粒，直径为 200～400nm，圆形致密，颗粒数量与细胞功能状态和生殖周期密切相关，有明显的核旁高尔基复合体，丰富的线粒体和粗面内质网，并且常见内质网池扩张。促性腺激素细胞分泌卵泡刺激素和黄体生成素，卵泡刺激素在女性体内可促进卵泡的发育，在男性体内则刺激生精小管的支持细胞和雄激素结合蛋白，以促进精子发育；黄体生成素在女性体内可促进排卵和黄体形成，在男性体内则刺激睾丸间质细胞分泌雄激素。

以上各种细胞的超微结构模式图见图 22-3。

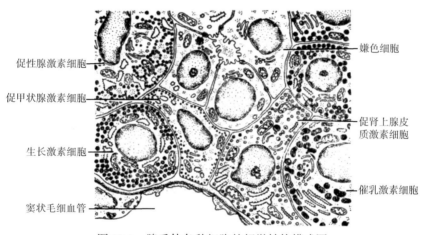

促性腺激素细胞
促甲状腺激素细胞
生长激素细胞
窦状毛细血管
嫌色细胞
促肾上腺皮质激素细胞
催乳激素细胞

图 22-3　腺垂体各种细胞的超微结构模式图

二、甲状腺上皮细胞的超微结构

甲状腺（thyroid gland）分左、右两叶，中间以峡部相连。成人甲状腺重约 25g，女性的甲状腺略重，并且在月经期与妊娠期略增大。甲状腺表面包有薄层结缔组织被膜。结缔组织伸入腺实质，将其分成许多大小不等的小叶，甲状腺实质由大量的滤泡组成。

1. 甲状腺滤泡上皮细胞的超微结构与功能　甲状腺滤泡上皮细胞（follicular epithelial cell）具有合成含氮激素细胞的超微结构特征。电镜下，滤泡上皮细胞游离面有微绒毛，胞质内有较发达的粗面内质网和较多的线粒体，溶酶体散在于胞质内，高尔基复合体位于核上区。细胞顶部胞质内有电子密度中等、体积较小的分泌颗粒，还有从滤泡腔摄入的低电子密度的胶质小泡（直径约 1μm）。滤泡上皮基底面有完整的基板，邻近的结缔组织内富含有孔毛细血管和毛细淋巴管。甲状腺滤泡上皮细胞可合成和分泌甲状腺激素。

甲状腺激素的形成要经过合成、碘化、储存、重吸收、分解和释放等过程。滤泡上皮细胞从血中摄取氨基酸，在粗面内质网合成甲状腺球蛋白的前体，继而在高尔基复合体加糖并浓缩形成分泌颗粒，再以胞吐方式将其排放到滤泡腔内。滤泡上皮细胞从血中摄取 I⁻并在过氧化物酶的作用下将其活化后排入滤泡腔，在滤泡上皮细胞的微绒毛与滤泡腔交界处与甲状腺球蛋白结合成碘化的甲状腺球蛋白储存于腔内。在腺垂体促甲状腺激素细胞分泌的促甲状腺激素作用下，滤泡上皮细胞以胞吞方式将滤泡腔内的碘化甲状腺球蛋白吸收入胞质，成为胶质小泡。胶质小泡与溶酶体融合，溶酶体的蛋白水解酶将碘化的甲状腺球蛋白水解为四碘甲腺原氨酸（T_4）和少量三碘甲腺原氨酸（T_3）。T_3 和 T_4 经细胞基底部释放入毛细血管内，上述滤泡上皮细胞合成和分泌甲状腺激素的过程都受腺垂体分泌的促甲状腺激素的调节，同时实验发现，有交感神经终末端和肽能神经终末端与滤泡上皮细胞相接触，故细胞的分泌活动也受神经调节（图22-4）。

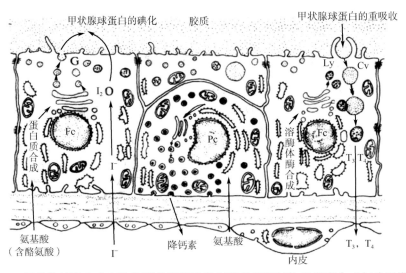

图 22-4　甲状腺滤泡上皮细胞和甲状腺滤泡旁细胞的超微结构及激素合成与分泌模式图

T_3 和 T_4 作用于机体的多种细胞，其主要功能是促进机体的新陈代谢，提高神经兴奋性，促进生长发育；对婴幼儿的骨骼发育和中枢神经系统发育影响很大。胎儿和婴幼儿甲状腺功能低下时，身材矮小，脑发育障碍，形成呆小症。成人甲状腺功能低下则引起新陈代谢率降低，毛发稀少，神情呆滞，发生黏液性水肿等。甲状腺功能亢进时，新陈代谢率增高，可导致突眼性甲状腺肿。近年研究发现，在生理情况下，滤泡上皮细胞能分泌少量免疫细胞因子，如 IL-6 和 IL-8。

2. 甲状腺滤泡旁细胞的超微结构与功能　甲状腺滤泡旁细胞（parafollicular cell）又称 C 细胞，位于滤泡上皮细胞之间和滤泡上皮细胞与基膜之间。细胞稍大，在 HE 染色样品上胞质着色略淡，银染法可见胞质内有嗜银颗粒。滤泡旁细胞胞质内有细小的分泌颗粒，细胞以胞吐方式释放颗粒内的降钙素。降钙素（calcitonin）是一种多肽，能促进成骨细胞的活动，使骨盐沉着于类骨质并抑制胃肠道和肾小管吸收 Ca^{2+}，从而使血钙下降。近 10年研究发现，甲状腺滤泡旁细胞还合成和分泌降钙素基因相关肽（CGRP），CGRP 主要是在神经系统内产生，参与机体多种调节机制，能使心肌收缩力增强并对小血管有较强的扩张作用。此外，滤泡旁细胞的分泌颗粒内尚有生长抑素。

三、甲状旁腺的超微结构

甲状旁腺（parathyroid gland）位于甲状腺左右叶的背面，一般有上下两对。腺体表面包有薄层结缔组织被膜，实质内腺细胞排列成索团状，间质中富含有孔毛细血管及少量结缔组织，还可见散在的脂肪细胞，并且随年龄增长而增多。腺细胞有主细胞和嗜酸性细胞两种（图 22-5）。

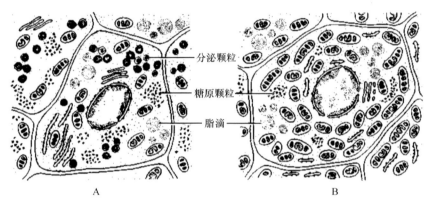

图 22-5　甲状腺主细胞和嗜酸性细胞超微结构模式图
A. 主细胞；B. 嗜酸性细胞

1. 主细胞的超微结构　主细胞（chief cell）呈圆形或多边形，胞核圆，位于细胞中央，含有丰富的常染色质，异染色质稀少；胞质内含粗面内质网较多，高尔基复合体较发达并有膜被分泌颗粒，还有一些糖原和脂滴。主细胞是腺实质的主要细胞成分，其合成和分泌甲状旁腺激素（parathyroid hormone）。甲状旁腺激素是肽类激素，主要作用于骨细胞和破骨细胞，使骨盐溶解并能促进肠及肾小管吸收钙，从而使血钙升高。可在甲状旁腺激素和降钙素的共同调节下维持血钙稳定。

2. 嗜酸性细胞的超微结构　7～10 岁时，人甲状旁腺内才开始出现嗜酸性细胞（acidophilic cell），此后随年龄增长而增多。嗜酸性细胞多成群存在于主细胞之间。嗜酸性细胞比主细胞大，胞核较小，异染色质较多，胞质内含有丰富的线粒体，线粒体构成光镜下密集的嗜酸性颗粒，其他细胞器均不发达，糖原和脂滴也少，并且无分泌颗粒。此细胞的功能意义尚不明确。

四、肾上腺的超微结构

肾上腺（adrenal gland）位于肾的上方，右侧肾上腺呈扁平三角形，左侧呈半月形。成人的每侧肾上腺重 4～5g。肾上腺表面包以结缔组织被膜，少量结缔组织伴随血管和神经伸入肾上腺实质内。肾上腺实质由周边的皮质和中央的髓质两部分构成，二者在发生、结构和功能上均不相同，皮质来自中胚层，髓质来自外胚层。

1. 皮质　占肾上腺体积的 80%～90%，根据皮质细胞的形态、结构和排列等特征，可将皮质分为 3 个带，即球状带、束状带和网状带（图 22-6）。

（1）球状带：位于被膜下方，较薄，占皮质总体积的 15%。细胞排列呈球状团块，细胞较小，呈矮柱状或锥形，胞核小、染色深，胞质较少，内含少量脂滴。细胞团块之间为窦状毛细血管和少量结缔组织。球状带细胞分泌盐皮质激素。例如，醛固酮（aldosterone），能促进肾远曲小管和集合小管重吸收 Na^+ 及排出 K^+，同时也刺激胃黏膜、唾液腺和汗腺吸收 Na^+，从而使血 Na^+ 浓度升高，K^+ 浓度降低，以维持血容量。盐皮质激素的产生受肾素-血管紧张素系统的影响，肾球旁细胞分泌的肾素（renin）可使血浆中的血管紧张素原变成血管紧张素，后者可刺激球状带细胞分泌盐皮质激素。

（2）束状带：是皮质中最厚的部分，占皮质总体积的 78%。在人和大多数动物中，束状带细胞比皮质其他两带的细胞大，细胞呈多边形，排列成单行或双行细胞索，索间为窦状毛细血管和少量结缔组织。束状带细胞胞核圆、较大，着色浅，胞质含有大量的脂滴。束状带细胞分泌糖皮质激素（glucocorticoid），主要为皮质醇（cortisol）和皮质酮（corticosterone），可促使蛋白质及脂肪分解并转变成糖（糖异生），并且有降低免疫反应及炎症反应等作用。束状带细胞受腺垂体细胞分泌的促肾上腺皮质激素（ACTH）的调控。

（3）网状带：位于皮质的最内层，紧靠髓质，占皮质总体积的 7%，细胞索相互吻合成网，网间为窦状毛细血管和少量结缔组织。网状带细胞较束状带细胞小，胞核也小，着色较深，胞质内含较多脂褐素和少量脂滴。网状带细胞主要分泌雄激素，也分泌少量糖皮质激素，故也受促肾上腺皮质激素的调节。另外，网状带和束状带可能还分泌少量雌激素。

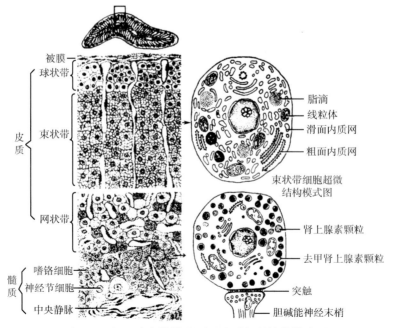

图 22-6　肾上腺光镜模式图及髓质超微结构模式图

肾上腺皮质细胞分泌的激素均属类固醇，都具有分泌类固醇激素细胞的超微结构特点，如肾上腺皮质细胞，特别是束状带细胞胞质内含有丰富的滑面内质网和脂滴，线粒体嵴多呈小管状或小泡状。

2. 髓质　位于肾上腺的中央，主要由排列成索或团的髓质细胞组成，细胞间为窦状毛细血管和少量结缔组织。髓质细胞较大，呈多边形，如用含铬盐的固定液固定样品，光镜下细胞胞质内呈现黄褐色的嗜铬颗粒，故髓质细胞在光镜下又称为嗜铬细胞（chromaffin cell）。另外，髓质内还有少量交感神经节细胞，胞体较大，散在分布于髓质内。

电镜下，根据胞质内所含颗粒的不同，可将髓质细胞分为两种。一种为肾上腺素细胞，颗粒核芯电子密度低，颗粒内含肾上腺素，此种细胞数量多，占人肾上腺髓质细胞的80%以上。另一种为去甲肾上腺素细胞，颗粒核芯电子密度高，颗粒内含去甲肾上腺素。肾上腺素和去甲肾上腺素均为儿茶酚胺类物质。此外，髓质细胞还可合成和释放一些多肽，如甘丙肽、神经肽和脑啡肽。髓质细胞受交感神经调控，交感神经节前纤维兴奋时，纤维末梢释放乙酰胆碱作用于髓质细胞，引起髓质细胞分泌颗粒释放肾上腺素或去甲肾上腺素。肾上腺素使心率加快，心脏和骨骼肌的血管扩张；去甲肾上腺素使血压升高，心、脑和骨骼肌内的血流加速。

（黄　鹏）

第二十三章　神经组织的超微结构与超微病理

神经组织（nervous tissue）由神经元（neuron）和神经胶质细胞（neuroglia cell）组成。神经元是神经组织的基本结构和功能单位，总数约 10^{11} 个。神经元的结构包括胞体和突起两部分，突起多少不一、长短不等，突起的末端常与另一个神经元的胞体或突起相互接触，或者在其他组织的细胞形成效应器或感受器，能够接收刺激信号、整合信息和传导冲动。神经胶质细胞在神经组织中具有支持、保护、绝缘、营养、修复等功能。

一、神经元的超微结构

神经元分为胞体和突起两部分，按其功能和结构又可将突起分为树突和轴突两种。不同部位、不同功能的神经元的大小、突起等差异很大，特别是突起的差异更为明显。

1. 胞体　神经元的胞核及其周围的胞质，含有较多的细胞器和包涵体，大多数神经元的胞体超微结构具有共同的特点。神经元的胞体根据其所在位置和功能大小不一，直径可大至 120mm，小至 $5\sim8\mu m$。神经元胞核周围的胞质又称核周质。

（1）胞体（soma）：神经元的胞核一般为单个，偶尔可见双核（如自主神经节），体积较大，与胞质相比较，胞核明显更大，呈圆形，表面光滑，偶有单个凹陷；胞核内常染色质丰富，核仁大而明显，有一个或数个，位于胞核的中心，核仁旁有时可见异染色质附着，成为核仁卫星，主要见于女性；核膜下聚集的异染色质较少。这些超微结构特征与细胞的功能活动有关。

（2）胞质：核周质中含有大量的各种细胞器、神经元纤维等。粗面内质网和核糖体丰富，呈区域分布的粗面内质网和游离核糖体在光镜下构成光镜下的尼氏体。粗面内质网对缺氧等有害因素敏感，容易发生扩张和空泡化。有的神经元胞体内滑面内质网也较为发达。高尔基复合体发达，由多层扁囊和小泡组成，靠近核旁，有的在旁边可见致密的核心小泡，其内含有神经介质。正常情况下，脂褐素的多少与年龄有关，老年人比年轻人多见，但在病理情况下也可能增多。在胞体和突起的胞质内，均可见神经细丝及微管，在突起中常与长轴平行。

2. 突起（neurite）

（1）树突（dendrite）：神经元的树突数量较多，离胞体越远分支越细，呈树枝状分布，树突内容与核周相同，但主要为微管，外周被质膜覆盖。

（2）轴突（axon）：神经元的轴突一般只有一根，比树突长而粗，最长可以达到 1m，外周同样有质膜包绕，但内部结构与树突不同，轴突内没有粗面内质网和核糖体，神经细丝和微管均较多，轴突一般不分支，在轴突远端终末处可有少数垂直分支。

（3）突触：是神经元间传递信息的重要结构，突触由突触前膜、突触间隙和突触后膜三部分组成，突触前膜和后膜一般比质膜厚，电子密度增大，且前膜比后膜更明显，突触间隙宽 10～30nm，间隙中有微丝存在，突触前膜中有大量清亮小泡和致密小泡，直径 30～100nm 不等。

二、神经胶质细胞

神经胶质细胞广泛分布在中枢神经系统和周围神经系统，数量多。中枢神经系统中，胶质细胞占 40%，根据其结构和功能，可分为星形胶质细胞、少突胶质细胞、小胶质细胞和室管膜细胞。神经胶质细胞有分隔、绝缘、保护和修复等功能；周围神经系统的神经胶质细胞分为卫星细胞和施万细胞两种。

1. 中枢神经系统中的神经胶质细胞

（1）星形胶质细胞（astrocyte）：又可分为原浆性星形胶质细胞和纤维性星形胶质细胞两种。它们的共同特征：胞核呈卵圆形或不规则形，核染色质疏松，核仁不明显；胞质内细胞器较少，核糖体和粗面内质网少，糖原颗粒较多，线粒体较大、数量少，高尔基复合体不发达，溶酶体常见。胞质内含有由胶原原纤维酸性蛋白构成的胶质丝，参与细胞骨架的构成，有的胞突末端扩大形成脚板，在脑和脊髓的表面形成胶质膜，或者附着在毛细血管基膜上，参与构成血脑屏障。原浆性星形胶质细胞主要存在于脑和脊髓的灰质中，胞突短且分支多，胞质内胶质丝较少；纤维性星形胶质细胞主要分布于脑和脊髓的白质中，胞突较长而直，分支较少，胞质内胶质丝丰富。当脑和脊髓受损时，星形胶质细胞增生，形成胶质瘢痕填补缺损。

（2）少突胶质细胞（oligodendrocyte）：存在于中枢神经系统的灰质和白质中。该细胞体积较小，有多个突起，数量较少，胞核呈卵圆形，染色质电子密度较高。核糖体和粗面内质网较多，高尔基复合体较小，有许多管状嵴和不规则线粒体。可见微管，但微丝很少。少突胶质细胞的突起末端扩展成扁平薄膜，当这些突起离开胞体细胞核区域后，包裹神经元的轴索形成髓鞘，并且一个少突胶质细胞能包裹多个轴索形成髓鞘。

（3）小胶质细胞（microglia）：胞体最小，突起细长且有分支，分布在中枢神经系统的灰质和白质中。又可分为血管周小胶质细胞和间质性小胶质细胞两种。前者主要位于中枢神经系统的血管周围，细胞形态略呈杆状，胞核占细胞的大部分，染色质颗粒致密。胞质电子密度高，常见高尔基复合体、线粒体和粗面内质网等细胞器。与血管周细胞的差异是细胞外无基板包裹。后者位于灰质离毛细血管较远处，细胞突起较多，胞核较大，形状不规则，胞质少，可见高尔基复合体、线粒体、粗面内质网和溶酶体等细胞器。在中枢神经系统损伤时，小胶质细胞可以转变为巨噬细胞，吞噬死亡细胞或细胞碎片等。

（4）室管膜细胞（ependymal cell）：位于脑室和脊髓中央管的腔面，呈单层立方形或柱状，排列紧密，底部有一基板。细胞底部有细长的突起伸向深部，游离面有数量不等的纤毛和大量的微绒毛。细胞侧面有缝隙连接和中间连接。胞核较大，呈圆形或卵圆形。线粒体丰富，呈圆形或椭圆形，并集中在细胞顶部。高尔基复合体、粗面内质网和游离核糖体较少，糖原颗粒较丰富，微管和微丝较少。室管膜细胞可以分泌和吸收脑脊液。

2. 周围神经系统的神经胶质细胞 即施万细胞和卫星细胞两种。施万细胞是周围神经系统形成髓鞘的细胞。卫星细胞是神经节内包括神经元胞体的一层扁平细胞或立方形细胞。卫星细胞核呈圆形或扁圆形，染色质电子密度较高，细胞外表面有低密度基膜。

3. 神经纤维和神经 神经纤维（nerve fiber）是由神经元的长轴突外包胶质细胞组成。在中枢神经系统中，包裹神经纤维的胶质细胞是少突胶质细胞，在周围神经系统中，包裹神经纤维的是施万细胞。根据包裹轴突的胶质细胞是否形成髓鞘（myelin sheath），神经纤维可以分为有髓神经纤维（myelinated nerve fiber）和无髓神经纤维（unmyelinated nerve fiber）。

周围神经系统的有髓神经纤维除了起始段和终末段外，均由髓鞘包裹。髓鞘可以分为许多节段，各个节段之间缩窄的部分称为郎飞结（Ranvier node），轴突的侧支从该处发出。两个郎飞结之间称为结间体（internode）。轴突越粗，髓鞘越厚，每个结间体的髓鞘是由一个施万细胞的胞膜呈同心圆状包裹轴突而形成，电镜下为明暗相间的同心圆状板层。髓鞘的化学成分主要是髓磷脂（myelin）和蛋白质。在髓鞘最外层常还有一层基膜。中枢神经系统的有髓神经纤维结构基本与周围神经系统的有髓神经纤维相同。只是在中枢神经系统，有髓神经纤维的髓鞘是由少突胶质细胞的胞质形成的，而且一个少突胶质细胞可以有多个突起，分别包绕多个轴突，并且其有髓神经纤维的外周没有基膜包裹。有髓神经纤维的兴奋传导是从一个郎飞结跳到下一个郎飞结，因此传导速度快（图 23-1、图 23-2）。

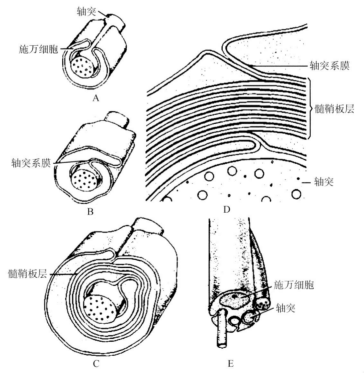

图 23-1 周围神经纤维髓鞘形成及其超微结构模式图

A、B、C. 髓鞘发生过程；D. 有髓神经纤维的超微结构；E. 无髓神经纤维的超微结构

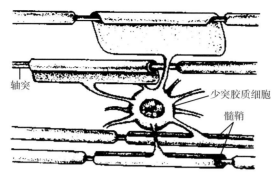

图 23-2　少突胶质细胞与中枢神经系统有髓神经纤维关系模式图

　　周围神经系统的无髓神经纤维由一个施万细胞的胞质包裹多个神经轴突，不形成髓鞘，中枢神经系统的无髓神经纤维与有髓神经纤维混杂。无髓神经纤维由于没有郎飞结和髓鞘，神经冲动沿着轴突连续传导，其传导速度比有髓神经纤维慢很多。

三、神经元的基本超微病变

　　1. 尼氏体改变　尼氏体对缺氧等有害因素十分敏感，容易被破坏，光镜下称为细胞质溶解，是急性的可逆性改变。电镜下早期可见粗面内质网扩展，继而脱颗粒，严重时在核周可见粗面内质网消失，核糖体变化不明显。

　　2. 局部缺血性改变　常见于循环障碍，如脑梗死的边缘或其他原因引起的脑缺血。电镜下可见胞质电子密度增加，胞质内出现少量肿胀的线粒体，核糖体可能出现聚集，粗面内质网和高尔基复合体扩张，核周可见空泡形成，进一步发展可出现胞核电子密度增加，核仁结构不清，内质网肿胀，最后可出现核破裂。光镜下胞体缩小，胞膜与周围分界清晰，胞质中见不到尼氏体，核固缩成三角形。

　　3. 单纯性萎缩　是一种慢性进行性病变，见于各种遗传疾病，光镜下可以先观察到粗大的神经纤维受损，然后观察到远端的神经纤维受损，最后观察到神经元受累。电镜下胞体缩小，各种细胞器不同程度减少、体积变小。

　　4. 包涵体的沉积　脂褐素颗粒由界膜包裹而成，其中有电子密度较高的颗粒和电子密度一致的脂质，在老年痴呆、肌萎缩侧索硬化，以及正常的神经元胞质中均有可能出现脂褐素。

　　蛋白质样沉积常表现为胞体内包涵体形成。例如，在一些老年变性疾病如帕金森病的黑质细胞中可以见到中间为细丝或颗粒性的致密物，周围为放射状低密度物质的包涵体。多种神经变性疾病在海马锥体细胞和脊髓前角细胞可见结晶状结构。

　　5. 神经轴索的改变　树突的病理变化容易被忽略，但在一些脂质沉积病时，可见小脑浦肯野细胞的树突周围节段性地扩张，形成星状体，或称"仙人掌"。神经轴索改变也可见于颗粒细胞型小脑退变、有机汞中毒。正常老年人的脑或老年痴呆患者皮质神经元可能会出现树突减少。

　　轴突在缺氧、烧伤、低血糖、中毒等情况下均有可能发生肿胀，但均为非特异性的改变。

四、胶质细胞的超微病理

1. 星形胶质细胞的超微病理

（1）退行性变：各种损伤因素均可引起退行性改变。星形胶质细胞发生退行性改变时细胞肿胀，质膜破裂，胞质颗粒状或脂肪变性，核固缩甚至坏死，最后被巨噬细胞吞噬。

（2）增生性改变：肿胀的胞质内可见各种细胞器积聚。线粒体、空泡、内质网、高尔基复合体、溶酶体散在充满胶质丝的胞质中，也可见脂类包涵体。

（3）其他改变：如胶质细胞内可见病毒颗粒、嗜酸性核内包涵体。

2. 少突胶质细胞的超微病理　少突胶质细胞对于致病因子非常敏感。其超微病理以胞质水肿最为常见，电镜下表现为胞核和胞质电子密度降低，线粒体肿胀，内质网扩张，严重时表现为细胞器减少或空泡化，甚至整个胞质空化。

3. 髓鞘的超微病理　髓鞘最常见的改变是白质中的髓鞘层面分离，形成大小空泡或裂隙。一些疾病还可导致髓鞘丧失，即脱髓鞘。

神经系统各部分结构的超微病理变化各不相同，较为复杂，有待于进一步研究。

附：电镜技术在神经系统体视学研究中的应用

体视学（stereology）是一门介于形态学与数学之间的学科，可以通过对大量二维切面的全面观察，获得三维结构的定量及形态结构的信息。从定性到定量，从二维到三维，其研究对象可以是细胞的、亚细胞的，亦可以是蛋白的、基因的。在统计概率的意义上讲，二维切片包含有三维结构的定量信息。但是，如果要使二维切片获得的信息能够真实反映三维信息，那么，在器官、切片、视野及空间方向上的抽样就必须满足一些基本原则。20世纪80年代，Gundersen等首次建立了对形态结构进行准确定量研究的新方法，即无偏体视学方法（unbiased stereology），该方法克服了传统定量方法的不足，要求在所要研究的整个区域内做均匀随机抽样，研究结果得出的是总量而不是密度。如今，在生物医学研究领域，体视学方法是国际上公认的三维计算最精确、最准确的方法，并且该方法被广泛应用于神经科学、病理学、放射影像等涉及三维定量的研究中。神经科学作为当代科学研究的热点，用新兴的体视学方法对中枢神经系统进行定量研究，其研究成果颇受关注。并且，体视学作为一门交叉学科，在各种疾病状态下或是各种动物模型，运用体视学把形态学、功能学、分子生物学联系在一起进行研究，将会对疾病的认识起到非常重要的作用。

体视学的研究是基于对二维平面的观察分析进行的，而对于超微结构的研究观察，恰好可以与电镜技术有机结合起来，定量研究计数粒子数量、纤维长度、体积和表面积等结构参数。下面就以中枢神经系统中大脑白质内有髓神经纤维为例，介绍电镜技术在现代体视学研究中的应用。

1. 样品的固定与取材　以 C57 小鼠为例，每只小鼠均用 1%戊巴比妥钠 0.4ml/100g 腹腔麻醉后，固定小鼠四肢，剪开胸腔并充分显露心脏，将灌注泵针头经心尖刺入左心室后，剪破右心耳，先以 10ml/min 的速度用约 50ml 生理盐水灌注冲洗至肝颜色变浅，再以相同速度用 2%多聚甲醛与 2.5%戊二醛混合液灌注固定，以颈部僵硬为灌注良好的标志。然后分离头骨，去除小脑、脑干及嗅球，将大脑组织完整取出，自大脑纵裂将大脑分成左右两半球。分别将左右半脑包埋于 6%琼脂溶液中，待冷却后以冠状方向切成 1mm 厚的连续脑组织切片，每侧大脑半球可切 8～10 张等距离的组织薄片。

2. 卡瓦列里原理计算大脑白质体积　在解剖显微镜下，计数落于大脑白质的测点总数（$\sum P_{wm}$）（图 23-3）。根据卡瓦列里原理计算大脑白质总体积：

$$V_{wm} = t \times a_p \times \sum P_{wm} \qquad （1）$$

式中，V_{wm} 代表整个大脑白质的总体积，a_p 为每一测点所对应的面积（即测点之间距离的平方），t 为切片厚度（1mm）。

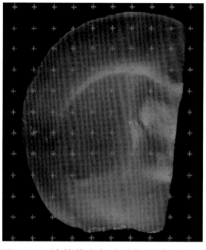

图 23-3　计数落在每张脑切面白质区域的测点总数

3. 估计组织处理过程中可能造成的白质皱缩　由于白质的体积是在组织处理前计算的，而后续单位体积内有髓神经纤维长度密度和体积密度的测量是在组织处理过程之后计算的，为了得到准确可靠的结果，必须考虑在组织处理过程中可能发生的白质皱缩。最简单的估计皱缩的方式：①每只动物取几个白质组织块，测量组织块的面积；②对组织块给予与实验完全相同的处理，切片后再测量切片的面积；③比较组织处理前、后面积的差异即可得到组织的皱缩情况。

4. 抽样　要想得到三维结构的精准定量，就必须在整个处理过程中做到在所要研究的整个区域内做均匀随机的抽样（图 23-4）。将等距测试点随机叠加在抽取的脑组织切片上，将与测试点重叠处的大脑白质组织块取出（1mm³），每只小鼠抽取 4 个组织块样品，以此保证大脑白质内各个部位的组织都有相同的概率被抽取。

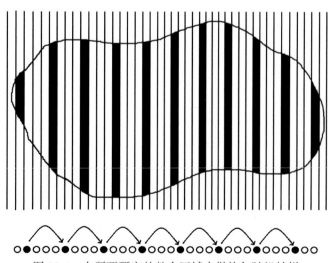

图 23-4　在所要研究的整个区域内做均匀随机抽样

5. 各向同性电镜切片的制作及拍照　在 4℃冰箱中,用 4%戊二醛溶液将组织块浸泡固定 2 小时，然后用 0.1mol/L PBS 冲洗 3 次，在 4℃条件下用 1%四氧化锇染色 2 小时。经50%、70%、90%乙醇溶液，90%乙醇与 90%丙酮混合物及 100%丙酮溶液中梯度脱水后，在 100%树脂中浸泡。用"球切法"把浸透的组织块包埋成直径为 5mm 的小球（图 23-5），再按照常规电镜包埋方法包埋成胶囊。"球切法"包埋的目的是保证能制作各向同性均匀随机切片，保证大脑白质内的神经纤维在三维空间内各个方向上都有相同的概率被抽取。从包埋好的每个组织块上，用超薄切片机随机切取一张 60nm 厚的超薄切片，在透射电镜下，每张超薄切片放大 8000 倍和 15 000 倍后分别随机选取 6 个和 12 个视野进行拍照，每只小鼠分别得到 24 张低倍电镜照片和 48 张高倍电镜照片。

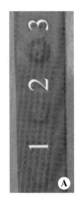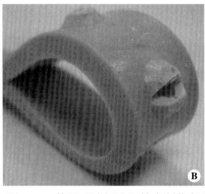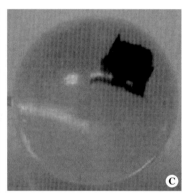

图 23-5　使用"球切法"技术制作各向同性均匀随机切片

A. 一个特殊制作的模子，模子上的数字指示其深处有球形腔；B. 一个弯曲的模子，可见球形腔的盖子已被切开，样品放入球形腔内，然后用包埋介质填充小腔，包埋介质变硬以后，包埋的样品就变成了球形；C. 一个球形包埋样品的放大图像。因为样品被乙酸双氧铀整块染色，所以呈现黑色，球形的包埋样品自由滚动后，再按常规包埋方式包埋、切片

6. 计算大脑白质内有髓神经纤维的长度密度和总长度　在放大 8000 倍的电镜照片上随机叠加无偏计数框，根据禁线法则确定待测的有髓神经纤维断面，运用无偏计数框计数断面数（图 23-6），计算单位体积内有髓神经纤维的长度密度（$Lv_{mf/wm}$）：

$$Lv_{mf/wm} = 2 \times \sum Q_{mf} / (a_{frame} \times \sum frame) \tag{2}$$

式中，$\sum Q_{mf}$ 为计数的有髓神经纤维断面总数，a_{frame} 为无偏计数框的面积，$\sum frame$ 为所有计数框的总数。

把之前计算得到的大脑白质总体积（V_{wm}）与单位体积内有髓神经纤维的长度密度相乘就可得到大脑白质内有髓神经纤维的总长度（$L_{mf. wm}$）：

$$L_{mf. wm} = Lv_{mf/wm} \times V_{wm} \tag{3}$$

7. 计算大脑白质内有髓神经纤维、髓鞘及轴突的体积密度和总体积　计数所有落在有髓神经纤维的测点总数（$\sum P_{mf}$）、有髓神经纤维髓鞘的测点总数（$\sum P_{ms}$）、有髓神经纤维轴突的测点总数（$\sum P_{axon}$）和整张照片（即白质）的测点总数（$\sum P_{wm}$）（图 23-7），计算单位体积内有髓神经纤维的体积密度（$Vv_{mf/wm}$）、有髓神经纤维髓鞘的体积密度（$Vv_{ms/wm}$）和有髓神经纤维轴突的体积密度（$Vv_{axon/wm}$）：

$$Vv_{mf/wm} = \sum P_{mf} / \sum P_{wm} \tag{4}$$

$$Vv_{ms/wm} = \sum P_{ms} / \sum P_{wm} \tag{5}$$

$$Vv_{axon/wm} = \sum P_{axon} / \sum P_{wm} \tag{6}$$

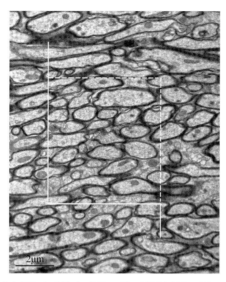

图 23-6　将体视学分析测试系统生成的二维无偏计数框随机叠放在随机选择视野
拍照得到的电镜照片上（放大 8000 倍）

无偏计数框由实线（排除线）和虚线（计数线）组成。计数纤维断面的原则：计数所有位于计数框内的纤维
断面数和部分位于框内但没有与排除线及其延长线有任何交叉的纤维断面

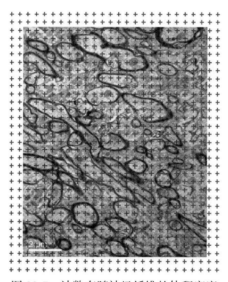

图 23-7　计数有髓神经纤维的体积密度

将利用体视学分析系统生成的测点随机叠放在所得到的电镜照片上（放大 8000 倍）。分别计数击中整张
电镜照片的测点数及只击中有髓神经纤维、轴突及髓鞘的测点数

　　把之前计算得到的大脑白质总体积（V_{wm}）分别与单位体积内有髓神经纤维的体积密
度、有髓神经纤维髓鞘的体积密度和有髓神经纤维轴突的体积密度相乘就可得到大脑白质
内有髓神经纤维的总体积（$V_{mf.\ wm}$）、有髓神经纤维髓鞘的总体积（$V_{ms.\ wm}$）、有髓神经纤
维轴突的总体积（$V_{axon.\ wm}$）：

$$V_{mf.\ wm} = Vv_{mf/wm} \times V_{wm} \tag{7}$$

$$V_{ms.\ wm} = Vv_{ms/wm} \times V_{wm} \tag{8}$$

$$V_{axon, wm} = Vv_{axon/wm} \times V_{wm} \qquad (9)$$

8. 计算大脑白质内有髓神经纤维的内、外直径 在放大 15 000 倍的电镜照片上随机叠加无偏计数框，所有被计数框计数的有髓神经纤维断面均要进行测量。首先确定每个有髓神经纤维断面及其轴突断面的最长轴，分别垂直于二者最长轴的所有横轴中最长的横径，即为外直径和内直径（图 23-8），从而可相应计算出有髓神经纤维的内、外直径相应差值和比值。后续可以将有髓神经纤维按直径进行分段并计算每一个直径范围内的有髓神经纤维的总长度。

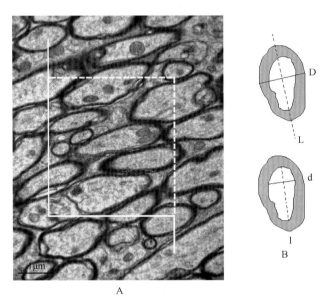

图 23-8　计算有髓神经纤维的内、外直径

A. 将体视学分析测试系统生成的二维无偏计数框随机放在随机选择视野拍照得到的电镜照片上（放大 15 000 倍）。被计数框计数的所有有髓神经纤维断面均要进行测量；B. 对于计数的所有纤维断面，测量其外直径[即测量垂直于有髓神经纤维断面最长轴（L）的所有横轴中最长的一条横径（D）]和内直径[即测量垂直于有髓神经纤维轴突断面最长轴（l）的所有横轴中最长的一条横径（d）]

9. 计算大脑白质内有髓神经纤维的内、外周长 在放大 15 000 倍的电镜照片上随机叠加无偏计数框，所有被计数框计数的有髓神经纤维断面均要进行测量，然后再随机叠加等距平行测试线（图 23-9），分别计数等距平行测试线与每个待测有髓神经纤维断面髓鞘内、外边界的交叉点数，即可计算有髓神经纤维的内、外周长：

$$b_{ms} = \pi/2 \times d \times \sum I \qquad (10)$$

式中，b_{ms} 为有髓神经纤维的内周长（或外周长），d 为等距平行测试线的间距，$\sum I$ 为等距平行测试线与每个待测有髓神经纤维断面髓鞘内边界（或外边界）的交叉点数。

10. 计算大脑白质内有髓神经纤维髓鞘厚度 首先，利用无偏计数框选择有髓神经纤维，在放大 15 000 倍的电镜照片上随机叠加无偏计数框，所有被计数框计数的有髓神经纤维断面均要进行测量，然后再随机叠加等距平行测试线，将与髓鞘内边界相交的点连续编号，分别在等距离的 4 个点位测量髓鞘的内边界到外边界最短的距离，它们的平均值即为髓鞘的平均厚度（图 23-10）。

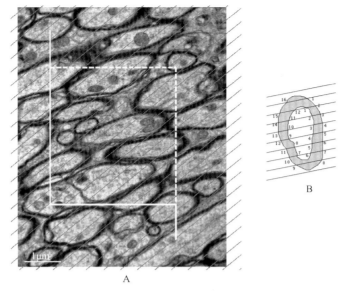

图 23-9　计算有髓神经纤维的内外周长

A. 将体视学分析测试系统生成的二维无偏计数框和等距平行测试线随机叠放在随机选择视野拍照得到的电镜照片上（放大 15 000 倍）。被计数框计数的所有有髓神经纤维断面均要进行测量；B. 对于所有被计数的神经纤维断面，分别计数测试线与每个待测有髓神经纤维断面髓鞘内、外边界的交叉点数

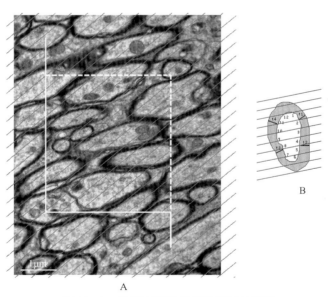

图 23-10　计算有髓神经纤维髓鞘的厚度

A. 利用无偏计数框选择有髓神经纤维，将体视学分析测试系统生成的二维无偏计数框和等距平行测试线随机叠放在随机选择视野拍照得到的电镜照片上（放大 15 000 倍）。被计数框计数的所有有髓神经纤维断面均要进行测量；B. 对选取的纤维断面进行髓鞘平均厚度的测量。将髓鞘内边界相交的点连续编号，共 12 个号码。从前 12/4 个号码中随机抽取一作为第 1 个测试髓鞘厚度的点（如这里的 2 号位），第 2 个点确定为 2 号位置+12/4 即 5 号位，第 3 个点的位置为 5+12/4 即 8 号点，第 4 个点为 8+12/4 即 11 号点，从这 4 个点处测量髓鞘的内边界到外边界最短的距离 t_1、t_2、t_3、t_4，它们的平均值即为髓鞘的平均厚度

（张　蕾）

参 考 文 献

陈津滢，张咪，曾燕，等，2021. 副交感神经 M_1 受体通过 Caspase-1/GSDMD 通路调控前列腺癌细胞焦亡[J]. 第三军医大学学报，43（18）：1796-1805.

范京川，王红，徐晨，等，2009. 离心速度及时间对培养细胞透射电镜样品制备的影响[J]. 重庆医科大学学报，34（8）：1008-1010.

高英茂，2016. 组织学与胚胎学[M]. 3 版. 北京：高等教育出版社.

杭振镖，蔡文琴，1988. 电子显微镜术在临床医学的应用[M]. 重庆：重庆出版社.

黄燕萍，张咪，曾燕，等，2023. β_2 肾上腺素受体对 erastin 诱导的前列腺细胞铁死亡和自噬的影响[J/OL]. 解放军医学杂志，（7）：1-13.

李伯勤，张圣明，2003. 医学超微结构基础[M]. 济南：山东科学技术出版社.

李维信，包大千，廖晓岗，1992. 微波照射对兔精囊腺超微结构影响的研究[J]. 解剖学报，（01）：78-82，127，128.

李维信，廖晓岗，黄崇本，等，1988. 放射线核素敷贴防治人皮肤疤痕增殖的电镜观察[J]. 重庆医科大学学报，13（2）：91-93，164，165.

李维信，唐宜，包大千，1989. 人与几种常用啮齿动物曲细精管周组织超微结构及碱性磷酸酶电镜细胞化学的定位[J]. 解剖学报，（4）：434-438.

李新枝，2005. 氯化镉对雄性大鼠颌下腺的影响及丙酸睾酮保护作用的研究[D]. 重庆医科大学.

廖晓岗，李维信，1999. 镉对大鼠睾丸间质细胞损伤及锌对其保护的形态学研究[J]. 生殖与避孕，（5）：294，295.

廖晓岗，李维信，2004. 镉的雄性生殖毒性与颌下腺-性腺轴的关系[J]. 现代医药卫生，20（18）：1873-1875.

林水啸，林默君，2018. 冷冻电镜技术——2017 年诺贝尔化学奖介绍[J]. 化学教育（中英文），39（08）：1-6.

凌诒萍，俞彰，2004. 细胞超微结构与电镜技术：分子细胞生物学基础[M]. 2 版. 上海：复旦大学出版社.

刘思豪，夏僮，周骊杰，等，2022. 双氢青蒿素通过调控 uhrf1、dnmt1、p16^{ink4a} 影响前列腺癌种植瘤的生长[J]. 基因组学与应用生物学，41（08）：1808-1816.

刘亚平，2016. Bex4 在小鼠睾丸 Sertoli 细胞中的表达定位及功能研究[D]. 重庆医科大学.

罗放，马绍华，唐时森，等，2001. 雄激素受体、雌激素受体在肝细胞型肝癌中的免疫电镜观察[J]. 重庆医科大学学报，31（3）：264-267.

罗子国，李维信，2000. 镉对大鼠前列腺损伤及锌保护的超微结构与硫胺素焦磷酸酶细胞化学的研究[J]. 解剖学报，26（4）：368-371，401，402.

罗子国，李维信，2004. 镉和锌对前列腺增生与癌变的影响[J]. 现代医药卫生，（16）：1622-1624.

宁巍，2014. 镉对血睾屏障相关蛋白表达水平和紧密连接超微结构的影响及黄芪甲苷的保护作用[D]. 重庆医科大学.

史景泉，陈意生，卞修武，2005. 超微病理学[M]. 北京：化学工业出版社.

武忠弼，1990. 超微病理学基础[M]. 北京：人民卫生出版社.

杨嘉昕，夏僮，周驷杰，等，2023. 双氢青蒿素对前列腺癌 PC-3 细胞自噬的诱导作用及其机制[J]. 解放军医学杂志，48（6）：676-685.

张咪，王千慧，陈津滢，等，2019. 交感神经 β₂ 肾上腺素受体促进前列腺癌转移并抵抗肿瘤细胞的凋亡[J]. 第三军医大学学报，41（21）：2051-2060.

张晓凯，张丛丛，刘忠民，等，2019. 冷冻电镜技术的应用与发展[J]. 科学技术与工程，19（24）：9-17.

周驷杰，2022. 双氢青蒿素诱导前列腺癌细胞焦亡及其机理的研究[D]. 重庆医科大学.

周驷杰，刘思豪，杨嘉昕，等，2022. 双氢青蒿素诱导前列腺癌细胞焦亡及调控凋亡相关斑点样蛋白甲基化[J]. 陆军军医大学学报，44（14）：1421-1430.

Ghadially FN，1997. Ultrastructural Pathology of the Cell and Matrix[M]. 4th ed. London：Butterworth-Heinemann.

附录1　专业名词英汉对照

汉语	英语及缩写
B	
闭锁小带	zonula occluden
靶器官	target organ
靶细胞	target cell
白细胞	leukocyte，white blood cell
板层包涵物	laminated inclusion
半桥粒	hemidesmosome
包涵体	inclusion body
胞溶酶体	cytolysosome
胞体	soma
胞饮体	pinosome
胞饮小泡	pinocytotic vesicle
胞饮作用	pinocytosis
薄板状嵴	lamellar cristae
杯状细胞	goblet cell
壁层上皮细胞	parielal epithelial cell
壁细胞	parietal cell
鞭毛	flagellum
表面黏液细胞	surface mucous cell
波形纤维蛋白	vimentin
C	
残余体	residual body
常染色质	euchromatin
超薄切片机	ultramicrotome
超高压电镜	ultrahigh voltage electron microscope，UTEM
超微结构	ultrastructure
成帽蛋白	capping protein
池内封隔	intracisternal sequestration
出胞作用	exocytosis
出球小动脉	efferent arteriole
初级溶酶体	primary lysosome

分泌性 IgA	secretory IgA，sIgA
缝隙连接	gap junction
附着板或附着斑	attachment plague
复合纤毛	compound cilium

G

钙黏合素	cadherin
钙调蛋白	calmodulin
肝窦毛细血管化	capillarization of sinusoids
干细胞	stem cell
高尔基复合体	Golgi complex
高尔基泡	Golgi saccules
高尔基器	Golgi apparatus
睾丸间质细胞	Leydig cell
管泡状嵴	tubular and vesicular cristae
鬼笔环肽	phalloidin
过氧化物酶体	peroxisome
含铁小体	siderosome

H

核"笼"	nuclear cage
核被膜	nuclear envelope
核带	nuclear projection
核袋	nuclear pocket
核孔复合体	nuclear pore complex
核膜	nuclear membrane
核仁	nucleolus
核仁边集	nucleolar margination
核仁离解	nucleolar segregation
核糖体	ribosome
核糖体 RNA	ribosome RNA，rRNA
核纤层	nuclear lamina
核周间隙	perinuclear space
横管或 T 管	transverse tubules
横桥	cross bridge
红细胞	erythrocyte，red blood cell
呼吸性细支气管	respiratory bronchiole
滑面内质网	smooth endoplasmic reticulum，SER
环状亚单位	annular subunit
恢复摆动	recovery stroke

J

肌动蛋白	actin
肌动蛋白结合蛋白	actin-binding protein
肌动蛋白丝	actin filament
肌钙蛋白	troponin
肌质网	sarcoplasmic reticulum，SR
肌节	sarcomere
肌膜	sarcolemma
肌球蛋白	myosin
肌球蛋白微丝	myosin microfilament
肌原纤维	myofibrils
基底颗粒细胞	basal granular cell
基底膜	basilar membrane
基细胞	basal cell
基质	matrix
基质颗粒	matrix granule
激素	hormone
嵴	cristae
嵴内空间	intracristal space
甲状旁腺	parathyroid gland
甲状旁腺激素	parothyroid hormone
甲状腺	thyroid gland
甲状腺滤泡上皮细胞	follicular epithelial cell
降钙素	calcitonin
角蛋白丝	keratin filament
接触性抑制	contact inhibition
结蛋白丝	desmin filament
结间体	internode
金属投影法	metal shadowing
紧密连接	tight junction
颈黏液细胞	neck mucous cell
静纤毛	stereocilium
巨大纤毛	giant cilium
巨大线粒体	giant mitochondria
巨核细胞	megakaryocyte

K

孔径屏障	size barrier
库普弗细胞	Kupffer cell

L

郎飞结	Ranvier node
冷冻复型	freeze-etching replica
冷冻蚀刻技术	freeze-etching technology
离子镀膜法	ion coating
粒溶作用	granulocytosis
粒细胞	granulocyte
连接蛋白	connexin
连接复合体	junctional complex
裂孔	slit pore
裂孔膜	slit membrane
淋巴细胞	lymphocyte
笼蛋白	clathrin
滤泡旁细胞	parafollicular cell

M

毛细血管袢	capillary loop
弥散神经内分泌细胞	diffuse neuroendocrine cell
泌酸细胞	oxyntic cell
膜泡运输	vesicular transport

N

黏着斑	macula adherens
黏着小带	zonula adherens
内膜	inner membrane
内皮细胞	endothelial cell
内室	inner chamber
内吞溶酶体	endolysosome
内吞作用	endocytosis
内因子	intrinsic factor
内质网	endoplasmic reticulum，ER
黏着斑蛋白	vinculin

P

潘氏细胞	Paneth cell
旁分泌	paracine

Q

气球样变性	ballooning degeneration
气血屏障	blood-air barrier
前溶酶体	prelysosome
前中心粒	procentriole
腔内亚单位	luminal subunit

桥粒	desmosome
秋水仙碱	colchicine
球旁细胞	juxtaglomerular cell，JGC
球外系膜细胞	extraglomerular mesangial cell
醛固酮	aldosterone

R

染色体	chromosome
染色质	chromatin
染色质边集	chromatin margination
染色质均匀化	chromatin homogenization
绒毛蛋白	villin
溶酶体	lysosome
入球小动脉	afferent arteriole
闰盘	intercalated disk

S

三羧酸循环	tricarboxylic acid cycle
三腿样蛋白复合体	three-legged protein complex
扫描电子显微镜	scanning electron microscope，SEM
扫描隧道显微镜	scanning tunneling microscope，STM
扫描探针显微镜	scanning probe microscope，SPM
上皮内淋巴细胞	intraepithelial lymphotyte
少突胶质细胞	oligodendrocyte
神经垂体芽	neurohypophyseal bud
神经胶质丝	glial-filament
神经胶质细胞	neuroglia cell
神经微丝	neuro-filament
神经纤维	nerve fiber
神经纤维蛋白	neurofilament protein
神经元	neuron
肾上腺	adrenal gland
肾小球旁器	juxtaglomerular apparatus，JGA
生物膜	biomembrane，biological membrane
生物芽体	bioblast
生长激素细胞	somatotroph，STH cell
生长抑素	somatostatin
圣诞树转录复合物	christomas-tree type transcriptional complex
室管膜细胞	ependymal cell
嗜铬细胞	chromaffin cell
嗜碱性成红细胞	basophilic normoblast

嗜酸性粒细胞	eosinophil
嗜酸性细胞	acidophilic cell
分泌自噬	crinophagy
收缩细胞	contractile cell
受体介导内吞作用	receptor-mediated endocytosis
树突	dendrite
刷状细胞	brush cell
刷状缘	brush border
四氧化锇	osmium tetroxide，OsO_4
酸性胶质纤维蛋白	glial fibrillary acidic protein
酸性角蛋白	acidic keratin
髓磷脂	myelin
髓母细胞	myeloblast
髓鞘	myelin sheath
髓鞘样层状结构	myelin figure
髓样小体	myelinoid body

T

糖萼	glycocalyx
糖皮质激素	glucocorticoid
糖原	glycogen
糖原贮积病Ⅱ型	glycogen storage disease type Ⅱ
特殊颗粒	specific granule
体视学	stereology
同心性板层包涵体	intranuclear concentric laminated inclusion
同心性膜性小体	concentric membranous body
透射电子显微镜	transmission electron microscope，TEM
突起	neurite
吞排作用	cytosis
吞噬溶酶体	phagolysosome
吞噬体	phagosome
吞噬作用	phagocytosis
驼峰	hump

W

外膜	outer membrane
外室	outer chamber
外周蛋白	peripheral protein
晚内体	late endosome
晚幼红细胞	late erythroblast
晚幼粒细胞	metam-yelocyte

细支气管	bronchiole
纤毛	cillium
纤毛细胞	ciliated cell
衔接蛋白	adaptin
线粒体	mitochondrion
线粒体的生物合成	mitochondrial biogenesis
腺垂体	adenohypophysis
镶嵌蛋白	mosaic protein
硝酸镧	lanthanum nitrate
小胶质细胞	microglia
小颗粒细胞	small granule cell
心衰细胞	heart failure cell
信使 RNA	messenger RNA，mRNA
星形胶质细胞	astrocyte
形态测量技术	morphometry
血红蛋白	hemoglobin，Hb
血浆	plasma
血细胞	blood cell
血小板	blood platelet

Y

亚细胞结构	subcellular structure
亚显微镜结构	submicroscopic structure
液态镶嵌模型	fluid mosaic model
衣被小窝	coated pit
胰多肽	pancreatic polypeptide
异二聚体	heterodimer
异染色质	heterochromatin
异生性溶酶体	heterolysosome
异向波	metachronal wave
阴离子的细胞衣	polyanionic surface coat
有髓神经纤维	myelinated nerve fiber
有效摆动	affective stroke
幼红细胞岛	erythroblastic islet
幼巨核细胞	promegakaryocyte
原红细胞	proerythroblast
原肌球蛋白	tropomyosin
原巨核细胞	megakaryoblast

原丝	protofilament
原丝蛋白	profilin
原子力显微镜	atomic force microscope，AFM

Z

脏层上皮细胞	visceral epithelial cell
早内体	early endosome
早幼红细胞	early erythroblast
早幼粒细胞	promyelocyte
增殖细胞	generative cell
长春新碱	vincristine
真空镀膜技术	vacuum coating technology
正色成红细胞	orthochromatic normoblast
脂滴	lipid droplet
脂褐素	lipofuscin
脂质体	liposome
质膜	plasma membrane，plasmalemma
质膜内褶	plasma membrane infolding
致密斑	macula densa，MD
中间连接	intermediate junction
中间丝	inter-mediate filament，IF
中心粒卫星体	centriole satellite
中心粒	centriole
中心体	centrosome
中性-碱性角蛋白	neutral-basic keratin
中性粒细胞	neutrophilic granulocyte，neutrophil
中幼红细胞	mediate erythroblast
中幼粒细胞	myelocyte
终池	terminal cisterna
终末网	terminal web
终末细支气管	terminal bronchiole
肿胀纤毛	swollen cilium
轴丝	axoneme
轴突	axon
主细胞	chief cell
贮脂细胞	fat-storing cell
柱状亚单位	column subunit
转运 RNA	transfer RNA，tRNA

自生性溶酶体	autolysosome
自噬	autophagy
纵管系统，L 系统	longitudinal system
足突	foot process

其他

ATP 合成酶	ATP synthetase
F1 颗粒	F1 particle
G 型肌动蛋白	globular actin
α-辅肌动蛋白	α-actinin

（许　舸）

附录 2　常用试剂配方

1. 0.2mol/L 磷酸缓冲液

总量（ml）	氯化镁	磷酸二氢钠（g）	磷酸氢二钠（g）	超纯水
500	142.5mg	2.6	29	加满
1000	285.0mg	5.2	58	加满
5000	1.425g	26	290	加满

2. 4%戊二醛固定液

总量（ml）	25%戊二醛（ml）	0.2mol/L 磷酸缓冲液（ml）	超纯水（ml）
10	1.6	5	3.4
50	7.0	25	18.0
100	16.0	50	35.0
500	75.0	250	175.0

3. 1%戊二醛固定液

总量（ml）	25%戊二醛（ml）	0.2mol/L 磷酸缓冲液（ml）	超纯水（ml）
10	0.4	4.6	5
100	4	46	50
1000	40	460	500

4. 2.5%戊二醛固定液

总量（ml）	25%戊二醛（ml）	0.2mol/L 磷酸缓冲液（ml）	超纯水（ml）
10	1	5	4
100	10	50	40
500	50	250	200

5. 环氧树脂 618 包埋剂

环氧树脂 618	60%
DDSA（固化剂）	40%
DBP（增塑剂）	5%
DMP-30（加速剂）	1%

6. 枸橼酸铅（lead citrate）染液

硝酸铅[$Pb(NO_3)_2$]	1.33g
枸橼酸钠[$Na_3(C_6H_5O_7) \cdot 2H_2O$]	1.76g

超纯水	30ml

混合后振荡 30 分钟呈乳白色，加入 0.1mol/L 新鲜配制的 NaOH 8ml

超纯水	加至 50ml	调 pH 值至 12

7. 骨组织固定液

多聚甲醛	2g
超纯水	25ml
1mol/L NaOH	1～3 滴
25%戊二醛	10ml

溶液的最终浓度为 5%戊二醛，4%多聚甲醛

8. 0.5%甲苯胺蓝染色液

甲苯胺蓝 0.5g，加入 pH 值为 7.4 的 0.1mol/L 磷酸缓冲液 100ml，充分溶解后过滤，然后再使用。

9. 0.2%Formvar 溶液

Formvar 0.2g，放入棕色磨口瓶，加入三氯甲烷 100ml，静置于室温下溶解后使用。

10. 乙酸双氧铀染液

乙酸铀 0.8g，加入超纯水 10ml，4℃冰箱中避光保存，取上清液使用。

11. 0.2%mol/L 二甲砷酸盐缓冲液

超纯水	25ml
二甲砷酸钠[Na(CH$_4$$_2AsO_2$)·3H$_2$O]	2.14g
0.1mol/L 盐酸	8ml
超纯水	加至 50ml

调 pH 值至 7.4

12. 1%～2%硝酸镧溶液

用二甲砷酸盐缓冲液配置的戊二醛固定液 100ml，加入 1～2g 硝酸镧，溶解后使用。

13. 0.05%～0.8%钌红溶液

用二甲砷酸盐缓冲液配制的戊二醛固定液 100ml，加入 0.05～0.8g 钌红，溶解后使用。

由于镧和钌的分子极小，硝酸镧或钌红可以通过缝隙连接中 3mm 的管道，还可以进入神经髓鞘层与层之间 2mm 的管道，因此可以用硝酸镧或钌红溶液作为示踪剂，显示细胞间的连接部位和连接方式，以研究细胞的通透屏障，测量通透孔道的大小及追踪组织液的生理通道。镧和钌都是重金属，在透射电镜观察下呈现高电子密度，易于显示，该示踪方法操作简单，容易取得结果。一般情况下是把示踪剂添加到固定液中，或者加入所有的处理液中。

14. 碱性磷酸酶（alkaline phosphatase，ALP）孵育液

0.2mol/L Tris-HCl 缓冲液（pH 值 8.5）	1.4ml	28mmol/L（终浓度）
0.1mol/L（3%）β-甘油磷酸钠	2.0ml	80mmol/L（终浓度）
0.012mol/L MgSO$_4$	2.9ml	3.9mmol/L（终浓度）
0.5%柠檬酸铅（pH 10）	4ml	20mmol/L（终浓度）
蔗糖	0.8g 左右	8%（终浓度）

总量	10ml
pH 值	9.0～9.4

反应条件：15～30min，37℃。

超微结构定位：碱性磷酸酶是细胞膜的标志性酶，定位于细胞膜。

15. 酸性磷酸酶（acid phosphatase，ACP）**孵育液**（Gomori 铅法）

0.05mol/L 乙酸钠缓冲液（pH 5.0）	20ml
硝酸铅	120mg
蔗糖	2.4g
3%β-甘油磷酸钠	10ml

反应条件：孵育液 pH 值 5.0～5.2，30～60min，37℃。

超微结构定位：酸性磷酸酶可以作为溶酶体的标志性酶，定位于溶酶体和高尔基复合体。

16. 葡萄糖-6-磷酸酶（glucose-6-phophatase，G-6-Pase）**孵育液**（Wachstein & Meisel 铅法）

0.2mol/L tris-maleate 缓冲液（pH 6.7）	20ml
超纯水	27ml
G-6-P-K_2 或 Na_2	25mg
2%Pb$(NO_3)_2$	3ml
蔗糖	4g

反应条件：孵育液 pH 值 6.7，30～90min，37℃。

超微结构定位：葡萄糖-6-磷酸酶是内质网的标志性酶，定位于内质网和核膜。

17. 焦磷酸硫胺素酶（thiamine pyrophosphatase，TPPase）**孵育液**（Novikoff & Goldfischer 铅法）

0.2mol/L tris-maleate 缓冲液（pH 7.2）	5ml
超纯水	3.5ml
焦磷酸硫胺素（TPP）	12mg
25mmol/L $MnCl_2$	2.5ml
1%Pb$(NO_3)_2$	1.5ml
蔗糖	0.625g

反应条件：孵育液 pH 值 7.2，30～60min，37℃。

超微结构定位：TPPase 是高尔基复合体的标志性酶，定位于高尔基复合体的扁平囊泡。

18. 腺苷三磷酸酶（adenosine triphosphatase，ATPase）**孵育液**

腺苷三磷酸钠	5mg
0.2mol/L tris-HCl 缓冲液（pH 值 7.2）	4ml
0.1mol/L $MgSO_4$	1ml
超纯水	4.4ml
2%Pb$(NO_3)_2$	0.6ml
蔗糖	1.8g

反应条件：孵育液 pH 值 7.2，15～60min，37℃。

超微结构定位：腺苷三磷酸酸酶在不同组织有不同的定位，在骨骼肌中，定位于 A 带或 Z 带，或者两者均为阳性；在质膜及某些血管内皮细胞的吞饮小泡；线粒体基质和内膜的基粒。

19. 琥珀酸脱氢酶（succinate dehydrogenase，SDH）**孵育液**

0.1mol/L 磷酸缓冲液（pH 值 7.0）	6.3ml
0.1mol/L 柠檬酸钠	0.3ml
30mmol/L 硫酸铜	1.0ml
超纯水	0.7ml
0.5mmol/L 高铁氰化钾	1.0ml
2%Pb(NO$_3$)$_2$	3ml
DMSO	0.5ml

反应条件：孵育液 pH 值 7.0，10～90min，22℃。

超微结构定位：琥珀酸脱氢酶是线粒体内膜的标志性酶，定位于线粒体内膜，包括嵴膜。

（许　舸）